U0311753

致凯茜、乔希和简：

回忆弥足珍贵，未来的幸福值得憧憬，而现在，此时此刻，有你们的陪伴，夫复何求。

[美] 乔纳森·格雷森　著

朱倩倩　译

摆脱强迫症

如何不再偏执地要求自己

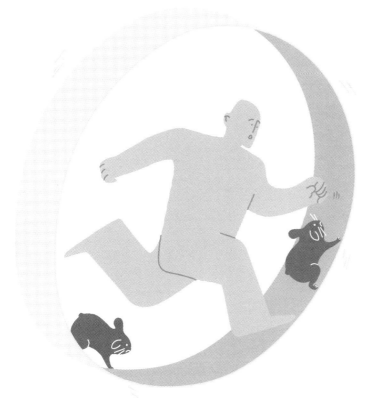

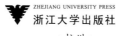
ZHEJIANG UNIVERSITY PRESS
浙江大学出版社
·杭州·

图书在版编目（CIP）数据

摆脱强迫症：如何不再偏执地要求自己 /（美）乔纳森·格雷森著；朱倩倩译. —杭州：浙江大学出版社，2023.7
书名原文：Freedom from Obsessive-Compulsive Disorder: A Personalized Recovery Program for Living with Uncertainty
ISBN 978-7-308-23522-8

Ⅰ.①摆… Ⅱ.①乔… ②朱… Ⅲ.①强迫症—精神疗法 Ⅳ.①R749.990.5

中国国家版本馆CIP数据核字（2023）第026470号

浙江省版权局著作权合同登记图字：11-2023-034号

摆脱强迫症：如何不再偏执地要求自己
（美）乔纳森·格雷森 著 朱倩倩 译

策　　划	杭州蓝狮子文化创意股份有限公司	
责任编辑	张一弛	
责任校对	陈　欣	
责任印制	范洪法	
出版发行	浙江大学出版社	
	（杭州天目山路148号　邮政编码：310007）	
	（网址：http://www.zjupress.com）	
排　　版	浙江时代出版服务有限公司	
印　　刷	杭州钱江彩色印务有限公司	
开　　本	880mm×1230mm　1/32	
印　　张	12.875	
字　　数	318千	
版 印 次	2023年7月第1版　2023年7月第1次印刷	
书　　号	ISBN 978-7-308-23522-8	
定　　价	79.00元	

前　言

我站在一片开阔的田野里，回头望向森林和灌木丛，看着其他人跟跟跄跄，挣扎着往外走。天空中正下着雨，我故意把大家都带离小路，转而穿梭于密密麻麻的树木和灌木丛。要想毫发无伤地走出这片树林，只能缓慢地向前移动，一步步跨过灌木丛，还得时时提防前面的人不小心弄断而掉落的树枝。梅兰妮，第四个出现在空地中的人，大声喊道："这真是太有趣了！"《人物》杂志的摄影师拍下了这张照片，记录了我们的这趟旅行。看到梅兰妮的喜悦，我很难将这个女人与七个月前在费城的焦虑和恐惧症治疗中心遇到的那个女人联系起来。

第一次见到梅兰妮时，她的自杀倾向非常强烈——她家中的所有药物，甚至阿司匹林，都必须锁在保险箱里。她的父母不允许她一次携带超过两美元，只因为担心她一旦有足够的钱，就会去买非处方药自杀。梅兰妮29 岁，长相清秀，口齿伶俐，却有着长达 15 年的强迫症（Obsessive-Compulsive Disorder，OCD）和躯体变形障碍（Body Dysmorphic Disorder，BDD）病史。她的强迫症主要表现在过分追求完美。例如在课堂上做笔记时，如果笔记本上有画线、污点、折痕或褶皱，她就觉得必须丢弃这一页。同样，她也无法忍受教科书中出现任何这样的问题，因此她甚至选择不使用书本，来避免这种"不完美"。尽管学校如同噩梦般给她带来焦虑，但在她所完成的课程中，梅兰妮依旧表现出色。然而，正是这些多次去学校的挣扎，导致她的焦虑和抑郁严重到需要住院治疗。

梅兰妮还觉得自己丑得可怕——她对自己的长相极其厌恶，以至于她认为自己的存在对于周围的人来说是一种负担。这就是躯体变形障碍的症状，也是强迫症的另一种形式。躯体变形障碍患者通常无法忍受自己的外表。每次准备出门前，梅兰妮都要花无数个小时为自己的头发和妆容苦恼，最终往往是连家门都没有迈出去。超过 15 年来，她从未从焦虑和绝望中解脱出来。

然而此刻，她正在这里露营，当然这并不仅仅是一趟普通的旅行，而是我专门为强迫症患者组织的一场治疗之旅，我们几乎每年都会举办一次，已经持续了 20 多年。即使不是强迫症患者，普通人恐怕也很难接受一个周末都睡在帐篷里，只能使用没有活水的厕所，还要在淤泥中进行痛苦的徒步旅行。对于我所治疗的那些强迫症患者，尤其是那些有污染强迫症的患者来说，完成这样一场旅行，往往是他们康复过程中的一个巨大突破。

过去 20 多年，我一直在与强迫症患者打交道，而野营旅行只是这期间我发现的有效的治疗方法之一。在职业生涯的早期，我就业于坦普尔大学医学院精神病学系，是强迫症治疗研究团队的一员。我们关于治疗机制方面的研究十分出色——在暴露和反应阻止的行为技术方面，我们的研究成果和发现仍然是当今强迫症治疗的核心。尽管如此，除了临床治疗之外，我认为我们要做的还有很多。

我想要解决我们研究过程中所忽略的问题，例如预防复发。因此，1981 年，我与一位名叫盖尔·弗兰克尔（Gayle Frankel）的强迫症患者

（他是当时强迫症基金会费城附属机构的主席）一起，成立了全国第一个强迫症互助小组。我们的小组被命名为 GOAL（Giving Obsessive-Compulsives Another Lifestyle，意为给予强迫症患者另一种全新的生活方式），我们的小组不只是一个让患者分享他们的故事的地方，我们的初衷是帮助患者更好地了解他们的强迫症，获得支持并且能够维持其治疗的成果。

帮助患者充分了解他们的强迫症是治疗的关键。对于那些患有强迫症的人来说，最大的问题之一是他们的内心世界和外部世界之间的差距。对于所有人来说，我们向世界所展示的往往并不完全是真实的自己，每个人都有自己的思想、观点和秘密，但对于强迫症患者，他们内心的自我与公共自我之间的鸿沟更大。无论其他人看到了你强迫症的哪些方面，你我都知道这只是冰山一角。你了解被困在一个陌生的世界的痛苦和沮丧，你也知道自己的想法和行为可能毫无意义，这就好像是你既失去了理智，同时又如此清醒，仿佛是一个旁观者。对于患有强迫症是什么感觉，你是专家，但完全了解自己的处境似乎又是另一回事。

你可能听过很多关于强迫症的解释——例如这是一种化学失衡，是一种后天习得的行为。这些确实在某种程度上解释了强迫症的成因，但这就好比告诉我们汽车之所以能够启动前进，是因为有引擎，这有什么实际意义吗？仅仅知道汽车有引擎并不能帮助我们解决汽车无法前进的问题。对于强迫症，亦是如此。为了让患者充分了解自身的强迫症，真正有意义的解释不仅要合乎逻辑和科学，更要结合患者的真实感受和经历，帮助他们解决问题。例如，我一直盯着炉子看，我可以看到火已经熄灭了，但为什么我不知道它熄灭了？如果有一种解释真正触动了你，你会忍不住惊呼："没错！那就是我！"到那时，你就真正理解强迫症了。

如果患有强迫症，你或许已经咨询过许多不同的专业人士，尝试过各种各样的药物，或是阅读过许多有关焦虑症和强迫症的书籍。然而，这本书不一样，它不仅仅是一本教你摆脱强迫症的指导用书，因为想要彻底克服强迫症，光是遵循指导是远远不够的，缺乏深入理解的治疗就好比机械地对照着数字涂色画画，当然会有一些好的结果，例如情绪的改善和症状的减轻，但我相信你想要的远不止如此。

我们要做的不光是减轻强迫症的症状，更要彻底摆脱强迫症对你的生活的控制，我相信你可以成为"大师级艺术家"，真正的艺术家对自己所创造乃至塑造的作品都有着深刻的理解。这本书中所提供的自我指导治疗计划，在我们的治疗中心被广泛使用。我们坚信帮助患者了解强迫症是康复的第一步，也是至关重要的一步，因为如果他们不了解自己的强迫症以及治疗过程，他们就无法真正放心接受治疗。

治疗成功与否，关键在于你是否能够全身心参与到自我治疗计划的设计当中。在之后的阅读中，你会发现本书并不是让你遵循某种固定的治疗方案，而是让你充分了解自身情况后，亲自设计自己的治疗方案。另外，书中所涉及的表格、工作单及其他材料均可从以下网站免费下载获取：www.FreedomFromOCD.com。

本书的第一部分——认识强迫症——将帮助你真正理解自己的强迫症经历，帮助你解决一直困扰自己的问题，例如："我无法确定自己到底知道些什么，怎么会这样？为什么我无法停止仪式行为？"理解了自身的强迫症后，你会逐渐意识到患有强迫症并不代表着你是个异类，你会发现自己和非患者之间的区别只是程度问题，就像应酬喝酒和酗酒之间的区别一样。就喝酒这件事来说，喝醉本身并不是问题，真正的问题在于喝醉会给你的生活带来什么程度的影响，以及这种影响发生的频率。而对于强迫症患者来说，真正让他们与非患者不同的并不是仪式行为、看似不合理的想法或焦虑，而是这些问题对日常生活的干扰程度。在第一部分，我们还将讨论药物在康复中的作用，以及强迫症治疗中所涉及的认知行为技术。

第二部分——个性化方案的基础，在这一部分我将揭开强迫症评估和治疗过程的神秘面纱，让你也能够为自己设计一个真正可理解并信任的治疗计划，在评估的过程中，我将指导你完成前面一些基础的步骤。随后通过运用我所提供的工具，你对自身强迫症的评估将不断深入，并逐步开始准备自我指导康复计划所需要的材料，在这个过程中，你对强迫症的新的理解将进一步转化为实践知识。其中最重要的是你即将创建自己的治疗"脚本"，来帮助自己维持治疗的动力，克服困难与障碍，以防灰心沮丧。这些脚本将帮助你克服自我治疗计划中最大的困难：没有治疗师根据当下情况随时为你提供专门的支持。虽然一本书并不能取代经验丰富的治疗师，但我们在书中提供了一些治疗师的示例脚本，同时还有一些指导说明，你可以根据自己的实际情况进行调整，或是创建自己的脚本。这些脚本将贯穿整本书。在理想情况下，一个合适的治疗计划应当是患者与经验丰富的强迫症治疗师协商制订的，本书旨在用作治疗时的辅助工具，或者在找不到治疗师的情况下使用。

第三部分——定制个性化方案：针对特定强迫症的治疗指南，这部分是整本书的核心，我们将重点关注强迫症各种不同的表现。在设计治疗计划时，每一种表现所带来的特殊挑战都值得关注，尤其是当你的大多数症状都属于同一类目时，例如焦点在于污染或暴力观念的强迫症。第三部分的各个小节将主要通过案例分析、个性化治疗指导及脚本示例等方式，为患者修改和定制个性化治疗方案提供指导。

即使你的强迫症只表现在某个特定事件上，它们对你生活的影响或许也远比你想象中更多。举个例子，如果你无法忍受脏东西，你会发现除了洗手之外，你可能还要检查环境中是否存在污染物，并在心里反复回忆自己接触过或未接触过的东西。又或者，如果你有暴力观念，你可能会花很多时间去弄清楚自己这样的想法意味着什么，并不断试图找到阻止这些想法进入自己脑海的方法。在第三部分，你会找到合适的建议并将其纳入你的治疗计划。

第四部分——康复及后续，这部分将帮助你完成整个治疗计划。独自一人面对整个治疗过程或许十分困难，因此关于如何在治疗期间向家人和／或朋友寻求有效支持，本书也提供了部分指导。不过，有时候或许你需要的是一个真真切切能够了解你感受的人，为此，这一部分还包含了如何建立有效的 GOAL 强迫症互助小组的相关内容。

当你觉得自己已经克服了所有的症状时，治疗并不算真正结束。保持这种状态需要持续不断的努力，因此在最后一章中，你会发现为什么病情反复是很正常的，以及只要做好充分的心理准备，这并不一定就意味着前功尽弃。

虽然强迫症是一种具有破坏性且折磨人的心理疾病，但令人惊讶的是，它也是最容易治愈的心理疾病之一，这对患者来说无疑是个好消息。目前的研究认为，暴露和反应阻止疗法（强迫症的首选治疗方法）对 70% 的强迫症患者都有显著的治疗效果，这也为强迫症的治愈带来了希望。

然而，关键是要找到真正有强迫症治疗经验的治疗师，他们知道如何正确运用暴露和反应阻止疗法，而不是提供传统的谈话疗法，或单纯提供药物治疗。当我的露营患者梅兰妮第一次来找我时，我发现她的精神科医生一直在给她服用 SSRI（Selective Serotonin Reuptake Inhibitor，选择性血清素再摄取抑制剂，一类新型的抗抑郁药品）抗抑郁药，但剂量并不足以应对她当时的情况。发现这个问题并进行适当调整后，她的自杀倾向也从极端变成了中等。而她的强迫症和躯体变形障碍虽然早在治疗初期就被发现了，但从未得到适当的治疗。我为她安排的治疗方案中就包括暴露和反应阻止疗法，七个月后，她参加了露营并度过了愉快的时光。那次旅行一年后，梅兰妮就不再受强迫症、躯体变形障碍和抑郁症的困扰了，她轻松地完成了两个学期的学业，在强迫症基金会的全国年度论坛上分享了自己的康复经历，并开始了她的第二次强迫症露营之旅。

我碰到过许多像梅兰妮这样的患者———群本不必被强迫症折磨这么多年的人。这本书就是我的解决方案。我坚信，只要正确理解了强迫症，它就不是一种无望的、折磨人的疾病，而是一种可以治愈的疾病。克服强迫症并不是一桩易事，但这点困难与强迫症患者每天所承受的痛苦相比，又算得了什么呢？因此，我真诚地邀请你，就像参与露营的成员一样，一起去寻找希望和勇气，我们一起去到一个更好的地方。

目　录

FREEDOM FROM
OBSESSIVE-COMPULSIVE DISORDER

第一部分

认识强迫症

FREEDOM FROM
OBSESSIVE-COMPULSIVE DISORDER

01

不确定感：强迫症（OCD）的核心

几年前，我在一家甜甜圈店里等候用餐，一位穿着考究的女人坐在我旁边的吧台上，当服务员贾里德（名牌上写着）为她送上甜甜圈时，她提出了一个特殊的要求。"我吃完之后再付钱，可以吗？"她问道，"我绝不会吃霸王餐的，我只是刚洗了手，如果我现在去钱包里摸钱拿给你，我的手就又脏了，我就得再洗一次了。"

"你知道钱有多脏吗？"她继续说道，"每天有这么多人经手，任何东西都有可能沾在钱上。这就是为什么商店不允许收银员既收钱又提供食物。实际上……"她一个人絮絮叨叨说了好一阵，无视或者假装没有注意到贾里德的表情——上面写着："这人有什么毛病？好吧，一会儿付就一会儿付吧，赶紧说完让我回去工作吧。"

贾里德未说出口的问题的答案就是强迫症。甜甜圈店里的那个女人，我一眼就能看出她是一个强迫症患者，但她并不是唯一一个。我经常会去关注，我所遇到的人当中有多少人有强迫症，无论是在高速公路上开车、经过商场，还是坐在电影院里看电影，等等。据统计，在我遇到的数千张面孔中，每40个里就有1个正在遭受或即将遭受强迫症的困扰。20世纪70年代末，当我还在读研究生时，老师告诉我们强迫症是一种罕见且难以治愈的疾病，且全国仅有约0.05%（1/2000）的人患有这种疾病。然而，在80年代初，我很快意识到这个数据一定是错误的。那时，我正在坦普尔大学医学院与艾德娜·福阿（Edna Foa）博士共事，当时她手头有若干个美国国家心理健康研究所（National Institute of Mental Health，NIMH）的研究项目，关于强迫症的研究是其中之一，也是她的第一个研究项目，项目研究并开创了当今的强迫症治疗方法。我所接触的每一个人似乎都认识几个有着强迫症症状的人（显著的症状，就像那个甜甜圈店里的女人那样，而不是普通人每天都有的小习惯或仪式），我便好奇，强迫症怎么可能既罕见又普遍呢？普遍到几乎每个人身边都有强迫症患者？自那之后，全球研究发现，强迫症的终生患病率在2%到3%之间变化，大约每40人中就有1人患有强迫症。

大多数情况下，强迫症患者并不那么容易被辨别出来。当然，也有例外，也有不太掩饰自己有强迫症的人，他们的痛苦是显而易见的，不说别的，他们几乎就无法正常工作生活。例如，亿万富翁霍华德·休斯（Howard Hughes）就是一个强迫症患者，他的强迫症严重影响了他的生活，令他受尽折磨。他看似古怪的习惯和生活方式，加上他的财富和名望，像磁铁一样吸引着媒体。

外人所看到的强迫症与强迫症的真实面目往往相去甚远。对局外人来说，他们看到的只是媒体所呈现的极端案例——强迫症患者声称他们控制不住去做那些对自己或他人毫无意义的事情。但事实是，当你患有强迫症时，你确实有所改变，但你并没有疯，你依然可以做些什么来解决这个问题。

为什么外界对强迫症没有更深入的了解？其中一个原因是，大部分患者都非常擅长隐藏，他们会把自己几乎所有的仪式行为都隐藏起来，所以即使情况再糟糕，他们看起来也只是有点儿小问题罢了。公司的同事只会认为你有洁癖，或只是有些奇怪但无伤大雅的怪癖，例如锁好车后一定要在停车场围着车绕几圈。你依然正常地工作生活着，似乎也没有什么明显的痛苦。与媒体和脱口秀上所呈现的极端案例不同，你的强迫症似乎并非难以忍受。人们努力隐藏自己的恐惧和仪式活动的原因有很多。对许多人来说，隐瞒这些问题更有利于保住工作以及维护日常的人际关系。另一个原因或许只是你不想被贴上"疯子"的标签。因此，即使你有一些小癖好——足以让别人给你贴上洁癖的标签——你也要确保没有人看到你在这种"整洁"之下有多焦虑。这种顶着压力还能正常工作生活的本事有一个特殊的名称：能力。

世界上任何一个成功的人都具备这种能力。试想，如果你来找我治疗，第一次见面你就发现我有口吃，时不时颤抖，甚至还跟你讨论我在家里遇到的糟心事，我想你肯定立马就会断定自己来错地方了。你所期待的是，无论遇到什么问题，我都应该积极向上，认真做好我的工作。我们之间的区别只有一个：我并不像你那样，经常依赖于使用这项能力。

这种能力是把双刃剑。一方面，它让你能够正常工作生活，为社会做贡献。许多有所成就的名人，如果他们没有公开承认，我们永远不会知道原来他们也有强迫症。演员兼导演比利·鲍勃·松顿（Billy Bob Thornton）以及尼克国际儿童频道《双重挑战》（*Double Dare*）节目前主持人马克·萨默斯（Marc Summers）都曾公开表明过自己患有强迫症，但他们都努力找到了克服的方法，并最终走向了事业的成功。充分认识自己体内的这种力量非常重要。稍后我要求你做的一些事情也许看起来很困难，但你现阶段的处境也并不容易。想想那些没有强迫症的同事和朋友，如果他们跟你一样，也有着持续的焦虑和压力，又有几个能像你这样正常生活？勇敢并不是一种虚无缥缈的感觉，而是敢于直面恐惧的气魄。你是我认识的最勇敢的人，相信这份支撑你日常生活的勇气和能力也一定可以帮助你成功摆脱强迫症。

但这项能力也可能给你带来不利影响——许多人因此延误了治疗。毕竟，如果你一直努力隐瞒自己的问题，寻求治疗反而就像在告诉别人你有问题。如果你的强迫症是从孩童或是青少年时期就开始的，你可能会特别害怕被大人发现，因为一旦他们发现了这个秘密，他们可能就会一口咬定你精神有问题。拿我的一个患者——杰西卡举例，她隐瞒自己的强迫症五年之后，才来到我的治疗中心，那年她已经 16 岁了。从上个学年开始，她总是担心家人会受到伤害，并且觉得自己必须做些什么来保护他们。因此，每次经过门口，她都必须摸一下门框的左右两边，她觉得只有这样才能保护家人。她会持续这个动作，直到她"感觉安全"为止。也只有当她实在受不了焦虑的折磨，无法再成功隐藏她的痛苦和这些行为时，她的老师和家人才发现她患有强迫症。在所有"崩溃"的患者之中，杰西卡是幸运的，通过努力治疗，她最终成功克服了强迫症。我还遇到过成功隐藏自己的强迫症长达二十年甚至更长时间的患者。

　　这会给你带来什么？焦虑、痛苦、失控以及一种强烈的无力感，因为从逻辑上你非常清楚自己的恐惧和强迫行为是毫无意义的。你不知道自己到底怎么了，而你周围的人或许比你还不明所以。大多数情况下，如果你的朋友和家人知道你有强迫症，他们会尝试给你提供一些自认为有用的建议，例如："你不用再去洗手了——它们很干净。""门已经锁好了，我们可以走了。""是的，第五十遍了，我敢肯定，你在回家的路上没有撞到任何人，你就别再问了。"

　　大多数时候，这些建议对你而言并没有什么作用。其他人告诉你不必担心，因为你的恐惧毫无意义，而这一点你早就已经知道了，他们的劝告只是进一步证实了你的怀疑，即你一定是疯了。因此，你只能拼命地隐藏自己的症状，毕竟谁愿意被认为是个疯子呢？尽管在外人面前你可以表现得很"正常"，但只有你自己知道，你的内心到底有多焦虑，旁人根本体会不到，也无从知晓。

　　你的家人希望你可以停止某些奇怪的仪式行为，但他们并不知道停下来对你来说意味着什么。事实上，在某些场合你或许也曾尝试放弃这些仪式行为，但即使你最担心的事情没有发生，你的焦虑感恐怕还是增加了，最终可能导向比平时时间更长、情况更为严重的仪式行为。任何患有强迫症的人都知道，五个小时的洗手不仅仅是一遍又一遍地洗手，这是地狱，每次重复洗手的过程都伴随着越来越多的挫败感和焦虑：为什么我不能停下来？为什么我明知道自己的手是干净的，但就是无法承认它们是干净的？我到底还要洗多久？在这种情况下，你无法停止，因为你觉得自己是对的；最终你只会因为疲惫而停下来。这整个过程都很疯狂，完全不受控制。

无论你对强迫症的恐惧是什么——生病、死亡或是其他，通常情况下，几乎都会出现那种"我一秒都等不了"或是"我会完全失控或发疯"的感觉。在之前的《精神疾病诊断与统计手册（第四版）》（简称为DSM-Ⅳ，是用于诊断精神疾病的精神病学手册）中，强迫症被列为焦虑障碍。这样的分类也是意料之中，因为尽管强迫症在该手册的第五版（DSM-Ⅴ）中被单独列为一类，但我们都知道焦虑是强迫症背后的驱动力：一种压倒性的、无休止的焦虑，一种不断在失控和平静之间徘徊的焦虑。因此，你的强迫思维和强迫行为实际上是为了避免某些潜在的灾难，它们在一定程度上也是在减轻你的焦虑。为了避免无法忍受的失控情绪，为了避免发疯，你选择采取一些仪式行为。这些行为对你的朋友和家人来说可能没有意义，但他们并不知道如果不做这些，你的情绪会发生怎样的变化。鉴于他们对强迫症几乎一无所知，听取他们的建议确实也很疯狂。

尽管焦虑是强迫症中至关重要的一部分，但它并不是强迫症的主要特征。强迫症有许多不同的表现——污染恐惧和反复洗手，反复检查门锁、炉灶的开关，对暴力或与性相关的想法的过度担忧。这么多不同的表现怎么可能都源于同一个问题呢？是什么将它们联系在了一起？强迫症的核心是什么？引起痛苦和焦虑的根源是什么？在准备写这本书之前，我设计了一份调查问卷，邀请许多患者及其家人描述他们的强迫症经历，我在治疗中心发放了这份问卷，同时也上传到了互联网上。

艾拉，一位 48 岁的男子，他从 19 岁起就患有强迫症。他的回复为我们提供了答案，以下内容摘录自他所填写的问卷：

> 我在城市里上班，那是个很脏的地方。如果有得选，我一定不会去那里工作，这样我就不必每天接触这么多肮脏的人——他们打喷嚏、咳嗽、到处乱摸，但没办法，我的律师事务所就在那里。白天对我来说其实还好，我有专门外出穿的脏衣服和居家的干净衣服。白天我会尽量避免让手接触嘴巴，只在某些特别干净的餐馆吃午饭。
>
> 但是等我回到家，考验才真正开始。我们家每个人进门之前都必须先经过洗衣房，这样他们在那里就可以把脏衣服脱掉，然后直接去楼下的浴室洗澡，最后换上家居服。我要求每个人都把家居服和外出服分开，外出穿的衣服要洗三遍才觉得干净。洗完之后，我会另外将洗衣机空桶运行两次，确保其足够干净，才能洗家居服。
>
> 我的洗衣程序如下：洗澡后，戴上手套，把外出穿的衣服拿到洗衣房，小心地将它们放入洗衣机，然后把洗涤剂放进去，启动洗衣机。之后我脱下手套，扔掉，然后洗手。衣服第一遍洗完之后，我又戴上一副新的手套，重新放入洗涤剂，启动洗衣机，然后再次扔掉手套并洗手。之后再重复一遍以上流程。等最后一遍洗完，在洗衣机进行两次空桶自洁期间，我会用消毒水再仔细擦拭洗衣机的外部。
>
> 我们通常是星期六出去采购食物。我们买的所有食物都是用可清洗的罐头和袋子包装的。对于盒装商品，我会戴上手套，小心翼翼地打开盒子顶部并将其剥离，以免里面的东西碰到外面。然后我

会将里面的东西放入消毒过的特百惠①容器中。孩子们的课本和纸张曾经是个大问题——我不想让这些东西进屋，但我知道我不能那样做，所以我特地为他们准备了一个专门的作业室和作业服。我讨厌强迫症以及它给我的生活带来的影响。我有一个幸福美满的家庭，即使我做了这些，他们也始终非常包容我。我知道我所做的这一切没有任何意义，但你们无法体会那是一种什么感觉，我把清洁工作做得越完美，我就越是清楚地知道根本没有这个必要。正常人并不会像我这样，但我想到万一我或者我的家人得了艾滋病怎么办？如果我就是那么倒霉，碰过艾滋病患者碰过的东西，然后感染艾滋病了怎么办？如果……

在艾拉的描述中，我们可以看到强迫症的所有特征：焦虑、痛苦、无法控制的强迫行为，以及明知自己的恐惧和强迫行为毫无意义，却无能为力的沮丧感。但艾拉这段话的最后一行，为我们提供了强迫症中焦虑来源的答案——"如果？"也就是一种理智和情感上的不确定。这种"如果"正是大多数强迫症的根源。我所说的理智是指我们具备质疑生活任意方面的能力，例如，想知道门是否锁好或者明天的考试自己会怎么应对。情感上的不确定是指我们对不可预测事件的感受，通常是在某种程度上威胁到我们的事情，或是对我们很重要的人或事。

强迫症发病的核心是患者试图摆脱生活中的不确定性，追求百分百的确定。每个人，无论是患者还是非患者，都知道确定是什么感觉。我们日常生活中就有许多确定性，只不过因为太普遍了，我们早已习以为常，例如汽车停在车道上，坐在沙发上看书，太阳明天会升起。然而，有很

---

① 特百惠：塑料保鲜容器的品牌，公司总部在美国。

多事情虽然几乎所有人都认为是确定的，但事实却是，我们所感受到的绝对确定只是一种幻觉。一件事情有可能是确定的，也有可能是不确定的，但一定不是绝对的。我们无法感受到绝对的确定性，或是无法确定某些事一定是合乎情理的。我的车有可能被偷了，那它可能就不会出现在车道上；也许所谓的坐在沙发上看书，实际上只不过是我在州立精神病院里的一种非常真实的幻觉。有什么证据可以证明吗？并没有，因为如果我有妄想症和幻觉，根据其定义，我的感觉是完全不可信的。当然，我周围也没有人能回答这个问题——我的妻子可能也是我妄想出来的，她只会说我让她说的话。至于太阳升起，今晚也许就有宇宙级的天灾，毁灭了太阳，这样明天就没有黎明了。不一定并不代表不可能。

为了更好地理解确定感的欺骗性，我们可以花点时间想象一下，你爱的人现在跟你不在同一个房间里，那这个人是否还活着呢？如果你回答"是"，那你又是怎么知道的呢？就算你们俩十分钟前还在说话，那在这十分钟里，她／他不也有可能突然出事，或心脏病发作，或身体遭受某种攻击吗？但如果这不是你的强迫症所关注的焦点，你仍然能够感受到这种确定性——你所爱的人一定还活着。尽管你的感觉是基于概率，而不是事实，尽管失去这个人会对你产生某种影响，但你并没有急于打电话确认你所爱的人是否还活着，而是用一种"正常"的方式去应对：将你的确定感视为事实，并且不打算采取其他行动，除非你接到一个可怕的电话，告知你灾难即将降临。然而，如果你有强迫症的症状，你会采取完全相反的方式——你希望自己的强迫性问题立刻得到解答，而不是一味地等待灾难的发生。

患有强迫症并不意味着生活的各个方面都会被这种对确定性的追求所支配。这种对确定性的执着仅限于你的恐惧和担忧。有些人可能会认为，就常理来说，强迫症的担忧通常都是不合理的。他们会争辩说，洗两个小时的手来确保自己绝对干净，或在街区周围绕行十五圈以确保自己没有撞到人，担心这些倒不如担心自己所居住的城市是否会发生恐怖袭击——这还更合理些。对此，我的回答是："担心死亡、疾病或事故难道不是人之常情吗？何来的不合理呢？"合理与不合理本身并不是问题。非患者也可能会争辩说，问题不仅在于事件的类型，还在于其发生的可能性——非患者可以带着不确定感正常生活，而不会过度焦虑于所谓的低概率事件，即不太可能发生的事情。

但这并非事实，实际生活当中，每个人都有会担心的低概率事件。想象一下，如果你是一个十几岁女孩的父母，她和一个你不认识的男孩第一次出去约会，而这个男孩 5 个月前刚拿到驾照。当然大概率她是能够安全回家的，但有多少父母可以做到毫不担心？如果她没有按时到家，他们会是什么感受？想想 2001 年 9 月 11 日世贸中心被毁后发生的炭疽热恐慌。尽管感染炭疽病的人很少，死亡的人更少，但许多人仍然不敢查收邮件。[1] 从统计学的角度来看，与感染炭疽病相比，或许遭遇车祸导致残疾或死亡的概率更大，但他们仍然很焦虑。为什么？因为没有人会说："难道我真的要冒着出车祸的风险去商场购物吗？"

现实是，我们一直生活在风险之中。我们每天开车上下班、过马路；我们每晚安心睡觉，因为我们相信如果发生火灾，烟雾探测器会及时提醒我们。我们还会采取一些不必要或没有意义的预防措施。例如新生儿的父母通常会在睡觉前特意再看看孩子，如果被问及原因，他们会告诉你他们就是喜欢看着自己的宝宝睡得如此香甜，但他们也会承认，睡前如果不仔细检查一番，他们会感到不安。现在我们来客观地看看这个问

---

[1] 此处指的是"炭疽邮件"事件，该事件发生在"9·11"事件后不久，据称美国新闻媒体和政府、议会机构等都收到带有炭疽芽孢的邮件，几十人都因此受到不同程度的感染，由此引发了大面积的炭疽热恐慌。

题。如果你晚上 8 点哄宝宝入睡，那么从 8 点到你自己睡觉的时间，这期间大约还有三个小时，有可能会发生可怕的事情。如果是晚上 11 点，上床睡觉前你仔细查看了宝宝，那么现在有一整晚的时间可能会发生悲剧。实际上，这只是一种仪式性的检查，可能会让新生儿的父母感觉安心，但并不能真正保护他们的宝宝。

如果这个问题是你强迫症的焦点，你就会整夜频繁地查看宝宝。强迫症希望你能够做到百分百确定他 / 她的安全。（谁不想这样呢？）但有一个问题：不确定性让你感到焦虑，由此你走入了一个误区（其实你也没有更好的办法了）——你以为只要获得绝对的确定感，就能减轻焦虑。你试图用逻辑来改变自己的感觉，但这是行不通的。

我们之所以会用逻辑来改变自己的感觉，是因为我们习惯了去相信感觉告诉我们的——有些事情已经很明显了，似乎完全没有必要质疑其真实性（例如前面提到的，你确定你所爱的人还活着）。对于生活中不受强迫症影响的部分，你能够获取确定感。正因为如此，当你面对强迫症所产生的恐惧时，你也会下意识地去寻求确定感，希望如同那些未受影响的时刻一样，能够感受到那种令人宽慰的确定感。你拼命地尝试用自己逻辑上已知的东西来改变这些感觉——仿佛确定性应该是触手可及的。你渴望通过逻辑追求确定的感觉，却由此陷入了一个无尽的循环：我知道我不想伤害我的妻子，但如果我不想伤害她，那为什么我会想到伤害她这件事情？也许我骨子里就有伤害她的冲动，只是我不知道，所以我可能真的会伤害她。但我为什么要这样做？我爱她。大家都知道我连一只苍蝇都不舍得伤害，更是从来没有伤害过任何人……这便是一个无休止的循环——沮丧和焦虑的恶性循环。正如你所看到的，每个合乎逻辑的答案，最终都逃不过一个"如果"。

你需要认清的是，逻辑并不能改变感觉。打个比方。假设比萨是你最喜欢的食物之一，想想它的味道是多么美妙，但现在，你发现你的胆固醇已经很高了，再多吃比萨对你的身体健康不好，你的日常饮食中也不能再有奶酪了。知道奶酪对你的健康不利会让奶酪的味道变差吗？不太可能吧。

逻辑并不会改变你的感觉，它只是为你是否遵循自身的感觉提供了解释。鉴于胆固醇的问题，我可能会放弃奶酪，但我仍然是喜欢比萨的。大多数人没有意识到的是，他们所谓的确定性并不是事实，而只是一种感觉。通常情况下，我们的确定感与现实息息相关。也就是说，大多数时候我们的车不会被偷，太阳会照常升起，我们所爱的人也没有被枪杀，还有许多其他符合我们期望的事情，因此我们便相信这种确定的感觉就是事实。如果感觉就是事实，那么民主党和共和党怎么能同时对自己的信念如此肯定呢？同样，两个信奉不同宗教的信徒又是如何对自己的信仰坚信不疑的呢？在这两种情况下，至少有一组是与事实相悖的。虽然太阳第二天不升起的可能性很小，但汽车确实可能会被盗，人也有可能被枪杀。确定的感觉最多代表一种可能性，还不一定是可能性高的那一种，但一定不代表事实。话虽如此，我们还是会尽量让自己拥有这种确定感，不仅是因为外部环境的不断强化，更是因为我们天生就追求这种感觉。

所以逻辑必然是行不通的。对有些人来说，逻辑的失效以及由此产生的沮丧和焦虑的恶性循环会让他们开始质疑自己，怀疑自己不再具备辨别安全的能力：不洗手可能真的会伤害家人；去办公室的路上也许真的撞到了某个人；又或者不确定自己盯着的门是否真的锁上了。你知道自己的感觉，但你不知道其中的缘由。你用来描述自身情感体验的词语，与实际发生的事情相比，并不准确。你告诉自己，也告诉别人，仪式行为是无法抗拒的，所以你不能停止洗手；又或是你的判断出问题了，因为你无法判断洗完两个小时后，你的手是否还干净。当你没有准确的语言来传达内心感受时，你就很难将你感受到的和你知道的区分开来。结果就导致——你，以及对强迫症治疗缺乏经验的治疗师，都可能最终将目光集中在错误的目标上。

那么，你的感觉准确吗？你有什么100%确定的事情吗？如果什么都不知道，是不是反而更好？最后一个问题的答案是肯定的。知道本身就已经很难了，因此让我们抛开你"知道"什么，而是把关注点放在你的猜测上。在整本书中，我会不断要求你对不同情况做出最合理的猜测，合理猜测意味着你不必确定自己的答案。这有可能会非常困难，因为你肯定会希望自己的猜测是正确的，你想要这种感觉。但如果它一定是正确的，那这就不叫猜测了。为了帮助你更好地适应猜测，我想了一个办法，称之为"枪口测试"（Gun Test）。

下次当你无法抉择时，试想一下以下情景：假设我有一把手枪，此刻正指着你和你的亲人，然后我要求你针对你所关心的问题做个猜测。（例如：这种污染会杀死孩子们吗？前门现在开着吗？）你只能提出一个猜测，如果猜错了，你和他们都会被杀死。不论你的猜测如何，你必须先猜，因为如果你不猜，所有人都得死。所以，你的猜测是什么？

迄今为止，每个人都做出了"正确"的猜测。这里的正确加了引号，代表它并不是真正所谓的正确，这个"正确"指的是这些猜测和那些没有强迫症的人所做出的一模一样。枪口测试可以帮助你辨别自己理智和逻辑上所知道的，以及情感上想要的确定性这两者的区别，但它并不会让你的猜测变得正确。试着猜测并接受猜测的后果将在后续的自我治疗计划中发挥重要作用。

在接下来的篇章中，你将亲身参与治疗计划的设计，当然，这项计划肯定不仅仅局限于学习猜测这么简单。在设计计划之前，问问自己，本章所提到的观点是否开始改变你对治疗的看法了。也许你原本只有克服强迫症这个大目标，希望自己的强迫思维和仪式行为能够停止，焦虑感也随之消失，似乎康复就意味着可以结束痛苦的怀疑——你甚至可能听过，强迫症也被称为"疑心病"。但我希望读完本章后，你能够意识到这种说法是错误的——有疑虑是正常的。强迫症真正的问题就在于你试图消除所有的疑虑，这是绝对不可能的。据我所知，这个世界上只有一种人能够拥有绝对的确定性——傻子，很显然你不是！没有患强迫症的人可能会告诉你，他们对于某些事情是绝对确定的，但事实是，他们也只是"感觉"确定，这个概率并不是绝对的（100% 或 0）。从技术上讲，他们可以接受不确定性，并不会因此而感到不安，就像你生活中不受强迫症影响的那部分一样。为了实现摆脱强迫症的愿望，现在你应该明白，学会接受不确定性需要成为你的目标之一。

你能做到吗？我相信你可以的。生活中每一天都有许多不确定的瞬间，你都已经成功度过了，现在的目标就是像应对这些不确定性一样，学习如何应对强迫症所关注的不确定性。要做到这一点，你需要了解为什么你比非强迫症患者更难接受不确定性。换句话说，你为什么会有强迫症？下一章我们将进一步探讨强迫症的诱因，来解答这个问题。

FREEDOM FROM
OBSESSIVE-COMPULSIVE DISORDER

02

强迫症的诱因：先天与后天，非先天 vs 后天

没有人喜欢不确定性，但和非强迫症患者相比，为什么你就更难接受这种不确定性呢？是你先天生理构造上有什么不同吗？你的强迫症是不是后天以某种方式"习得"的呢？这两个问题的答案都是肯定的：强迫症既是后天习得的，也是先天的一种缺陷，且这两个因素互相影响。玛丽的经历就是一个很好的例子，展现了先天与后天是如何相互作用的。玛丽患有严重的污染强迫症长达 8 年。她害怕细菌和疾病，尤其是肝炎，她担心自己和家人会生病。光是走出家门对她而言就是一种折磨。玛丽的丈夫负责采买家中所有的食物，因为她不想碰超市的任何东西，她担心接触过肝炎患者的医生和护士可能已经碰过这些东西了。出于同样的原因，她已经很多年没有买新衣服了。她的丈夫下班以及孩子们放学回家时，都必须进行清洁仪式。在讨论这段痛苦的经历时，玛丽说有几年对她来说简直就是"人间地狱"；也有几年她完全没法正常工作生活，但不知为何，感觉并没有那么糟糕。

经过一段时间的密集治疗后，玛丽的强迫症症状基本消失了。在治疗结束后的那一年里，玛丽时不时会给我打电话，通常是她发现自己有些不对劲的时候。我们一般会先约见面，但最终玛丽总会取消预约，因为从她打电话到我们约定见面的那一周里，她做了所有我建议她做的事情，然后症状缓解了。之后，在她接受治疗一年后，我们终于见了一次面。尽管治疗中所学到的技巧能够帮助她正常工作生活，但她仍然被强迫症冲动所困扰，十分痛苦。几周后，我和她的精神科医生决定让她重新服用 SSRI 抗抑郁药，此后不久，她的强迫症冲动消失了。

　　接受治疗之前，在玛丽功能失调，认为是"人间地狱"的那几年，她的强迫症是先天和后天因素共同作用的结果；而在她所说的即使无法正常工作生活但感觉也没那么糟的那几年，在我看来，那时的强迫症完全是出于后天因素。接受治疗后，她经历了两种反复：后天因素的反复，通过运用治疗中所学的技巧，她成功克服了这种反复；而对于先天生理因素的反复，她只能借助药物来治疗，从而确保各项功能正常。

　　对于"先有鸡还是先有蛋"这个问题，或许我们永远无法达成一致。但对于强迫症的诱因，我们可以肯定一定是先有生理因素，后有后天习得。研究表明，如果没有生理上的缺陷，一般是不会患上强迫症的。这就意味着强迫症并非人为，不是你性格软弱或你父母曾对你做了什么而导致的。

　　在谈论后天习得之前，我们先简要了解一下强迫症背后的生理因素。关于强迫症的生理因素，你最需要了解的不是基本的生物化学和神经解剖学，而是这背后的生理因素是如何与强迫症的情感体验联系起来的。

强迫症与神经生物学：并非皆后天习得

　　强迫症是一种神经生物学疾病——也就是说，患者和非患者之间的区别就在于大脑生理上的不同。许多人听到这样的话可能会觉得宽慰：这就证明你确实有问题，而不是故意为之或控制欲强。但与此同时，意识到自己真的有问题也是一件很可怕的事情。然而，认为强迫症完全是由神经生物学方面引起的这种认知也是错误的。不幸的是，包括专业人士在内的许多人都犯了这个错误，而基于这种错误给出的治疗方案也是不完整的。了解强迫症背后的神经生物学只是了解强迫症的一部分。

　　目前，科学证据表明强迫症是有遗传倾向的。这就意味着或许是与生俱来的生理特性让你更容易患上强迫症。有些人可能会质疑自己的强迫症不是从童年开始的，而是后来才出现的。但是由于基因对我们个体的影响非常复杂，所以即使是后来才患有的强迫症，也并不能证明基因对强迫症没有作用。基因编码涵盖甚广，包括我们进入青春期的年龄，头发何时变白，乃至心脏病的发病概率。

强迫症的生物学成分并不总是活跃的。就像玛丽一样，即使没有治疗，强迫症患者可能也会经历症状不太严重甚至完全不存在的时期。有些患者可能会经历多年无症状，然后又出现老的或新的强迫症症状，而有些患者可能会经历病情加重与缓解的反复循环，还有些患者可能持续表现出相关症状。这些个体差异与变化也存在于其他精神疾病当中，例如抑郁症，同时也在一定程度上解释了强迫症神经生物学成分的激活和失活现象。

就目前的情况而言，导致"强迫症基因"激活的因素尚未可知。科学家们猜测，压力、后天习得以及生理机制本身，对该基因的激活可能都有影响。同样，其他健康问题也有类似的情况。例如偏头痛。患者通常会由各种诱因而患上偏头痛，包括外部压力，以及内部压力——荷尔蒙的变化等；而对于没有偏头痛敏感基因的个体而言，也就不存在导致偏头痛的诱因。

读到这里，了解到强迫症有遗传性之后，有些人可能会开始担心生孩子的问题。我不希望有人拿这一点作为不生孩子的理由。如果你患有强迫症，你的孩子确实有四分之一的概率会患病。但强迫症双胞胎研究（OCD twin studies）结果表明，即便是同卵双胞胎，其强迫症相关基因也并非百分百一致，也就是说，在相当多的双胞胎中，只有一个患有强迫症。因此体内有强迫症的敏感基因并不代表你就一定会患上强迫症。

了解强迫症的遗传因素之后，你只是知道了自己为什么会患有强迫症，但这个因素究竟是如何导致强迫症的呢？下一步我们就来解释，基因及其他因素如何导致大脑中化学物质的失衡。关于强迫症，对这方面研究最多的理论是 5-羟色胺 [①] 理论（The Serotonergic Theory）。脑细胞通过神经递质相互交流，而血清素是大脑神经递质的化学物质之一，很多人误以为凭这一理论就能说明强迫症患者的大脑中缺乏足够的血清素。但实际研究表明，强迫症患者大脑中有足够的血清素，只是无法作用于某些大脑细胞的交流。

那么这又是如何引起强迫症的感受和冲动的呢？大脑是个非常复杂的器官，其中有许多不同的部分，每个部分都有自己特殊的任务和功能。对于那些患有强迫症的人来说，问题并不是简单的整个大脑的血清素都失效了，而是大脑某些特定部位的血清素不起作用了。受强迫症影响的大脑结构有眶皮质区、基底神经节、纹状体、尾状核和丘脑，这些部位相互连接，并形成了一个回路。研究人员怀疑，强迫症的症状也许就起源于这个回路。那些非强迫症患者通常忽视的信息不断侵入患者的意识，而强迫症患者则必须有意识地去压制。

从这个解释来看，你是否想起了什么？你太了解这种侵入性的想法是什么感觉了。针对这些大脑结构在强迫症中所起的作用，范德比尔特大学（Vanderbilt University）的研究员威廉·休利特（William Hewlett）为我们提供了一个更加清晰的解释。以下内容是其研究成果的简化版本。他认为，这些涉及强迫症的大脑结构，其中一个功能是对不确定性做出不安的反应，从进化的角度来看，这种反应是完全合理的。想象一个画面：原始人正穿梭于丛林之间，突然他听到身后有响动，这时如果他足够警觉，并转向身后排查是否有危险，他的生存概率显然就会增加。对不确定性感到不舒服是非常正常的，同时也可以是健康的。

---

① 5-羟色胺：最早是从血清中发现的，又名血清素，广泛存在于哺乳动物的组织中，特别在大脑皮质及神经突触内含量很高；它也是一种抑制性神经递质。

休利特还提出，这些大脑结构的另一个功能是对"完成任务"做出满意的反应——人类大脑的某些部分会监督我们做事要有始有终。同样，这也是正常且健康的。从进化的角度来看，如果人类没有这种使命必达的动力，我们恐怕就无法建立像现在这样复杂的文明了。这就是你所害怕和讨厌的"缺陷"，这也从生物学上解释了你为什么有这些经历——"我明知道做了某事（检查门锁、洗手等等），但为什么我就是不能确定自己做了呢？"重申一次，已知的逻辑事实和情感上的确定性是两码事。就像你不能立即让自己开心、伤心或是生气一样，你也不能命令自己一定有确定的感觉。

患有强迫症可能意味着你对这些反应的阈值较低，因此即使对于极小的不确定性，你也会感到十分焦虑；并且当一个动作完成时，你也体会不到完成的感觉。但这并不是说对于生活中每个潜在的不确定性，你都难以接受。举个例子，跟大多数人一样，你可能也会遇到以下情况：我设置闹钟了吗？路面上那个突起是什么？那个宝宝是多么可爱又无助啊——这样很容易受伤吧？大多数人出现这些想法的时候，他们的反应是检查一下闹钟、看看后视镜，以及尽量不去设想这个婴儿可能会遭遇什么事情。而休利特认为，强迫症患者的大脑更擅长逃避。但正是由于你总是逃避这些不确定性所引发的不安，未来当类似情况发生时，你才更有可能感到焦虑，并且想要逃避这种状况。

在这个模型中，生理因素为后天习得奠定了基础。面对不确定性，你感受到了更多的焦虑，并且试图去避免。然而，对于你提出的每个解决方案，看似合乎逻辑，你却总能找到质疑的点。获得绝对的确定性是不可能的：洗完手后我又摸了水龙头的旋钮，也许我的手又被污染了；那门把手呢？也许上一个接触门把手的人没有洗手，那我又该怎么办？大脑无法获得动作完成所带来的满足感，情况因此变得更加糟糕。如果你有强迫症，进行仪式行为时，你会明显感觉到挫败感——明明知道自己已经做过某件事了，但与此同时又感觉自己好像没做过，这种不确定感令人更加痛苦：这个炉子我已经检查了一个小时了，我可以看到开关已经关了，但感觉又像还没关。

这一研究结果表明，强迫症之所以有不同的表现，是生理基础与后天习得共同作用的结果。患者特定的检查行为或对暴力的执着与文化背景、个人经历、环境以及强迫症发作时的心理状态都有复杂的联系。因此，强迫症症状的范围与患者的后天习得紧密相关。

强迫症与后天习得：并非皆因生理因素

据目前所知，后天习得的情感可能非常强大，且难以改变，而且最重要的是，不会因为服用药物而改变。毕竟，服药并不会让你忘记怎么做加法、你住在哪里、你对家人的爱，以及很不幸，强迫症所带来的不安也不会消失。

提到学习，我们通常想到的是选择自己感兴趣的东西，然后通过不懈的努力学会。如果是这样，那为什么有人会选择学习强迫行为呢？答案很简单：意外。你不知道，也不可能知道自己在某个时刻的某个行为可能会导致强迫症。当你体内的强迫症基因处于活跃状态时，你的大脑会对不确定性变得更加敏感。与非患者相比，你所能接受的不确定性更少，而焦虑感却更多。或许你遇到了一些引发焦虑感的事情——可能是某种暴力的想法、一间肮脏的浴室，或者是你想好好表现的家庭作业。对于这类焦虑，你的第一反应是努力去纠正这种情况——通过回避，或是再三确认的方式。一旦这种方式有效，下次再面对类似的焦虑情景时，你可能就会重复类似行为。

举个例子。假设我害怕猫，但我知道只要能成功避开，我就不会感到焦虑。因此我的一个应对方法就是告诉我养猫的朋友们，在我去他们家的时候，请把宠物关起来。这个方法可能有用，除非……猫主人完全不把你的害怕当一回事。如果是这样的话，猫可能就会时不时地跑出来，在房间里乱窜。第一眼看到猫时，我可能会吓得半死，之后我会感到非常焦虑，直到这只猫被关起来，最后我会想出一个新的办法：养猫的朋友可以来我家，或者我们可以约在公共场所见面，但只要他们家还有猫，我就不会再去他们家。既然想到这个问题，那如果住在离我三个街区的那户人家，他们的猫跑出来了呢？那每次经过他们家，我都得走到马路对面。但是有一天我又想，我为什么非要走那条路不可呢？如果我继续沿着这条回避的道路前进，很快我可能就连家门都走不出去了，因为附近随时可能会出现一只猫。我的情况可能是逐渐恶化的，这个过程变化可能小到难以察觉。同样，通常情况下，强迫症也不会突然发生。也就是说，一个人不会某一天正常洗手，然后第二天突然就开始洗五个小时的手。

根据心理学家的说法，后天习得主要有两种方式：经典条件反射（Classical Conditioning）和操作性条件反射（Operant Conditioning）。经典条件反射指的是情绪或感觉与外界的线索和刺激相关。以吃饭为例，除了身体需要营养之外，你在其余时间也可能会感到饥饿——例如中午，因为按照常规来讲，这是你的午餐时间；或是当有人带着一盒甜甜圈或巧克力上班时。你已经学会了将饥饿感与这些非生理刺激联系在一起，这种习得与事情是否合理或已知并没有太大关系。回到强迫症，当患者对看似没有关联的情况或想法产生焦虑感时，这种简单的条件反射就解释了为什么强迫症的恐惧会引起噩梦和毫无理由的挫败感。

举个例子。假设我在你的手上连接了一个电极，每当我按铃时，你就会经历一次电击。经过多次试验，只要一听到铃声，你可能就会吓得跳脚，即使没有受到真正的电击。现在假如我移除了电极，逻辑告诉你，当铃声响起时，什么都不会发生。但是当我按铃时，你还是会吓得跳脚。你的强迫症也是如此——你无意中让自己对某些情况形成了焦虑的条件反射。因此，当你再次面对这些情况时，你逻辑上知道什么并不重要，你的身体还是会忍不住"跳脚"。在接受治疗之前，你的身体会持续做出恐惧的反应——无论是否有意义。

经典条件反射解释了我们的感觉是如何与不同的刺激和情况联系起来的，而操作性条件反射则解释了我们将如何应对不同的刺激和情况。在操作性条件反射的作用下，我们学会了追求任何短期内能强化的东西，即有效的东西，无论是追求积极愉快的东西，比如食物，还是回避消极的东西，比如焦虑。

因此，操作性条件反射不会解释你为什么感到饥饿，而是会强化任何减轻饥饿感的行为，未来一旦遇到饥饿的情况，这种行为很可能会重复出现。吃甜甜圈也是另一种强化，因为甜甜圈的味道很好。因此，根据操作性条件反射理论，如果以后早餐有甜甜圈，即使不饿，你也有可能会吃它们——仅仅是因为好吃。

操作性条件反射也解释了回避行为。回到前面响铃和电击的例子，这一次我不会移除你手上的电极，而是给你一个按钮，如果你一听到铃声就按下该按钮，就可以避免电击。不难预测，很快你就会在每次听到铃声时按下按钮。回避电击就是一种强化。在回避强迫症症状的早期阶段，通过回避或是完成某些仪式行为后，你的焦虑感或许会减轻，这就相当于告诉你这种仪式行为是有效的。操作性条件反射与感受无关，而是告诉我们该如何行动。

这两种习得方式一般同时进行。假设现在有一个强迫症的潜在患者，他关注的焦点主要在于清洁方面——也许在公共厕所看到一个恶心的肮脏的小便池，他就会冒出艾滋病的想法。由于原本生理上就有强迫症的敏感基因，与其他人相比，他对此更容易感到焦虑。他像往常一样洗手，但一想到艾滋病，他就忍不住设想：有些人洗手可能没用肥皂；有些人上完厕所甚至可能不洗手，因此这个厕所的门很可能被污染了，那我就有可能会感染艾滋病，以防万一，我还是用我的手肘开门吧。这种回避的方式奏效了，他感到不那么焦虑了。可能接下来的一整天他都会时不时地想到厕所和艾滋病，并感到不太舒服，但这一般不足以让他采取新的仪式行为。下一次当他再次使用公共厕所时，他可能会再次感到焦虑（经典条件反射），并且回想起上回"成功"的经验，因此他在离开时可能会使用相同的回避方式——用手肘开门（操作性条件反射）。

通过经典条件反射，该患者对感染艾滋病的恐惧与厕所联系了起来。只要去公共厕所，他就会变得焦虑，并且会比以往更加小心，他会下意识关注厕所的其他地方——也许还有潜在的危险，绝对不能触碰。他会继续用手肘开门，为什么不呢？反正也是顺手的事儿，花不了多长时间，这样他就不用担心自己的手会被污染了。然而，不知不觉，他的问题变得越来越严重。随着时间的推移，他会变得越来越焦虑，并且用更多的方法来回避自己的恐惧。

问题的关键在于弄清楚是什么在背后驱动着患者的行为——对于可能感染艾滋病的恐惧。恐惧才是这些行为背后的推手，而不是感染艾滋病的实际威胁。恐惧本身就令人不安；通过仪式行为，你试图减轻自己的焦虑感，同时避免可怕的后果（例如，你可能会染上艾滋病）。如果你仔细想想自己状态好和状态差时的区别，你会发现自己状态好的时候，世界并没有变得更安全（公共厕所的污染并没有减少），只是你对恐惧的焦虑减少了。

可能性——可怕后果发生的可能性——是不确定性的另一种说法。随着强迫症变得逐渐严重，你的焦虑程度也会相应加深，对特定情况的不确定性的接受程度会降低。找到一种让你绝对无法意识到恐惧的方法，似乎是摆脱恐惧的唯一希望了，但总有另一个"如果"出现。会有越来越多的刺激——人、地点和情境——让你感到害怕，因为经典条件反射将这些刺激与恐惧联系了起来。而通过操作性条件反射，你选择回避焦虑的方式也会成倍增加。随着时间的推移，你会从原先用手肘打开公共厕所的门发展到完全避开公共厕所，并在回家后进行特殊的清洁仪式。要回避的地方和人，以及要采取的仪式行为会变得越来越多。

更复杂的是，行为不仅受奖励的驱动，还受奖励的可能性的驱动。这一机制所导致的结果就像赌博——你所采取的行为可能并不会得到回报。换句话说，人们追求希望，即使是虚假的希望。

想象你在赌场玩老虎机。和大多数人一样，你知道老虎机是赌场用来赚钱的，你也很清楚，一旦开始玩，你很有可能会输钱。但如果让你站在老虎机前，会发生什么呢？你会想，如果能够赢得头奖，那该有多不可思议啊。你甚至会开始幻想该怎么花掉这笔奖金了。这是有可能的，毕竟有些人确实赢过。你越想越上头，就好像不赢都说不过去了。于是你放入一个筹码（如果你是认真的，你也许会直接放入三个①），拉动手柄，然后……令人震惊！正如你所预料的：你输了。你呆呆地站在那里，一脸难以置信，你觉得不对，好像你就应该赢似的。你会走开吗？不，你会继续放入筹码。偶尔你也会赢，只是赢的还不够输的，却足以让你继续下去。如果你有赌瘾，把钱用完之前你是停不下来的。

你对待强迫症的方式跟赌博是一样的。你明知道仪式行为有时候根本没用，但一旦开始了，你就会停不下来。而且，就像赌徒一样，遇到意外情况时，你也面临着选择：你可以选择避开，然后痛苦一整天；你也

---

① 老虎机：一种用零钱赌博的机器，最刺激之处就是有累积奖池（jackpot），想要中累积奖池的话，每次要下三个筹码的赌注。

可以选择采取有效的仪式行为，这样在剩余的时间里你就解脱了。所以你赌的就是这个仪式行为。同样，你对赌博结果的预测往往是正确的——你要么迷失在无尽的仪式行为中，只有筋疲力尽了才会停下来；要么这个行为奏效了，但也仅仅是让你沉迷于此罢了。

这两种类型的条件反射也是强迫症习得部分的基础。是不是后天习得与先天因素共同作用，才让患者完全无法克服恐惧和仪式行为呢？许多人可能开始相信这一点了。但这也并非完全正确。其实仪式行为并非必需，让你不要采取仪式行为并不等同于说这个选择就很简单、毫不费力，这一决定是非常艰难的，仪式行为可能与你所期待的结果相悖，因此究竟是选择还是放弃，你必须权衡决定时的痛苦以及之后的感受。在接受治疗之前，你或许以为自己是在可能有效但痛苦的仪式行为与没完没了的焦虑和强迫思维之间做选择，也可能你觉得自己根本就没有选择。

还有另一个版本的枪口测试可以帮助你判断仪式行为确实是一种选择。假设我正拿着枪，指着你或你所爱的人的头，我告诉你，如果你采取仪式行为，我就会开枪。我是不会离开的，所以干等着是没用的。在这种情况下，你会进行自己的仪式行为吗？如果答案是否定的，就代表你放弃了仪式行为，也就意味着你承认这是一个选择。再强调一次，这个选择可能非常困难，但它无论如何依旧是个选择。现在假设我让你靠自己的力量，在 3 英尺高的空中飘 30 秒，这样就可以阻止我开枪。除非发生奇迹，否则你是不会飘起来的，因为你根本办不到，即使以死亡来威胁你。这才是别无选择。你可能会争辩说，所有这些场景都是人为创设的，现实生活中根本没有枪口指着你们的头。你错了，现实中的这个枪口就是强迫症。每一次你屈服于仪式行为，你和你的家人就会失去你生命的一部分。

通常我们都会根据预期的结果来做出相应的选择。既然没有枪指着你的头，让你进行仪式行为，那么现实生活中是否还有其他方式或证据，可以证明仪式行为是一种选择呢？答案是：有的。相比于公共场合，许多强迫症患者通常会在私下进行更多的仪式行为。最近我们治疗中心来了一位新患者——简，跟她握手打招呼时，她犹豫了一下才握住我的手。很显然，她患有污染强迫症。尽管她害怕与他人发生身体接触，但她还是选择了与我握手。那一刻，尴尬所带来的不适感胜过了恐惧。因此，如果仪式行为真的不可抗拒，那以上情形就不可能发生。

我们所有的行为都发生在情境之中——其中复杂的线索和刺激决定了我们在特定时刻的感受，以及我们可能做出的反应。这些是操作性条件反射和经典条件反射相互作用而产生的结果。对于简来说，她所面临的情境就包括我伸手给她带去的恐惧的刺激，以及我手上可能存在的潜在污染。她握住我的手并不是因为她感到安全。她的情境还包括身处治疗中心的候诊室，以及更重要的是，在这种情况下，可能会出现另一个不认识的人，而这个人又会如何看待她。对于许多患者来说，他们更害怕的是公众用异样的眼光看待他们的仪式行为，与这种"公开处刑"相比，仪式行为背后的恐惧可以先暂时抛开。而那些依旧会出现在公共场合的仪式行为，要么是你认为没有人会注意到，要么是这些行为看起来不太夸张，又或是你的强迫性恐惧远远大于你对尴尬的恐惧。

从广义上讲，情境只是对与行为表现相关的所有事物的概述。这个概念对于预测行为有非常大的作用。例如，我们可以训练老鼠通过拉下杠杆来获取食物。假设老鼠笼子里有一盏红灯和一盏绿灯，当绿灯亮时，如果老鼠拉下杠杆，它就会得到食物；但当红灯亮时，它是无法获得食物的，因此拉下杠杆没有任何作用。老鼠很快就会知道，红灯亮着时没必要浪费时间去拉杠杆，而绿灯则成为老鼠拉动杠杆的情境之一。

这与强迫症又有什么关系呢？当你脱离日常的工作和家庭生活，例如在度假时，强迫症似乎并没有那么严重，尽管在这个过程中，你仍然有可能遇到触发仪式行为的因素。就这种情况来说，假期环境并不属于仪式行为发生的情境，因此你不会感到那么焦虑。我曾遇到过一些患者，他们误以为治疗强迫症的最佳方法就是搬到一个新的地方。如果这个方法真的有效，那这绝对是最理想的治疗方法。但不幸的是，如果不进行治疗，强迫症的问题还是会逐渐在新的地点重新出现。

对于外出度假或是搬到一个新的地方，每个人最初都会感到轻松吗？当然不是。每个人都是独特的个体，每个强迫症患者所恐惧的东西和采取的仪式行为都不同，同样，情境在患者行为中所发挥的作用也不尽相同。对于有些人来说，强迫症是非常"便携"的，因此永远没有喘息的机会；而对于另一些人来说，不同的环境或许意味着不同的安全程度。

情境指的并不仅仅是外部环境，你自己本身的行为也会成为情境的一部分，从而进一步控制你的情绪和行为。仪式行为既是对强迫症恐惧的反应，也是触发更进一步行为的情境的组成部分之一。你可能也发现了，随着强迫症的发展，过去对你有用的仪式行为逐渐无法减轻你的焦虑和不安。当这种情况发生时，无论你如何重复这些行为，结果都是同样的令人失望。为什么会这样？

回忆一下当时你脑海里在想什么——我希望这个方法不要在这时候失效。这本身就不是一个令人安心的想法，这一情绪反馈可能会进一步增加你的焦虑感，从而使仪式行为更无法奏效，毕竟仪式行为的主要目的是减少焦虑。如果你继续重复这个行为，你的焦虑感会持续增加：不……我最担心的事情还是发生了吗？我真的要在这个时候失控了吗？每重复一次，你的焦虑都会增加一点——与你的初衷背道而驰。你的痛苦、焦虑和挫败感不断增加，此刻这些仪式行为已然成为你失败的情境之一了。你最终停止这些行为，并不是因为它们起作用了，而是因为你筋疲力尽所以放弃了。在这种情况下，重复仪式行为感觉就像是在一个洞里，你试图挖出出路，但不幸的是，你挖错了方向。

与行为一样，我们的情绪也不仅仅是对触发因素和情境的反馈，其本身也可能是其他情绪和行为的触发因素。对于内部环境的反馈，我们称之为状态依存学习（State-Dependent Learning，亦称"情境关联学习"）。假设将一只老鼠放入 T 形的迷宫中，在迷宫的尽头老鼠必须选择向右或向左走。在被放入迷宫之前，我们给老鼠分别注射刺激性药物和没有任何作用的生理盐水。对于注射了刺激性药物的老鼠，我们把食物放在道路尽头的左边；当老鼠被注射生理盐水后，它会发现食物已经被放到了右边。老鼠很快就学会了在注射刺激性药物后向左移动，在注射生理盐水后向右移动。显然，使老鼠左转的并不是药物，因为我们也做了对照实验，在给它注射刺激性药物之后把食物放在右边。老鼠通过学习已经知道，食物在哪里取决于它的内部身体状态。

在人类身上，我们也能找到状态依存学习的例子。例如一个备考时喝了大量咖啡的学生，如果在正式考试前也喝了咖啡，那么他就会考得更好。考前复习的内容是在"含咖啡因"的状态下被记住的，那么在相同状态下他才能发挥出最佳水平。这就意味着我们身体和情感上的感受不仅仅是对发生在自己身上的事情的反馈，在某些特定情况下，我们的感受也可能会决定我们所做出的反应，并有可能触发其他感受、想法和记忆。

这又跟强迫症有什么关系呢？你会发现，当面对与强迫症无关的压力源（例如与配偶争吵、工作问题、结婚或搬新家）时，你的强迫症也会变得更糟。这也合情合理。想想强迫症最严重的时候，你感觉如何？是不是感觉快被压力压得喘不过气来了，也许还伴随着抑郁？所有这些在你强迫症最严重期间出现的感觉，都会成为强迫症的触发因素。从这个角度来看，以下一系列事件尤为典型。你因强迫症以外的事情而倍感压力，例如工作中遇到的问题，这些压力会触发你的身体做出反应——增强强迫症的感觉，你可能经历以下部分或全部过程：加剧的焦虑感会让你保持警惕，以防接触到你所害怕的刺激和情况；一旦不小心碰到你担心的事情，你会更加焦虑；强化了仪式行为的冲动，使强迫行为更加难以抗拒；或是在执行仪式行为时"感觉不对"，导致你一遍又一遍地重复。如果你最初的压力源就与强迫症有关，那么你的焦虑感和仪式行为的冲动会进一步加剧，因为该情境更接近于一开始你习得仪式行为的情境。

认识到个人情绪也是情境的一部分，也可能会增加或减少强迫症的反应后，我们就能将先天和后天因素与强迫症的表现联系在一起了。我们的感受是内外部环境共同作用的结果。我们都知道外部环境对我们有影响，其实内部环境也会影响我们的情绪和行为。如果你得了很严重的流感、患有经前期综合征（PMS）[①]、晚上没睡好或是刚经历宿醉，你对环境的情绪和行为反应都可能有所不同。内部环境的变化会改变你对外部世界的体验和反馈。当体内的强迫症敏感基因被激活时，你对世界的看法也随之改变了，这种变化促进了强迫症的后天习得，为学习强迫症的反应做好了准备。

这种先天与后天因素的结合又是如何决定强迫症的症状的呢？即你会对什么产生恐惧，以及会采取哪些仪式行为呢？就目前而言，关于这点我们还只是猜测，也许后天习得比先天因素更为重要，因为即便是来自同一家庭的强迫症患者，通常也会有非常不同的症状。对于有些患者来说，他们的强迫症可能来源于某个创伤性的触发事件，这点很容易理解；而对于其他人来说，个人经历可能有影响，但是这种因素及其影响方式

---

① 经前期综合征：Premenstrual Syndrome，简称 PMS。指育龄妇女在月经前 7～14 天反复出现一系列精神、行为及体质等方面的症状，月经来潮后症状迅即消失。由于精神、情绪障碍较为突出，也称"经前紧张征""经前期紧张综合征"。

太多了，导致我们无法根据单个经历去预测自己的强迫症症状。许多患者的强迫症症状只是与其自身想法有关——通常是强迫症患者在最脆弱的时候的想法。虽然我们无法准确预测患者的强迫症症状，但我们已经逐渐了解强迫症是如何通过后天习得的，这是设计有效治疗计划的关键。

看到这里，我希望你对强迫症的感觉、冲动和行为来源有了新的理解，也希望这些能够帮助你更好地理解自己所经历的事情，使之不再神秘。你的强迫症是有迹可循的——它不是无法控制的洪水猛兽，你也不是疯子，这背后是有生物学和后天习得因素的。但目前你仍然不具备足够的知识来设计自己的治疗计划，因为了解强迫症的诱因只是了解强迫症的第一步。究竟什么是强迫思维和强迫行为？它们之间又有什么联系？这是我们下一章要探讨的重点。

FREEDOM FROM
OBSESSIVE-COMPULSIVE DISORDER

03

强迫思维与强迫行为：患者的恐惧与行为

到目前为止，我们讨论的重点一直是强迫症的诱因，旨在帮助你了解强迫症感觉的来源，以及驱动强迫行为背后的力量。希望通过上一章，你已经意识到，无论强迫症症状多么极端、严重，甚至让你无法正常工作生活，它们仍然只是人生经历的一小部分。

接下来，我们的重点将从强迫症的诱因转到什么是强迫症，以及强迫症到底是什么样的，即强迫症的核心症状及其相互作用。如果说弄明白背后的原因是打地基，那么本章开始我们就要添砖加瓦了——进一步分析和评估强迫思维与强迫行为，为后续设计自我治疗计划做准备。

患者的恐惧

强迫症的症状有两个方面：患者的恐惧，以及对恐惧的反应。我们首先来看看强迫症患者的恐惧。强迫症患者的焦虑往往来源于一定的不确定性，而由这些不确定性所引发的可怕和不安的想法及感受，我们称之为强迫思维（obsessions）。英文 obsession 一词的使用范围通常比较广泛，有时用于指代一遍又一遍地思考相同的想法，或无止境地分析某件事情的过程；有时也用于描述我们喜欢、喜爱乃至沉迷的事物。而在这本书中，我们所说的 obsession 即强迫思维，指代的就是患者的恐惧。

强迫症患者害怕什么？他们的强迫思维是什么？更准确的问法是：人们会对什么感到不确定？强迫思维的内容只受人类想象力的限制，也就是说，其变化形式是无限的。你的强迫思维可以聚焦在外部世界（例如细菌污染或肇事逃逸）或内部世界（例如脑海中出现无端的暴力或与性相关的想法）。

大多数强迫思维都伴随着令患者害怕的后果。你可能认为，只要确认自己的强迫思维是什么，应该就能更容易预测自己所害怕的后果。例如，如果你对污染的恐惧主要来自体液——如唾液、汗液和血液，那么你害怕的显然是接触或感染某种疾病。除此之外，你还能想出其他可能的后果吗？根据过往患者的案例，我总结出以下四种令患者恐惧的不同后果，这些后果可能单独出现，也可能同时出现：（1）伤害自己；（2）伤害他人；（3）认为接触体液的想法极其恶心；（4）认为想到污染就很可怕，无法忍受。每个人的强迫思维及其恐惧后果可能都不尽相同。

强迫思维是多种多样的，同样，每个人的恐惧后果也是如此。但是，其中有几种后果往往会一次又一次地出现。下面所列举的是在我们治疗中心最常见的几种，如果没有一个符合你的情况，也请不要担心，这并不意味着你的强迫症就更难以克服，这只能说明这种后果不太常见。

强迫思维所恐惧的后果：

1. 害怕伤害自己和/或他人
2. 害怕某种想法或行动可能意味着什么
3. 害怕遗忘和/或失去
4. 害怕感知错误和/或理解错误
5. 害怕因强迫症而引起的焦虑或其他不舒服的感觉和/或没有产生"正确的"感受
6. 害怕持续关注某种想法或画面和/或持续体会身体的感觉
7. 害怕不完美

对有些患者来说，上述条目的其中几项可能是其强迫思维（恐惧本身）

之一，而非恐惧所带来的后果。在这种情况下，条目中的另外几项可能会成为其恐惧后果。又或者，情况更为复杂，条目中所提到的部分内容既可以作为其强迫思维，同时又是其恐惧的后果。我知道这听起来很混乱，但请注意我所阐述的是强迫思维的两个不同方面：你害怕什么（强迫思维），以及如果不采取仪式行为，你担心会发生些什么（你的恐惧后果）。强迫症常见的治疗误区有两个：一个是未能识别所有的强迫思维，另一个就是针对其中一种强迫思维，只关注最明显的恐惧后果，而忽略可能对治疗进展更为关键的其他后果。接下来我们将逐一分析上述条目中的每一项，希望可以帮助患者进一步区分强迫思维与恐惧后果。

1. 害怕伤害自己和 / 或他人

害怕伤害自己或他人或许是强迫症最为常见的症状。这几乎是所有强迫思维都恐惧的后果。对自己或他人的伤害可能是：污染导致的疾病；因疏忽造成的伤害，例如忘关炉灶或前门未上锁；因屈服于暴力观念而导致死亡。

2. 害怕某种想法或行动可能意味着什么

对于许多患者来说，强迫思维所带来的恐惧主要集中在这种思维是否有可能决定着你是个什么样的人。在我们的治疗中心接受过暴力强迫思维治疗的年轻人史蒂夫为我们提供了一个案例。

昨晚，我躺在莎伦的身边，我的内心很平静，我享受我们在一起的时光。然后，突然间，我脑海里蹦出了一个想法——现在如果拿把刀刺向她应该易如反掌吧？我为什么会有这样的想法？我是个遵纪守法的好公民，而且我爱她，我根本不想伤害她。我们也没有吵架，并不是说如果我们吵架了，我就会想伤害她——我指的吵架只是口头争吵，并不是打架那种。所以我到底为什么会有这种想法？

我是不是有某种潜在的冲动想要伤害她，还是说我就是个怪物？我不想成为那样的人，但如果这就是真实的我呢？我怎么能确定我不会真的做出那样的事情？

史蒂夫的强迫症有三个恐惧后果：（1）他的想法可能意味着他是"某种怪物"；（2）他的想法可能表明他具有某种潜在的伤害莎伦的冲动；（3）他可能真的会付诸行动并伤害莎伦。实际情况其实并非如此，许多患者都非常清楚，自己是不会遵循这股冲动行事的，他们只是无法接受自己竟然有这样的想法。

像史蒂夫这样的强迫思维也可能产生与暴力倾向无关的后果。例如，他可能担心这些暴力的想法是否意味着他并非真正爱莎伦。了解强迫思维并不等同于了解了恐惧后果。

3. 害怕遗忘和 / 或失去

遗忘和失去所产生的焦虑是不一样的。对于遗忘，你关心的是记住过去、现在或未来的信息；当你的焦虑感来源于东西放错地方，或是丢失物质财产时，你才会关心失去。这可能只是第一层后果，即只是实际或可能忘记了某事或丢失了某物。其第二层后果可能是：如果忘记了主管的指示，我可能会被解雇；如果我把钥匙放错了地方，我就不能开车回家了。

4. 害怕感知错误和 / 或理解错误

感知错误涉及对感官的关注（视觉、触觉、听觉、嗅觉或味觉），导致你提出诸如以下问题：我是否看到 ×× 了？我摸到墙上的那个点了吗？或是我听到锁"咔哒"一声关上了吗？而理解错误指的是对言语的质疑：我的老板说了什么？或者那句话是什么意思？

与这类后果相关的强迫症症状主要是阅读障碍。如果你发现自己经常一遍又一遍地阅读同一句话，那么你就会了解这种试图确保自己完全理解所读内容的痛苦了。在治疗中心，我曾遇到过一些患者，他们的阅读障碍非常严重，严重到只能辍学并完全放弃阅读。

害怕感知错误与理解错误，这种恐惧也会影响你的强迫思维与恐惧后果。例如，我的一位病人杰克，他来接受治疗时已经 48 岁了，他的强迫症症状完全集中在驾驶车辆上。他的强迫思维与恐惧后果是一样的：他可能会无意中开车撞到某人，并且可能肇事逃逸，把受害者单独留在大街上。

> 我的强迫症症状就是担心肇事逃逸。如果必须开车前往，我就不敢去任何地方。每当我开过一个颠簸，靠近某个人，或者从后视镜里看到什么东西时，我都会担心那就是我撞到的人。

对杰克来说，他在路上或附近看到或感觉到的任何东西，都会引发他的感知错误恐惧（到底是路面颠簸还是我撞到人了？我撞到那个在等公共汽车的女人了吗？），他最终的恐惧后果是他可能伤害了某个人。

5. 害怕因强迫症而引起的焦虑或其他不舒服的感觉和 / 或没有产生"正确的"感受

试想一下，如果你的恐惧后果真的发生了，你会是什么感受？这对你后续采取回避行为又会产生什么样的影响？所有强迫症患者都会面临一个共同的后果——焦虑感。一旦触发强迫症——无论是触摸污染源、经过炉灶还是产生暴力的想法，你都会面临难以承受的焦虑和恐惧，这种痛苦将伴随你一生，或是让你根本无法应对。这种感受通常被与强迫思维直接相关的恐惧后果所掩盖（例如，你可能以为，感染疾病是污染强迫症中你唯一的恐惧后果）。通常而言，焦虑的后果是次要的，因此有时在治疗中不需要过分关注。对于有些患者而言，与某些显而易见的后果相比，永无止境的焦虑需要同等甚至更多的关注。

但因强迫思维而产生的恐惧感并不一定就是焦虑。例如，对于一些污染强迫症患者来说，他们害怕的后果只是被污染时那种恶心的感觉。注意，这种令人恐惧的后果感觉就像真实存在的一样——你害怕被污染后的恶心感，且摸到脏东西时，你真的会有这种感觉。

很常见但却经常被忽略的一个恐惧后果，是担心强迫症本身正在改变自己的感受，因此你所感受到的，并不是你认为自己应该感受到的感觉——要不是有强迫思维，我会很享受这个电影；如果没有强迫思维，我不会有如此大的工作压力。这种感受通常十分微妙且难以识别，因为这类恐惧的诱因通常正是你所回应的另一种强迫思维。

能否识别此类恐惧后果或许是决定治疗成败的关键。在其他地方治疗失败后，艾丽丝找到了我，那时她 20 岁。她有非常严重的强迫思维，她认为自己过去对亲人撒了太多的谎，这一症状严重到她大三时只能辍学。她之前的治疗主要针对其明显的恐惧后果：谎言可能会对她所爱的人造成伤害。然而，治疗后她的情况并没有明显的改善，因为他们忽略了另一个同样重要的恐惧后果。每次一出现强迫思维，艾丽丝就感觉自己变得"不像她自己"了。感觉"像自己"意味着她感到"自然，了解自己的情绪，知道自己的处境"；而感觉"不像自己"不仅仅是由说谎的强迫思维引起的，还与令她感到不舒服的环境有关，例如社交恐惧。她认为这些感觉或许是由强迫症引起的，而不是因为她对某些场合感到不自在。因此，她开始陷入自己可能撒谎的想法之中，希望借此宽慰自己，这些谎言并没有伤害到她所爱的人。她以为打消了这个疑虑就会让自己感到自在，但事与愿违，她只会不停地进行仪式行为，并感到越来越焦虑。在我们后续的治疗中，我们关注了两个方面：一个是如何应对伤害亲人的可能性；另一个是学会接受事实，即我们所感受到的和我们希望的并不总是一致的。

6. 害怕持续关注某种想法或画面和／或持续体会身体的感觉

关于这一点，患者担心的是自己的生活会被某个特定的想法或画面毁掉，害怕它们从此就刻在脑海里，伴随自己一生。你忍不住设想它们是否会不断入侵你的大脑，让你无法思考其他任何东西。你可能也害怕与身体的感觉有关的强迫思维，你会不停地去关注这种感觉，并且这种感觉非常霸道，让你几乎无法正常生活。几乎所有患者都曾在某个时候体验过这些恐惧后果，再加上焦虑，这种挥之不去的强迫思维令人绝望。

大多数时候，这类恐惧后果是次要的，因此在治疗中往往不需要太过关注。然而，对于有些患者来说，这种后果与其他任何后果同等重要，甚至更重要。这种感受通常伴随着焦虑一起出现，也正因为如此，它才常常被忽略，从而导致治疗无法完全成功。这种后果的诱因非常简单，某种想法或某个画面足矣，更有甚者，你只需要感觉这个想法或画面可能永远存在即可。艾伦的例子为我们提供了一个完美的说明，她是一位34岁的单身女性，环境中的任何事物都有可能成为她的强迫思维。她总是担心自己所看到的任何东西都会永远停留（或者用她的话来说——"扎根"）在她的脑海中。

> 我不知道具体是什么会在我的脑海中扎根，但我知道一定会有。我尝试过各种各样的方法来避免这种情况，但都是在惩罚我自己，因为这种情况根本无法避免。我曾经在高速公路上看到过一个非常愚蠢的广告牌，对我来说根本毫无意义，但这玩意儿却在我脑海中待了两年，那种感觉真是太糟糕了，挥之不去的画面感简直让我抓狂。

艾伦对于广告牌的强迫思维，除了她因为担心这种强迫思维（广告牌的形象）会永远伴随着她而产生的焦虑之外，没有引起其他任何后果。

患者可能还会遇到其他神经刺激，包括广告词、歌曲，或者身体反应，如喘气、耳鸣等。患者不仅害怕永远被这些想法、画面和感觉所束缚，他们还担心这些想法或感觉会干扰他们所做的一切。因为这种强迫思维，他们认为自己无法享受任何事情，那又何必白费力气呢？更糟糕的是，他们最担心的噩梦似乎正在成为现实——这两年来，艾伦一直被广告牌的画面所束缚，十分痛苦。

触发这类恐惧后果的强迫思维不一定来自外部刺激。例如，我遇到过一些患者，他们经常被过去的感觉和记忆所困扰。如果有这种症状，患者通常会对自己的行为、他人的行为或是过去的事情的结果感到不满，这种无法抹去的记忆似乎无情地剥夺了患者现在所有的幸福和快乐。

7. 害怕不完美

无论什么形式的完美主义都是为了获得确定性，这也是大多数强迫症患者的症状之一。追求完美通常是为了避免其他后果，例如以某种特定的完美的方式洗手，是为了确保洗干净且不受污染；也可能就是追求完美本身，有时候在患者的眼里，完美的定义就是几乎可以实现的（例如，衣橱中的每个衣架间隔正好半英寸）。我之所以说"几乎"，是因为100%的完美是不存在的。还有些其他类型的完美主义显然也是无法实现的，无论内心有多么想去实现。当完美被定义为"恰到好处"时，尤其如此。大多数患者都经历过这种痛苦，即明知道仪式行为已经完成，但又觉得有必要继续下去，因为还没有感受到那种难以捉摸的"恰到好处"的感觉。

强迫行为

如你所见，要想真正了解困扰自己的无数个强迫思维，首先需要确定自己的恐惧后果。面对这些恐惧后果，除了强迫思维，你还会试图采取一些行动来消除恐惧，我们称之为强迫行为（compulsions），也可称为中和仪式行为（neutralizing rituals），简称仪式行为（rituals）。就像强迫思维一样，强迫行为的形式也非常多样，远超我们的想象。所有强迫行为的根本特征都是为了 100% 消除强迫思维的潜在后果。

在强迫症初期，仪式行为或许有效，例如，你能够在不到一分钟的时间之内，确认自己锁好了前门，中和内心的担忧。然而，随着强迫症越来越严重，想要成功地中和担忧变得越来越难实现，确定性变得越来越遥不可及。对于大多数强迫症患者来说，确定感的缺失最终会导致更多仪式行为的出现及不断的重复。

强迫行为试图消除恐惧的方式可以分为外显的和内隐的两种。就污染强迫症举个例子，其可能的恐惧后果有：对自己或他人造成伤害，或是产生恶心的感觉。为了缓解前者带来的恐惧，强迫自己洗手似乎是有道理的，因为洗手可以消除污染源，从而消除"危险"。但是，如果你担心的后果是恶心感，是否同样有这种外显的解决方案呢？你可以洗手，但只要你想到手上可能有的污染，洗手后你可能仍然会感到恶心；在这种情况下，尝试想想"干净"的东西，并反复暗示自己"我很干净"或许比洗手更有效；又或者你可以试着说服自己，你摸过的东西原本就不是很脏。以上是应对同一种恐惧后果的三种不同的强迫行为。洗手的行为是通过消除污染来消除恶心感；告诉自己"我很干净"是通过控制自己的感觉来消除恶心感；而说服自己所触摸的任何东西一开始就不脏，则是试图通过分析情况来消除恶心感。

在上面的例子中，三种消除污染所带来的恶心感的强迫行为在逻辑上都与强迫思维及其后果有关。但很多时候情况并不一定都是如此。高中生杰西卡就是个例外。杰西卡总是担心亲人会受到伤害，为了确保母亲的安全，她会先用左脚轻敲三下，然后再右脚轻敲三下。这一强迫行为除了看似对她自己有用之外，与她的恐惧并没有明显的联系。

尽管强迫行为与强迫思维之间不一定有逻辑联系，但通过了解每个仪式行为的实际作用及其帮助你摆脱的恐惧后果，我们可以更好地理解这两者之间的关系。以下列举了部分仪式行为的作用，与恐惧后果所列条目相同，这份条目并不详尽。更重要的是，许多仪式行为可能有多种作用，并且在评估强迫症时，我们需要关注的远不止这些外显的部分。

仪式行为的作用

1. 预防与恢复
2. 分析与"弄清楚"
3. 控制或消除情绪
4. 控制或消除想法
5. 抱有幻想

1. 预防与恢复

预防性和恢复性行为的最终目标都是避免对自己或他人产生伤害，二者的区别在于安全感是继续维持还是需要重新建立。艾拉每天都被迫进行大量的清洁和洗涤行为，因为他总是担心一整天下来，自己的衣服会被严重污染。他所有清洁的仪式行为，都是为了让他的衣服恢复到安全（干净）的状态。因此，他的行为就属于恢复性强迫行为。下面我们再与克莱尔的检查行为比较看看：

生活中有一半的时间，我都觉得出门根本不值得我做这么多麻烦的事儿。出门前我必须检查所有的门窗，确保它们锁好；检查所有的灯和炉灶，确保它们关闭，这还不是简单地按步骤完成就行了，我一想到这整个流程就感到非常焦虑，所以我根本不想去做这件事情。但是，我们只有这一间房子，如果无法确定房子是否安全，我不会去任何地方。相信我，我需要很长很长时间才能确定。

克莱尔，一位50岁的已婚妇女，填写了我在网上发布的问卷，她总是担心她家发生火灾和入室盗窃。她的强迫行为是为了保持她房子的完整性，因此，她的行为属于预防性的强迫行为。对艾拉来说，他的预防性行为是在外出时用纸巾包住门把手，这样一来，他就可以避免污染，也不用洗手了。但有时候这二者很难区分。杰西卡敲击双脚来避免母亲受到伤害的行为看似是预防性的，然而实际上是一种恢复性的强迫行为，因为她认为她的这种想法是让母亲受伤的潜在原因。

2. 分析与"弄清楚"

目的为分析和"弄清楚"真相的强迫行为，其核心往往是担心某个想法或行为可能意味着什么。如果回过头看看史蒂夫的案例，在他描述自己产生刺伤女友莎伦的想法时，我们会发现他在试图说服自己——有这种想法并不意味着他就是个坏人。分析和"弄清楚"对非精神强迫症也有所作用。为了消除对肇事逃逸的恐惧，杰克回到家做的第一件事就是坐在椅子上，试图说服自己他没有撞到任何人。情况不好的时候，这个过程可能需要半个小时，在此期间，他会复盘自己开车回家的全过程，列出所有他不必担心的理由，包括无数次查看后视镜，确认是否有人躺在街上，以及多次绕着小区转，确保街上没有人受伤。

当主要的仪式行为失效时（洗了两个小时，我的手肯定是干净的，但是……），几乎所有患者都使用过分析的方式。但不幸的是，对绝对确定性和不可能的目标的追求推翻了你所有的分析，无论你给自己提供了什么证据，总有一个"如果"会摧毁你的自信。

3. 控制或消除情绪

几乎所有的仪式行为都尝试控制或消除相关情绪，其中消除焦虑最为常见。但这一点常常被忽视，因为患者的仪式行为通常是为了避免灾难（例如，杰克开车绕着街区打转就是为了确保他没有撞到任何人）。然而，大多数时候，仪式行为背后的冲动并不仅仅取决于你所害怕的东西，相反，它与你在那一刻的焦虑程度直接相关——你越焦虑，仪式行为的冲动就越大。

你可能也注意到了，有时候状态好，强迫思维似乎没那么严重了，但状态不好的时候，所有的强迫思维似乎都比平时更糟。很多时候，你自己可能也不明白，同一件事情为什么昨天没事，今天却会如此令人困扰。区别往往在于你的强迫思维带来了多少焦虑。以对污染的恐惧为例，状态好的时候，并非污染物就不危险了，而是你对污染物的焦虑减少了。

控制或消除情绪也可能是仪式行为的主要目的。如果是这种情况，患者的目标通常是为了避免失控和极度焦虑，或是其他负面的情绪或状态。

借助仪式行为来控制情绪并不总是意味着减轻焦虑等负面情绪，也可能是维持或引导另一种情绪。寻求"恰到好处"的感觉就是一个很好的例子，充分体现了仪式行为背后普遍的动机。例如，克莱尔的强迫检查行为是预防性的，但至于什么时候才算检查到位，取决于她什么时候能有"恰到好处"的感觉。否则，她会从头开始一遍又一遍地重复检查过程，直到出现这种感觉。对于有些患者来说，追求"恰到好处"的感觉是最重要的，他们追求的"恰到好处"的感觉包括：想要与他人建立联系，想要自然，想要情绪与他们目前的处境相匹配。

4. 控制或消除想法

控制或消除某种想法与上述控制或消除情绪密切相关，因为这两者的目的都是避免焦虑。艾伦为了从脑海中抹去那个广告牌所做的一切中和行为，为我们提供了痛苦但有力的阐述。

到后来，我根本无法工作，因为我看到的任何标志——停车标志、街道标志，任何你们叫得出名字的标志——都会让我想起那个广告牌。电视我也不看了，因为你永远不知道电视上会放些什么，而且电视上有可能就会出现那个广告，要是这样我就彻底完蛋了。我在床上躺了好几天，终日以泪洗面，充满了焦虑。我受不了这种什么都做不了的感觉。我不能出门，因为我看到的每一个标志都让广告牌的想法更加强烈。我只能每天躺在床上，一遍又一遍地告诉自己"别想了"，企图让自己好过一点。

5. 抱有幻想

每个人都有梦想、希望和憧憬，这些是我们人类创造力和所有伟大成就的源泉。然而，当我们追求的是一个根本不可能实现的愿望时，这个愿望反而可能成为情绪崩溃的导火索。几乎所有的仪式行为都尝试去实现不可能——至少，在追求绝对确定性或绝对完美的过程中一定是如此。依靠愿望去中和强迫症症状在逻辑上是不可能的，因此这点在治疗评估中常常被忽略。迈克今年35岁，他的强迫思维一直困在大学三年级那一年，由于严重的强迫症，那一年他只能选择在学期中期辍学。尽管秋季他就回到学校并完成了学业，但他总觉得那个学期之后，他的生活不再一样了。他一直执着于那一年的事情，总是幻想如果当初没有辍学，他的生活会变得多么美好。换句话说，他一直希望能够消除这些负面经历。

当恢复的定义变成要实现不可能的事情时，大多数患者都将不可避免地经历沮丧、绝望。治疗的成败就取决于如何处理这种幻想。

对于强迫症的诱因及强迫思维和强迫行为之间的关系，相信现在你都有了更深入的了解，那么不妨花点时间想想，你的强迫思维和恐惧后果分别是什么？你又采取了哪些仪式行为来应对这些恐惧呢？所有仪式行为的作用都是一样的吗？

你的答案可能会给你带来一些新的想法，让你更清楚自己治疗的目标是什么，以及需要在生活中做出哪些改变。但在进一步设计个人治疗方案之前，你还必须了解药物在整个治疗过程中扮演的角色。下一章我们将重点讲讲药物可以给你带来什么，以及无法带来什么。

FREEDOM FROM
OBSESSIVE-COMPULSIVE DISORDER

04

了解药物的作用

如果患者来找我进行治疗，用药问题也会是我与患者讨论的话题之一。或许你已经在进行药物治疗，并希望借助认知行为疗法（Cognitive Behavioral Therapy，CBT），能够不吃药就克服强迫症。又或者，你想着如果将药物治疗和认知行为疗法相结合，是否就是摆脱强迫症的最佳方式。本书的重点在于在克服强迫症的过程中，你可以做些什么，而决定如何用药也是你的任务之一，当然这个决定需要你与医生协商后共同做出。为了帮助你更好地参与到用药决策当中，本章将带你了解药物的具体作用和因人而异的用药周期。

由于强迫症的诱因中包含了神经生物学方面的因素，因此药物或许是康复过程中必不可少的一部分。但是，如果你不喜欢药物治疗，而且打定主意就是不用药，怎么办？这种心态本身并没有错，药物治疗需要逐渐习惯。为了鼓励拒绝用药的患者接受药物治疗，我和我的同事们几乎都拿糖尿病做过类比："如果你是个糖尿病患者，并且你的身体需要胰岛素才能正常运作，你还是不用药吗？"这个类比对非糖尿病患者非常有效。我们都以为糖尿病患者好像很乐意使用胰岛素，我记得我有个同事丽兹，她20多岁时就患糖尿病了，为了不用药就能控制她的糖尿病，她坚持定期锻炼，每天严格挑选和控制自己的饮食，但她的身体并不在乎她想要什么，如果不注射胰岛素，她的糖尿病就无法控制。她花了好长一段时间才从无胰岛素的幻想中走出来。大多数人都不喜欢吃药，但我们的身体并不在乎我们情感上的喜好。

很多排斥用药的患者都认为使用胰岛素就好比用"拐杖"，对丽兹来说，这是不可或缺的一部分，但这也不是灵丹妙药——即使注射了胰岛素，丽兹仍然需要注意饮食。同样，对于强迫症患者来说，药物治疗也不是"拐杖"。需要药物治疗是因为某些生理部位出错了，而这种错误并不以人的意志为转移；并且药物治疗也不是万能的，因为它只会影响强迫症生理层面的因素。药物不会让你忘记如何做加法，或是忘记你所爱的人，它不会消除所有已经习得的强迫症症状。平均而言，药物治疗能减轻 30% ～ 50% 的症状——总比没有好，而剩下的症状依旧会干扰大部分患者的生活。

药物可以减少患者的生理冲动，但依然有其局限性。为了更好地理解这一点，我们可以参考百忧解（学名盐酸氟西汀，一种抗抑郁药）的例子，服用这种药物的患者通常会遇到以下副作用：食欲不振和体重减轻。当抑郁症患者同时有超重困扰时，如果我们给他们开百忧解，他们会非常高兴，因为他们认为自己将同时摆脱抑郁症和多余的体重。但迄今为止，我见过的因服用百忧解而体重减轻的患者都是原本就很瘦的人。这也完全说得通——瘦的人只有在肚子饿的时候才会吃东西，如果消除了饥饿感，他们就会停止进食。而有的人吃饭不仅仅是因为饿了，还可能因为有人带甜甜圈来上班，因为开心，或因为不开心。百忧解对于减少生理冲动是有帮助的，却不足以让每个人都减重。

你可以理解为药物有三种作用：（1）降低你对不确定性的敏感度；（2）提升你的完成感；（3）让你对某些想法更容易"放手"。如果没有药物，患者对强迫症的敏感度会更高。单纯采用认知行为疗法可以帮助患者应对强迫症的症状，却不会降低其生物敏感性，因此当强迫症症状出现时，患者仍然可能会感到焦虑和冲动。

当药物起作用时，你对强迫症的反应纯粹是后天习得的结果，而非生理因素的作用了。这是进行认知行为疗法最理想的基础条件，认知行为疗法可以帮助患者停止回应后天习得的强迫思维，从而随着时间的推移，逐渐摆脱强迫症。

在决定是否进行药物治疗之前，我们可以参考酗酒者戒酒的例子。在药物治疗必要的情况下，坚持不用药物来对抗强迫症，就像和一群酒友在酒吧里却试图戒酒一样。酒吧的环境让喝酒变得非常难以抗拒，因此在酒吧里戒酒是非常困难的。当药物起作用时，与强迫症做斗争就像是在家中没有酒精的情况下戒酒一样，在这种环境里抵制诱惑并尝试戒酒会容易得多。但是并不是这样就够了，毕竟你完全可以离开家去酒吧。

如果患有强迫症，就必须一直服药吗？不用。还记得吗？强迫症的敏感基因可能并非始终处于活动状态，因此，当它不活动时，就不需要服用药物。那么专业人士是如何确定患者是否需要用药的？有什么特殊的医学检查吗？截止到撰写本文时，无论是脑部扫描还是血液筛查，都还没有专门针对强迫症的医学检查。事实上，大部分用药建议都是医生根据过往病例经验所做的猜测。经验丰富的专家往往能够轻松识别某些可能需要使用药物治疗的迹象。对我来说，抑郁症状的出现就是判断患者需要药物治疗的主要指标。

尽管抑郁症的诱因跟强迫症一样，可能同时具有环境和生物因素，但它的生物因素似乎对药物更为敏感，并且不太可能被环境因素所掩盖。由于强迫症的后天因素会掩盖药物的积极作用，因此我通常通过观察抑郁症状是否减轻——而非强迫症症状——来确定药物是否有效。如果抑郁症状有所改善，那么该药物对强迫症也可能有效。

对于没有抑郁症状的强迫症患者，我遇到过一些不用药情况也有所好转的，也发现过一些药物治疗对其有所帮助的。无药物治疗情况也能好转并不意味着永远不需要用药，有可能是强迫症的敏感基因暂时处于非活动状态，但将来有可能会变成活动状态；也有可能强迫症的敏感基因处于活动状态，但症状并不强烈。

格雷格 20 多岁的时候强迫症症状尤为严重，但他的症状似乎并不是生理因素引起的。尽管他的精神整日受到与性有关的强迫思维的折磨，但他仍然完成了研究生学业，并在没有药物治疗的情况下，成功克服了他的强迫症。后来，他决定尝试药物治疗，看看是否会有其他额外的帮助。以下是他的叙述：

> 我开始好奇，我还能变得更好吗？我内心有一部分认为自己可能只是又开始追求完美主义了，但我确实想知道，因此我开始慢慢地服用抗抑郁药物。用药之前，我不知道生活原来如此美妙。不服药的时候，我的强迫症只是在可接受的范围内，每天我可能都有一两个强迫思维，但只要我采取暴露治疗法，它们就会消失。如果这已经是我能做的最好的应对方式，那也足够了，因为我基本摆脱了强迫症，恢复自由了。但药物治疗之后，这一切变得容易多了，可能脑海中还是会突然出现某种想法，但我更容易"放手"了。

格雷格的强迫症敏感基因是处于活动状态的，但可能并不是很强烈。是否进行药物治疗取决于个人选择。对于那些生理反应非常强烈的患者来说，不借助药物去抵抗这些反应并不是一个切实可行的选择。

如果药物治疗对你有效，那么需要用药多长时间又是另一个问题了。同样，这个问题只能通过猜测和实践来回答：如果想要停止用药，我不建议你在刚开始感觉好转的那一刻就这样做；要记住，药物是让你好转的部分原因。建议在主治医生的指导下，选择合理的时间尝试停药。这个过程最好尽可能放慢，即使从医学角度看快速停药可能是安全的。放缓停药速度，如果猜测错误，即你仍然需要服药，那么相应症状的反复也是缓慢的，这样，你就能够迅速反应，及时恢复原先的用药剂量。如果突然停止服用高剂量药物，相应症状的反复可能会非常严重且痛苦；且即使恢复到治疗剂量，这种痛苦可能也会持续数周。

有些患者可能需要一直服药，而有些患者则可能永远不需要服药，还有些患者可能需要周期性用药，例如暂时停药或减少剂量几个月、几年。这种周期往往也是偶然发现的。

我在第1章提到过患者杰西卡，她的强迫症症状在高三那年的圣诞节前后加剧了。她曾在那年夏季接受了治疗，那会儿没有使用药物，到秋季，她的症状就消失了；但在临近圣诞节时，她说自己的冲动和抑郁又回来了，她发现自己的情绪变得越来越低落。她来找我的时候，我让她的主治医生给她开了抗抑郁药。随后不仅她的症状消失了，而且她还发现自己多年来一直处于轻度抑郁状态——她感觉到的更为严重的抑郁感消失了，而她平时所谓"正常"的状态实际上是轻度抑郁症。因此，她决定继续药物治疗。

然而在接下来的圣诞节期间，她又一次接受了治疗，因为她的抑郁症复发了，尽管当时她还在服药。这又是怎么回事呢？我与她的主治医生一起做出了以下猜测。从生物学角度看，杰西卡一直同时患有抑郁症和强迫症，只是在初冬时，这两种病症同时加重了。在她第一次服药时，她这个症状严重的周期已经接近尾声，因此，在药物的作用下，她很快恢复到了"正常"的强迫症和抑郁症水平。为了验证我们的猜想，我们增加了她的药物剂量以帮助她缓解目前的痛苦，然后在早春时减少药量。正如我们所料，她的症状在不久之后就缓解了，并且当我们在春天减少药物剂量时，她也没有出现反复的情况。然后，在接下来的那个11月，在杰西卡的抑郁症和强迫症加剧之前，我们又增加了她的药物剂量，这一次她依旧没有复发。现在，每年11月她的用药剂量都会增加，然后会在 2 月减少。我们花了三年时间才最终确定她的用药周期，这期间随时伴随着变化。如你所见，要确认药物在康复过程中所发挥的作用，需要患者与其主治医生一起考虑诸多因素。

尽管药物可能对你的治疗有非常大的帮助，但康复的关键在于如何根据自身需求，设计并实施量身定制的认知行为治疗计划。暴露和反应阻止疗法是认知行为治疗计划的行为部分，也是所有强迫症治疗计划的核心。

在下一部分，我将全程带领你完成自我治疗计划，包括暴露和反应阻止疗法。首先，我会帮助你正确评估强迫症；然后，指导你如何分析自己的评估结果，选择合理的治疗目标，以及如何设计并实施该治疗计划。

不过，计划的第一步是了解治疗的目标并学会接受它们。毕竟，如果不了解，你就无法接受这个目标；如果你都不接受该治疗目标，治疗又怎么可能会成功呢？这些问题将是我们下一章的核心——迈出第一步：接纳不确定性。

第二部分

个性化方案的基础

FREEDOM FROM
OBSESSIVE-COMPULSIVE DISORDER

05

迈出第一步：接纳不确定性

日常生活中，做任何改变都需要先制定目标，然后将大目标分解为若干个小目标，这些小目标就决定了后续需要采取的行动，从而保证大目标的最终实现。因此，治疗强迫症的过程，无论是自我指导还是专业指导，都需要先制定具体的目标并找到实现该目标的最佳方法。"最佳"的定义很简单，就是最有可能奏效的方法。如果无法接受制定的目标，那么接下来你即将设计的自我指导计划也毫无意义。

你的主要目标是克服强迫症——如果不想摆脱这个怪物，你也就不会翻开这本书了。但光是想要克服强迫症是不够的，克服强迫症的第一步是最简单的，也是最难的。之所以说简单，是因为你不需要改变任何行为——只需要回答一个问题即可；而难就难在，这个回答将改变你看待生活和未来的方式。

这个问题很简单，但答案很关键。治疗的成败就取决于这个答案，而本章的目标就是引导你找到能为自己带来自由的答案。

问题：你愿意试着接纳不确定性吗？

不要不经过思考，一拍脑瓜就说"愿意"。这句"愿意"并不是那么容易说出口的，因为一句"愿意"意味着同意生活在一个你爱的人可能会受伤害的世界里——并且可能就是因为你。你可能会杀死自己的爱人，你也许是邪恶的，也许会犯罪。也许有些想法会一直萦绕在你的心头，也许明天你会突然意识到自己是同性恋，也许……在这个世界上，任何事情都有可能发生，带着这样那样的可能性，是否还有可能过上舒适的生活？

如果你最担心的事情真的发生了，你能承受这种可能性吗？没错——其实你每天都经历了许多非强迫症相关的不确定性。为了看电影，开车去电影院的路上你就承担着车祸受伤和死亡的风险；所爱的人不在眼前，你并不知道他们是否安好，但你觉得他们应该没事。即便如此，大多数人还是会选择去看电影；大多数人也不会每隔15分钟就打电话回家，向自己证明所爱的人还活着。

大多数人应该都认同，这个世界上永远没有100%确定的事情。事实上，一直困扰你的强迫症症状和随之而来的疑虑也说明了，确定性是无法实现的。然而，你仍然执着于实现不可能的事情。为什么？你为什么无法接受自己的认知？

针对前面那个问题，回答"愿意"便意味着选择接受自己已知的东西，而不是去否定它。但是，"接受"和"否定"这两个词真正的含义是什么？从表面上看，它们的定义很简单。"否定"就是拒绝现实，而"接受"就是活在现实中。这些通常适用于失去亲人的人。同样，这些概念又是什么意思？假设我问一个刚刚失去至亲的人："你接受安的死亡吗，还是否定这一切？"

"否定是什么意思？我知道她死了。"这个人可能会这样回答。死亡就是死亡，如何否定呢？

答案是幻想。对于死亡，否定并不是幻想死者还活着；它是将现在与死者还活着的情况进行比较。如果你所爱的人还活着，生活可能会更好；或者是将来可能会发生更可怕的事情。当然，更可怕的未来并不是幻想的一部分。人们通常不会在幻想中制造问题，因此在现实生活和幻想的比较中，幻想总是更胜一筹。

然而，当我们将现实与幻想进行比较时，我们会破坏和贬低当下。想象一下，日落时分，你和你的爱人坐在湖岸边，面朝清澈的湖水。你想，如果有钱，我们可以去神话般的加勒比度假胜地，坐在海边欣赏着黄昏的日落，打个响指就有服务员端上冰爽的饮料。这是多么美好的一个想法，但如果你任由自己被这种幻想的愿望所吞噬，那么你生活中真正的湖边日落的美景就会变得一文不值。

生活中还有些其他"否定"的例子。例如，亲密关系不佳的女人可能知道伴侣所有的缺点，但她会说她之所以不能离开他，是因为爱。她会提到有时候她的伴侣对她有多好，而她希望他能一直这样好。其实她的潜台词是，她有20%是爱这个男人的，而剩下的80%她希望他能改变。但是，如果真的改变了，他就是另一个人了。所以，她是真的爱他吗？要我说，并不是。或者，更准确地说，她只爱他的20%，而她真正需要做的是去找一个拥有更多她所爱的品质的男人，而不是她想要改变的人。人无完人，但至少她可以找一个超过20%的。

让她接受自己对伴侣的真实感受可能会使其怅然若失。她的朋友也许会告诉她，离开那个男人是正确的选择。但她幻想中的亲密关系——那段她接受了20%，却想要得到更多的感情呢？随着她幻想中的男人的离开，她的内心将只剩下空虚。

试想一个戒了赌的赌徒。他周围的每个人都祝贺他成功戒了赌，而他也终于摆脱了债务，家庭生活重归于好，房子也保住了，按理说这应该是胜利的时刻，但他却很伤心。为什么？因为他永远失去了暴富的机会，他会像其他普通人一样，平平淡淡地度过余生。同样，这也是他的幻想，因为现实中他可能永远都无法通过赌博致富。

即便是悲伤，从短期来看，否定总比接受现实要让人感觉好过一点。从这两者的措辞当中，我们也能感受到这种差异。否定现实时，人们通常会说："如果我的妻子还在世，生活肯定会更好。"而接受现实时，就变成了"我的妻子走了"。否定现实的话语中所包含的悲伤，其程度和接受残酷现实还是相去甚远。悲伤是从幻想到接受现实的过程，人们总会怀念逝去的爱人，但也可以重新试着享受当下。走出悲伤并不容易，但逃避现实的痛苦意味着将自己困在永远无法成为现实的幻想中，就像前面提到的那个女人和赌徒，也许你的强迫症也是如此。

假设在一次事故中，你失去了一只手臂。显然你肯定希望自己拥有双臂，偶尔也会怀念那只手臂还在的时候，但未来的这么多年你想要如何度过？你想要把当下的每一刻都和过去做比较，然后幻想如果那只手臂还在，生活一定会比现在更好吗？你想这样做，然后彻底毁掉现在的生活吗？还是你想试试能否找到一种更适合单臂的生活方式？我建议选择第二个选项，因为你真正想要的——双臂——已经不在选择范围内了。

克服强迫症能给你带来的好处大多是显而易见的，但你也需要了解你会失去什么。有些损失是很明显的，有些则可能不仅仅局限于强迫症，还有些可能令人难以接受。举个例子，我们来看看我的病人唐娜为了克服她的强迫症，必须接受哪些损失。唐娜第一次来找我时，她 53 岁了，离异。她的女儿玛吉 25 岁，仍然住在家里。唐娜的强迫思维主要集中在玛吉的安全问题上。

> 我把我的女儿玛吉逼疯了。她是个好孩子，但我很担心她。如果她晚上出门，我会让她一到目的地就给我打电话，回家前再给我打一次电话。我无法忍受不知道她是否安全。一旦担心，我就会打电话给她。尽管她不喜欢我这样做，也常常为此发脾气，但她总会接电话，因为她知道我担心得快疯了。如果她只是吸了吸鼻子，我就会怀疑她得了癌症，这个念头会一直萦绕在我的心头。

自从玛吉出生以来，唐娜的神经就一直紧绷着——听着、看着，以及时不时地检查，担心她注意到的任何事情都有可能是疾病的征兆。她经常打电话给玛吉的儿科医生确认，或是预约见面。她几乎不让玛吉离开她的视线，生怕她会发生什么事。如果不得不分开一段时间，她就会一直询问玛吉的状况，以及询问别人对玛吉目前安全问题的看法。她的行为在一定程度上与她和丈夫在玛吉 5 岁时离婚有关。尽管 25 岁的玛吉并没有屈服于唐娜的所有要求，比如接受检查、去看医生，或者留在家里不准外出，但她还是妥协了很多。玛吉到现在仍然住在家里，就是为了安抚唐娜的情绪。

为了她自己和玛吉，唐娜拼命地想要改变，但如果要用"愿意"来回答之前那个问题，并克服她的强迫症，她需要接受两件事情。一件是女儿不在视线范围内时，她要学会接受女儿安全问题的不确定性。第二件，对她来说更难的是，接受生活中每个父母都会面临的恐惧：你的孩子可能会死，而你什么都做不了。

我第一次向唐娜提出这个建议时，我们的谈话是这样的：

我：为了让你的病情好转，你必须下定决心，即使你或你所爱的人随时可能死去，你也要快乐地生活下去。

唐娜：不，我不要。谁会这么做？

我：好的，但你能告诉我有什么替代方案吗？如果有，我愿意听你的。

唐娜进退两难，理智上，她知道我是对的，但在情感上，她并不想接受这个想法。因此她选择继续把时间花在担心女儿的安危上，即使她们在一起。她在比较真实的现在与幻想的未来，在真实的现在中，玛吉看起来一切安好，而在幻想中的未来，玛吉会永远健康平安。

唐娜的治疗目标不是让她相信玛吉会一直平安无事，因为这根本就不可能。我们治疗的目标不是告诉她玛吉英年早逝是个低概率事件，这点她很清楚，只是她不满足于此。相反，我们是帮助她学会接受玛吉死亡的可能性。因此，我没有将重点放在低概率上，而是帮助她去关注绝对安全的不可能性。唐娜的治疗目标之一是让我所说的真相盖过她的幻想，从而使她放弃幻想，学会接受无力感以及女儿死亡的可能性。这样一来，唐娜就会开始接受其仪式行为的无效——不管付出多少努力，都只是徒劳，这些行为永远无法让玛吉 100% 平安无事。

对唐娜来说，认识到自己永远无法真正保护女儿有什么好处吗？确实有。在治疗中，唐娜了解到，她唯一"拥有"玛吉的时间就是她俩在一起的时候。过去的已成回忆，而未来才是希望。我们为明天制订计划，并不是因为明天一定会到来，而是因为它有可能会到来，如果我们毫无准备，那么明天可能就会面临诸多问题。在接受治疗之前，当唐娜和玛吉在一起时，她的思绪总是在别处，担心着她的女儿接下来会遭遇什么灾难。假设玛吉安全地度过这一生，唐娜也会大概率错过这个过程，因为她的精力会不断被强迫症世界的担忧所消耗，而无法放在玛吉身上。如果出于某种原因，玛吉只能再活两年，唐娜也会因为同样的原因错过这宝贵的两年。由于她的恐惧，唐娜已经错过了玛吉大部分的童年。由于她的强迫症，唐娜失去了我们所有人唯一可以指望的东西：现在。通过治疗，她学会了接受现实，这样的她才能够活在当下，珍惜现在。

要想治疗成功，是否愿意接受现实和不确定性非常关键。但这只是第一步。如果接受不确定性只要简单地做个决定就行了，那么治疗过程将非常短暂。但接受的过程涉及多个阶段，且没有捷径可走。即使你知道所有阶段以及终点，你仍然必须亲身经历整个过程。这就好比你人在费城，但决定去纽约。光是做出去纽约的决定并不能让你一下就到达那里，你仍然必须经历整个旅程。但是，如果没有这个决定，你可能永远也不会到达纽约。

许多人认为治疗应该更容易一些。有时患者会与我们争论他们应该接受什么样的治疗，或试图对治疗方案讨价还价。我通常会提醒这样的患者，在我的治疗方案里没有两种不同的治疗方法——一种简单的，一种困难的；或是出于某种原因，我决定对他们使用困难的治疗方法，让他们的生活变得更加悲惨。现实是，我别无选择；我只能提供我所知道的有效的治疗方法。如果方法错了，那么也许有一天他们会遇到更容易的治疗方法，但距离那一天到来还有多久呢？

无论梦想中的生活多么美好，我们现在都置身于现实世界中。决定到底是追求还是放弃梦想是非常困难的。就我而言，我认为唯一值得追求的是那些我愿意为之付出代价的梦想，就算变得更糟，我也愿意为失败付出代价。为了更容易的治疗方案，你愿意终生忍受强迫症的折磨吗？如果答案是否定的，那么就说明你不愿意付出等待的代价。治疗对你一定有效吗？如果答案是否定的，你仍然需要做出选择，是选确定的痛苦还是选可能的好转？

以上这两种结果，哪一种才是正确的呢？事实上，你能做出"正确"的决定吗？不能。因为所有的决定都是猜测。我指的猜测并不是毫无根据的猜测，那还不如直接抛硬币来得简单。然而，即使是有根据的猜测，也并不完全准确。对于某些选择，证据——我们的感受——似乎非常明显，因此猜测做出哪个选择也很容易。但即使猜测很容易，也并不意味着这个决定就是正确的。要知道一个决定是否正确，我们必须知道做出这个决定后会发生什么。那么，我们何时才能确定自己的决定正确与否呢？当我们无法改变结果的时候。

例如，婚礼当天，大多数新人都希望自己婚姻美满。假设幸福了50年后，你的婚姻仍在继续，你就会知道50年前自己做出了一个不错的选择。

但如果你的婚姻在 8 个月后就以一团糟的离婚收场，你才知道自己做了一个错误的选择。如果你的婚姻幸福了 10 年，然后不幸了 3 年，最后离婚了，这该怎么算呢？我也不知道。不管结果如何，验证你猜想的时机来得太晚了，距离那个充满希望的婚礼当天太久远了。

如果你想借助这本书帮助自己康复，那么我会要求你迈出第一步。不妨冒个险，试着学习与风险共存；用"愿意"回答上文提到的问题；试着去猜测，即使你不喜欢这种结果无法保证的感觉，甚至即使感觉对了，结果也不能保证。你可能会发现，有时看似错误的决定实际上是正确的。我之所以能走到今天，得益于三个未按照原计划进行的决定。第一个发生在我申请研究生的时候，我申请了几所排名更好的学校，并选择爱荷华大学作为我的"保底学校"——最后的选择，因为年轻且充满了对东海岸的偏爱，我认为中西部没有什么有价值的东西。最终，我被爱荷华大学录取了，而我的本科教授告诉我，我意外申请到了一所好学校。如果一开始就知道爱荷华大学很好，我就不会把它作为我的保底选择了。

毕业后，我顺理成章地在布朗大学医学院实习。作为布朗大学的实习生，我有很多轮岗选择。我最不想去的就是与酗酒患者接触的岗位，很显然最后我还是去了这个岗位。实习几年后，我在这次轮岗中学到了很多东西，这些收获也是后来我建立 GOAL 强迫症支持小组的基础。而我早期大部分的声誉都来自 GOAL 这个小组的成功。

最后实习结束，找工作的时候，我和妻子决定留在东北部，我并不是特别想回到费城，但也不排斥，因此我并没有将其从备选中删除。而我得到的最好的工作机会最后是在费城。那份工作让我有幸与艾德娜·福阿博士合作，参与她的第一个 NIMH 资助项目，共同探索强迫症的治疗方法——在这份工作中，我发现了自己对强迫症治疗的兴趣，这最终促使我成为强迫症专家。

以上这几次经历，但凡有一次现实满足了我的愿望，我今天可能就不在这儿了。我也很喜欢畅想，或许我的另一种生活也会非常美好。然而，幻想终归是幻想，我依然享受当下，享受我现在的生活。

幻想是一种非常有趣的消遣，是表现创造力的一种方式，或许也是让梦想成真的一种方式。但盲目追求幻想不仅会影响活在当下，还会干扰人们去追求可实现的目标。婚姻不幸的女人不会花时间去寻找更好的伴侣；赌徒不会花时间去寻找一份更有成就感的工作，毕竟幻想可比追求真正的目标容易多了。虽然谁也无法保证现实的目标就一定会实现，但其实现的概率总比华而不实的幻想要高。

在电影《屋顶上的小提琴手》（*Fiddler on the Roof*）中，影片结尾时，1910 年俄国一个小型犹太聚居区的居民突然被告知，他们必须在 24 小时内离开他们的村庄。他们将失去一切，家园、财产及熟悉的一切——他们的社区。这是他们人生中最大的灾难。你知道他们大部分去哪儿了吗？他们去了美国。

去美国的旅程对他们来说是一场噩梦——一辈子从未离开村庄超过 20 英里，却要蜷缩在一个狭小的空间，在大洋中漂泊数周。幸运的是，他们因此避开了之后一连串的动荡和战乱。

被强迫症所折磨时，你就像那些居民一样。你太了解自己深受折磨的世界了。我所描述的——生活在不确定性和风险中，听起来很可怕、很荒谬，也难以想象，但是看看你现在在哪里——你在一个旧的世界，而我要你来新世界重新开始。

不确定性是我们日常生活中不可避免的一部分。为了克服强迫症，下定决心与不确定性共存是康复的基石。没有这个基础，你就不可能获得你想要的自由。毕竟，如果打从一开始就不接受治疗的目标，你又凭什么指望治疗有效呢？

现在就下决心接受治疗目标，这样你的治疗计划才能正式开始。在接下来的篇章中，你将开始学习如何使用认知与行为工具，将选择变为现实。

那么现在，我要问你这个问题了：你愿意试着接纳不确定性吗？你的答案是什么？

FREEDOM FROM
OBSESSIVE-COMPULSIVE DISORDER

06

暴露和反应阻止疗法：认知行为疗法中的行为部分

暴露和反应阻止是强迫症治疗的核心，也是自我治疗计划的核心。这两种技术是认知行为疗法的一部分。暴露和反应阻止将帮助患者学会面对恐惧，并停止相关的仪式行为。查阅有关强迫症治疗的研究，你会发现几乎所有成功的治疗案例研究都包含某种形式的暴露和反应阻止。或者换句话说，美国心理学会（American Psychological Association）和美国精神病学协会（American Psychiatric Association）都建议将暴露和反应阻止作为治疗的关键。暴露和反应阻止疗法是一种非常有效的干预措施——但凡使用了暴露和反应阻止疗法，即使是设计一般的治疗计划，也对大多数强迫症患者有好处。

了解暴露和反应阻止疗法最好的方法，就是撇开所有复杂的东西，直接从治疗方式开始，我们治疗中心称之为"CBT 肮脏的小秘密"：如果 ×× 让你害怕，那么我们将带你直面 ××，毫不回避，通过这种方式来帮助你克服恐惧。

这种直接的治疗方法与公众对心理治疗的普遍印象大不相同。在大部分人的观念里，通过电影、电视和大众媒体的塑造，心理治疗似乎就是通过谈话，然后找到问题根源的过程。看起来并不像暴露和反应阻止疗法这样，直接以行动为导向来治疗强迫症。本章的重点是帮助你进一步理解，为什么建议将暴露和反应阻止作为康复计划的核心，并消除康复过程中可能存在的误区，从而避免干扰患者接受该关键疗法。扫除了观念上的一些误区后，我们将进一步了解暴露和反应阻止疗法的机制，以便你能够更好地用其搭建自我治疗计划的框架；之后，再开始收集所需的信息，为创建计划打基础。

目前普遍的观点是，"真正的"治疗是发现和解决"真正的"问题所在，而不是简单地针对强迫症的"表面"症状。你或许也赞成这个观点，认为以暴露和反应阻止疗法为基础的治疗计划可能行不通，因为根本问题并没有得到解决。确实，目前有许多心理治疗师（非强迫症专家）仍然认为强迫症是潜在心理冲突的结果，发现和解决这些冲突就能让强迫症消失。如果你确实患有除强迫症以外的心理疾病或问题，那么这类治疗师所说的不无道理。但在我们治疗中心，我们对人类行为有更复杂的看法：所有问题只有得到治疗，才能真正好转。如果我们只关注患者的强迫症，而忽略其他问题，那么这些问题将仍然存在，无法自行解决；同样，如果我们只关注其他问题，那些问题或许能好转，但患者的强迫症仍然存在。在强迫症存在的情况下，某些问题会加剧发展或恶化；反之亦然。并不是其中一组问题直接导致了另一组问题，这二者不能混为一谈。

有些患者可能仍然觉得治疗的重点需要放在过去，因为强迫症一定有个最原始的诱因，患者可能很清楚这个诱因是什么。即使是这样，也并不意味着克服强迫症就必须解决源头问题。研究发现，导致某种行为的条件不一定与维持该行为的条件相同。打个比方，假设 17 岁时我没什么主见，因为所有的朋友都吸烟，我也就开始吸烟。三十年后，我的没主见并不能解释为什么我还在吸烟。而且，你可能也猜到了，治疗缺乏主见问题可能对我很有帮助，却不太可能帮助我戒烟。我需要一种更直接的方法来戒烟。同样，无论是什么生理、环境和心理变量诱发了强迫症，如今维持其症状的变量不太可能与过去完全相同。随着时间的推移，强迫症似乎也发展出了自己的生命力。

关于用暴露和反应阻止疗法治疗强迫症，另一个误区来自一些声称在践行认知行为疗法的从业者。从理论上讲，这些治疗师用的是认知和行为技术，而这些技术通常已被证实对某些问题有效。许多患者知道认知行为疗法可以治疗强迫症，但他们没有意识到除了暴露和反应阻止之外，认知行为疗法还包含许多其他认知和行为技术。因此，他们找的治疗师声称确实运用了认知行为疗法，但用的却是诸如放松（relaxation）这类认知行为技术，这就不是强迫症的最佳疗法。因此，这些患者误以为认知行为疗法对他们无效，却没有意识到他们所接受的认知行为治疗并没有使用最适合强迫症的治疗手段。

那么那些接受过暴露和反应阻止疗法，但治疗结果却依然不尽如人意的患者呢？对他们来说，心生怀疑是正常的。这让我想起了我最喜欢药物治疗的地方：知情权。你可以明确告诉我，你服用了什么药物，每次多少剂量，以及持续服用了多长时间，这样我就能确切地了解你的病情。但如果你告诉我你接受过认知行为疗法，我恐怕还是不清楚实际发生了什么。即便知道暴露和反应阻止疗法是治疗方案的一部分，我也无法判断你的治疗方案是否设计和实施得当，又或者你是否为此做好了充分的准备。你是否被问到这个问题：你愿意试着接纳不确定性吗？治疗目标与我之前所描述的相同吗？你的治疗方案可能存在瑕疵，通过本章，你就知道如何处理这些瑕疵了。

暴露

暴露和反应阻止疗法中的"暴露"部分指的就是直面任何恐惧。在前面的篇章中，我们以对猫的恐惧为例，讨论了当患者试图通过回避来应对恐惧时，恐惧感是如何增加的。如果你害怕猫，认知行为疗法的目标就是把你暴露在猫的面前，甚至把一只猫直接放在你的腿上，从而帮助你克服恐惧。如果我们这样做会发生什么？你肯定会暴跳如雷——毕竟，你已经很多年没有离猫这么近了，现在我们居然还放一只猫在你的腿上？

此时，你有两个非常重要的选择：一，把猫从你的腿上扔下来，然后尖叫着跑出我的办公室；二，你默默地坐着，忍受着痛苦。如果你选择留下来忍受痛苦，你的恐惧会开始减少吗？不会！情况只会变得更糟。这就是当你直面恐惧时会发生的情况。如果只要面对恐惧就能使其消失，那么就没有人会患上强迫症了。大多数人或多或少都曾试过直面恐惧，如果这能立即减轻恐惧感，所有人都会主动暴露并很快恢复健康了。但事实是，直面恐惧时，恐惧感会增加。如果不了解这一点就贸然进行暴露，你会最终放弃并得出结论——根本没必要进行干预，因为其结果是恐惧感的不断增加。

幸运的是，这并不是最终结果。忍受这只猫在你腿上待 24 小时之后，你可能仍然不喜欢猫，但你会意识到腿上的东西不过就是只猫罢了。此时你已经过了恐惧增加的那个阶段了，随之而来的是恢复阶段。这听起来可能很可怕，但想想现在，你每天正在承受多少恐惧和焦虑。暴露很难，但跟你为仪式行为所付出的一切相比呢？不断提醒自己强迫症让你失去了多少，会帮助你坚持暴露，直到恐惧消失。

暴露是艰难的，且需要一定时间才能发挥作用，了解这一点将有助于你对治疗过程有更准确的预期。准确的预期在一定程度上决定了最终的结果，是成功治疗还是沮丧放弃。了解暴露的原理可以让患者知道应该以及不应该期待什么。很多人错误地认为，暴露的目的是证明恐惧后果不会发生（例如"我摸了马桶座，但我没有生病"），他们认为，只要证明了这一点，焦虑感就会减少。这是错误的，暴露的作用是促进一个我们称之为"习惯化"的过程。

简单来说，如果你反复将自己暴露在恐惧的情境中，恐惧的程度会随着身体"习惯"而逐渐降低。习惯化是任何一种重复刺激都会经历的过程。例如，前面我们提到过，如果每次电击前都按铃，那么最终只要听见铃声，你就会吓得跳起来，即便电极已经被移除了；而如果我只是一遍又一遍地按铃，而不对你使用电击，你的身体就会习惯铃声，这样就不至于一听到铃声就吓得跳脚了。但要想达到这个状态，你就必须同意将自己置身于那种情境之中。如果每次铃声一响你就逃跑，你的身体就永远不可能形成习惯。对于引发恐惧的刺激，逃跑会通过两种方式干扰恐惧感的减少。第一是习惯化这个过程根本没有机会发生；第二，在习惯形成之前，逃跑大多发生于恐惧感增加的时候，由此形成的糟糕记忆会让你在下次遇到类似情况时更加倾向于逃避。

然而，通过自身强迫症的经历，有些患者可能认为，暴露和习惯化肯定不仅仅停留在某个情境之中。你可能也经历过一直处于暴露状态，但恐惧感却没有减轻的情况。导致该问题的原因在于，你用来消除恐惧的仪式行为既是行为上的，也可能是心理上的。你可能认为自己了解所有的仪式行为，但或许你错了。

例如，期望通过暴露来证明你是安全的，或者试图说服自己暴露本身是安全的，实际上都是反治疗的，并且会削弱治疗的有效性。在强迫症的治疗工作中，我偶然发现一些患者在暴露治疗时，会对自己进行心理暗示以安抚自己，例如：治疗师不会让我做任何真正危险的事情；或者这事儿与我无关，是治疗师让我做的。第一个心理暗示就是试图确定暴露的绝对安全性。请记住，在进行暴露治疗时，例如触摸马桶坐垫以应对污染恐惧，你的目标之一是尝试习惯不确定性，试图再三安慰自己暴露是安全的，这个想法本身就是为了逃避这种不确定性和随之而来的焦虑。而在第二个心理暗示中，患者则是试图逃避为其行为负责。据推测，造成伤害后需要承担责任也是患者的恐惧后果之一。这种心理上的仪式行为通常是自发的，以至于你无法选择。

然而，还有另一种暴露的方式，可以用来帮助患者对抗这些试图中和情绪的心理暗示，我们称之为想象暴露。到目前为止，我们所讨论的所有暴露都可称为真实暴露，即暴露于现实世界中的刺激。而在想象暴露的过程中，你想象自己被暴露在强迫思维之中，以及想象恐惧后果成为现实的可能性。

对于那些强迫思维主要来源于精神层面的患者来说，想象暴露疗法是其治疗的关键。这类强迫思维包括：暴力强迫思维（我曾想过刺伤我的妻子，我知道自己并不想这样做，但如果我不想这样做，那我为什么会有这个想法？我是不是有某种潜在的冲动想要伤害她？）；与性有关的强迫思维（我是同性恋吗？我会骚扰那个孩子吗？）；等等。

识别强迫性恐惧与回避

要想暴露疗法有效，暴露的目标必须是正确的，因此你首先需要充分评估自身强迫症的症状。评估的质量将决定康复计划能够在多大程度上反映你真实的情况和需求。收集所需要的所有信息需要几天时间。

首先，你需要完成本章末尾的两张评分表：强迫思维检查表（表 6-1）和强迫行为检查表（表 6-2）。这两张表不是用来评估强迫症的总体严重程度的，你很清楚自己的症状已经严重到影响自己和家人的生活状态了，不然你也不会翻开这本书了。相反，这两张表将帮助你识别和区分你所害怕的不同情境以及采取的相应仪式行为。

现在，即使你知道自身强迫症的症状是什么，也请认真完成强迫思维检查表。你可能非常清楚自己的主要顾虑是什么，但在填写这张检查表的过程当中，你可能会发现有些你原本不认为是强迫症症状的习惯或行为，它们实际上也是强迫症的一部分。如果你觉得这些症状并未失控，因此就不需要关注，那你就错了。这些强迫症的其他表现是不确定性的恐惧支配你生活的另一种方式，识别并解决这些问题至关重要。如果这些症状确实不那么重要，并且对你而言没那么困难，你应该能够更轻松地应对它们，那么从这儿开始治疗不失为一个好的选择。

现在，花些时间认真完成这两张表格。不必过分纠结答案，如果有些内容看不明白，那可能意味着它们不适用于你的情况。完成这两张检查表只是第一步，虽说你应该完成表单上的所有内容，但不会因为你错过了一道题，或是不小心把原本应该是程度 3 的症状标记为了 5，你的康复计划就付诸东流。另外，如果你愿意，填涂圆圈时不必那么完美。

完成这两张检查表后，看看自己标注为 5 和 4 的条目，这些就是给你带来最大困扰的强迫思维和仪式行为，将其写到另一张纸上。根据每个人填写表格的风格，3 可能代表困难较小的部分，不需要过多关注，也可能说明它们引起的焦虑感较少，那么这些就可以作为治疗早期最理想的恐惧情境，你可以尝试去面对。

完成这两张检查表后，下个步骤是完成每日自我监测日志，日志模板也已附在本章末尾（表 6–3，表 6–4，表 6–5）。我们可以看到日志共由六个栏目组成：日期、时间、事件、仪式行为、花费的时间以及焦虑程度。我们先来看看第三栏：事件。一天结束时，在事件栏中记录下任何触发强迫思维并引起仪式行为或逃避的事情，确保监测内容包括上述检查表中你所标注的所有问题（那些标注为 5 和 4 的条目，以及部分患者标注的程度为 3 的条目）。

记录相关事件时，不必拘泥于格式或是语言组织——毕竟这只是供你自己使用，而不是让你写一本书。例如你可以这样记录：使用公共厕所、给前门上锁、在电视新闻中看到暴力事件、看到人行道上的红点，或是放学时开车经过学校。在日志的前两栏中记录该事件发生的日期和具体时间；在"仪式行为"栏中，记录你对该事件的反应，你的反应可能是行为上的（洗手、检查门是否锁上、给电视换台、查看后视镜或反复祈祷），也可能是精神上的（分析自己的想法、内心自我对话 / 祈祷，或回顾整个事件），然后，记录下仪式行为所花费的时间。

最后，使用主观不适感量表（SUDs）[①]记录你的焦虑程度，这是一种 0～10 级的量表，0 代表完全平静，10 代表最强烈的焦虑感。10 是你的焦虑感的峰值——或者换句话说，没有 11 级这个选项了。至于主观不适感量表评级的准确性，不必担心，该评级只是用于大致衡量从轻微痛苦到严重痛苦的程度。患者只需根据实际情况，记录下事件中或仪式行为期间自己所感受到的最大程度的不适感即可。

坚持记录日志三天——除此之外不需要再额外做任何评估。虽然这可能有些枯燥，但研究发现坚持填写日志有诸多好处。首先，日志可以准确地反映患者每天出现症状的时间、地点以及难受程度。你可能认为自己对此早已了然于胸，也许你是对的，但在实际的治疗中，当患者亲眼看到自己一天为仪式行为浪费了多少时间时，他们大多都感到十分震惊。另外，日志也可能会揭露出一些你尚不了解的情况。

要做到全面的自我监测并不容易，因此你也不必追求尽善尽美。如果在工作或与他人交谈时不方便拿出日志记录，那也没有关系，你可以在脑海中先大致记下遇到的一些问题，或者私下抽时间备注，方便后续记录。

有些患者或许非常擅长逃避所有可能导致仪式行为的事件，因此其日志可能几乎是一片空白。我们称这种逃避为消极回避（passive avoidance），因为患者并未采取任何仪式行为来消除强迫性的恐惧。"消极"一词并没有传达出这种回避的真正破坏性。消极回避反映了生活中你向强迫症妥协了多少，包括避开公共厕所和公共场所、避免开车或阅读，

---

① 主观不适感量表（Subjective Units of Discomfort scale, SUDs），也称为主观困扰（Disturbance）单位量表，用以测量个人当前体验的不适感或困扰的主观强度。

或是从不离开自己家，所有这些回避让你的生活圈子不断缩小，变得不那么充实。自我评估的下一步就是补充这些消极回避，以及任何可能遗漏的内容。

创建恐惧等级

现在，我们把迄今为止收集的所有信息整理汇总一下，包括检查表里标注为 5 和 4 的条目，以及日常监测日志。然后再单独拿出一张纸，列出你恐惧的所有情境，无论是采取了仪式行为还是选择了回避的。检查表和自我监测日志可能无法涵盖所有情况，因此我们要尽可能全面地收集你所逃避的或任何导致仪式行为的情况。此外，对于你隐约有感觉，但尚不确定类别的强迫性恐惧，也请将其记录下来。如果你有不同类型的强迫思维，例如污染恐惧或火灾隐患恐惧，请将它们分别列出。

完成这份列表后，我们就可以创建恐惧等级了。恐惧等级，顾名思义，就是将所有引发患者焦虑感的情况进行程度排序，从引发最大恐惧到最小恐惧。这个恐惧等级的排序将成为你后续的暴露和反应阻止治疗计划的蓝图，决定你的暴露场景及时机。要创建自己的恐惧等级，就要拿出前面所填写的列表，并重新整理，这一次要将所有情况按顺序排列，从最大恐惧到最小恐惧。如果你的恐惧情境分属于多种类别，请为每个列表都单独创建一份恐惧等级表。为了使排序过程更简便，你可以在每个条目边上标注出主观不适感等级，或者标注为轻度、中度或重度。哪种排列方式对你而言更容易接受，就使用哪种。如果你发现引发强迫思维的所有情况似乎都同等可怕，那么试着问问自己：如果必须面对这两者中的一个，我会选择哪个？如果你能做出选择，那么就说明这二者的可怕程度并非完全相同，而你选择的那个就是恐惧等级更低的。

现在我们来分析一下你的恐惧等级。是否有相对容易开始实践的项目（主观不适感评级范围在 25 到 50 之间的或是标注为轻度的项目）？

如果没有，请回到那两张检查表，再次查看标注为 1 和 2 的问题，看看其中是否有些可以添加到恐惧等级表中。之后，这些相对容易的情境便可以作为暴露治疗的首选。

下一个要问自己的问题是：我最无法接受的暴露是否也包含在这个等级表中？不要以为自己永远不会做某事，就将其排除在外。例如，如果你有污染恐惧，你可能会倾向于把医院或公共厕所排除在名单之外，因为你不希望进入医院或使用公共厕所成为计划的一部分。写下对你而言困难的暴露情境并不代表着实际就一定要去做，因此放心地写下来即可，没必要跳过这一步。在治疗过程中，我会不断提醒你遵循简单且安全的步骤，无论你多么坚定地认为自己永远不会执行那一步。如果连安全步骤都拒绝执行，那也就意味着你永远无法更进一步。即便是你认为自己绝对不会做的事情，写下来也无妨，写是安全的。因此再回头看看自己的资料吧，看看是否还有需要补充的。

有些患者可能会担心自己写下了一些"过分"的东西——这种暴露太危险了。当然，你永远无法完全确定情况是否真的如此，但同样也有相应的方法可以帮助你做出判断。与其去相信那些你眼中非强迫症患者所说的，他们会做或不会做什么，参照他们的标准，倒不如问问自己：非强迫症患者是否有可能在不经意间就执行了我所担心的暴露？也许他们自己都没有意识到。例如：非患者是否有可能没洗手就触摸了医院的公共设施？也许他们也不是故意的，但他们肯定是下意识地穿过医院大厅，没有留意自己停下来与人交谈时，是否触摸了栏杆或倚靠在墙上；在医院候诊室或病房里，他们可能也不知道自己接触了什么；穿过医院时，他们可能根本没有注意地面，甚至可能在坐下时摸过自己被污染的鞋子。通过这些推理，以上就是你可以尝试刻意去做的事情。"正常"人甚至可能洗刷带有细菌的容器，因此触摸这种带有细菌的容器或许可以成为你的暴露目标之一。但另一方面，人们不会刻意去打开有细菌的容器并把玩里面的东西，因此这种情况可以排除在外。记住，把某一情境写进你的恐惧等级表是没有任何危害的，因此不必担心。

反应阻止

恐惧等级表将帮助你确定暴露的情境及时机。通过慢慢习惯强迫性焦虑和对不确定性的恐惧，暴露治疗会逐渐降低患者仪式行为冲动的强度。但是，完成暴露之后呢？假设你的强迫症症状是不断查看自己是否肇事逃逸，担心自己可能会在不知情的情况下开车撞到人，在放学时段开车经过学校后，你可能会很想检查自己的车子，看看保险杠上是否有任何新的或是没有由来的凹痕。如果你很努力地去尝试把自己暴露在这个情境中，这种检查是否会影响暴露的效果？答案是肯定的，这样的检查会破坏你的进步。

临床观察和强迫症治疗研究表明，许多患者习惯在公共场合忍受暴露，但会把仪式行为推迟到回家后。只要在某个时间点你可以继续仪式行为，这种恐惧就不会成为习惯，而你的强迫症症状也将持续存在。这就是为什么反应阻止是暴露的必要补充。简而言之，反应阻止就是阻断所有的仪式行为。例如，如果你有污染强迫症和洗手仪式，那么你计划中反应阻止的目标就是完全消除所有与洗手相关的仪式行为。只有这样，暴露才能从临时干预转变为永久的生活方式。

要完全停止仪式行为似乎非常困难，你可能会认为自己肯定做不到，毕竟在过去这么长时间里，大多数时候你都屈服了，现在又何必再白费力气呢？这让我想起了我和我儿子乔希的一次经历。我儿子10岁那年，我们俩骑着自行车去福吉谷国家历史公园（Valley Forge National Historical Park）登山，骑行过程中乔希非常认真地告诉我，他需要停下来休息一会儿。

我知道即便不休息他也能一口气到达山顶，而且我也知道，只要我不停下来，他就会继续向前骑行。因此，忍着肩颈的疼痛，我继续向上骑行，一边还给他加油打气："你一定可以的！没问题的！"后来乔希确实一口气骑到了山顶，那次我们的对话内容也远远超越了他的年龄。

"所以，乔希，"回家的路上我问他，"虽然我不想这么说，但事实证明我是对的——你确实一口气登上了山顶。你自己感觉怎么样？"

他当然为自己感到骄傲，但我继续问："你让我停下来休息的时候，你是真的很累了，对吗？"乔希毫不犹豫地点了点头。

"而且一刻不停地登上山顶需要非常强大的意志力，是这样吗？"他再一次认同了我的观点。

"但如果你在想停下来的时候真的停下来了，"我继续说道，"你就永远不会知道自己是能够一口气登上顶峰的。你理所应当地认为只要感觉累了，就必须停下来休息，因为你平常就是这样做的。而这次登山的经历就是告诉你，当你认为自己已经到达极限时，其实你低估了自己。"

同样，如果你患有强迫症，且认为自己无法与之抗争，那么你就低估了自己。不屈服可能非常困难，但困难并不代表不可能。对于抵抗仪式行为，你有疑虑很正常，这通常与你过去的认知经历有关。不论是你或其他任何人，每当采取特定行为来应对外界刺激时，你们其实都被剥夺了尝试其他方法的机会。举个例子，一个酗酒者，每次一和他妻子吵架，他就借酒消愁。喝酒使他远离了争吵，但也阻止了他学习其他方式来应对婚姻中的矛盾及其引发的不良情绪。

以往的经验告诉你，仪式行为是不可避免的，也是必要的。当某个仪式行为有效地减少了你的焦虑时，你的身体因此产生了条件反射，而焦虑和仪式行为的冲动就是这种条件反射的结果。条件反射（仪式行为的冲动）是自发的，感觉像是有一股自然的、不可抗拒的力量在帮助你应对恐惧。屈服于这些冲动不仅会干扰习惯的形成，还会阻止你学习应对强迫症的新方法；与此同时，还会让这些冲动变得更加强烈，使之变得更有必要及更不可抗拒。从面对强迫思维引发的恐惧，到屈服于体内的冲动，再采取仪式行为来逃避这种恐惧，回想自己是否经历过这样的循环，你就能有所体会了。

每次执行仪式行为时，你都在强化一种观念，即应对强迫性恐惧的最佳方法就是逃避。就像在那座山上，你屈服于在半山腰停下来休息的冲动，那么下一次登山时，你甚至想都不会想一口气登到山顶，因为你"知道"你做不到。屈服于仪式行为的冲动会削弱你抵抗强迫症冲动的决心。然后，在某些情况下，当你想用仪式行为来中和焦虑时，突然发现无效了，你因此陷入了一个恶性循环，一边是无休止的仪式行为，一边是不断增加的焦虑和沮丧感，这种折磨让你相信最好就是一次成功，或者干脆避开这些可怕的情况。慢慢地，你逃避的情况越来越多，你的世界也随之越变越小。为了应对这些恐惧，你不得不放弃正常生活中的很多东西，这些恐惧看似非常危险，仿佛是恐惧本身而不是你的逃避偷走了你原本该有的生活。面对强迫思维时，你的无助和绝望就是这些因素综合作用的结果。

暴露和反应阻止疗法就是教你一种新的应对恐惧的方式——直面和克服恐惧。随着治疗的深入，暴露不仅是对抗强迫症的一种方式，还能激发希望和个人能力。治疗是一个过程，在这个过程中，暴露是对某一情境的一种新的反应，试图与仪式行为以及逃避（旧的反应）抗争。而最强大的反应，也是未来要形成条件反射的反应，需要通过大量的练习来实现。

换个角度来看这个问题。假设你现在打字使用的键盘是 QWERTY 键盘，即左上角第一排字母是 QWERTY 的键盘。但是有一种 QWERTY 键盘的替代品，称为 Dvorak 键盘 ①。在 Dvorak 键盘上，字母的排列方式更便于输入。如果我用 Dvorak 键盘替换了你的 QWERTY 键盘，你能学会用 Dvorak 键盘打字吗？刚开始你肯定会觉得很不习惯、很困难。有那么一段时间，你可能会习惯性地按照旧的 QWERTY 键盘输入，但最终你一定会适应在 Dvorak 键盘上打字。暴露和反应阻止治疗就是适应新的键盘。

为了使治疗效果最大化，暴露和反应阻止疗法需要成为你生活的一部分，而不仅是每天花 1 ～ 2 个小时的事情。你可能好奇该如何从恐惧等级表中简单的条目开始，同时又实现我所说的完全将治疗融入生活。那些治疗初期避免的难度更高的项目又怎么处理呢？幸运的是，完全将治疗融入生活与暴露及要避免的情境都无关，这种沉浸感取决于你实施暴露和反应阻止的方式。打个比方，如果你患有污染强迫症，害怕触摸门把手，那么糟糕的暴露和反应阻止方案是让你用两根手指去触摸门把手，除此之外别无其他。就暴露治疗来说，这或许是个良好的开端，但注定会以失败告终。为什么？因为如果只做了这一件事，你的关注点会一直放在那两根被"污染"的手指上，并且在接下来的时间里，你会避免用这两根手指触摸任何重要的东西。此外，清洗两根手指非常容易，因此你很难抗拒将它们恢复到"清洁状态"的诱惑。

相反，好的治疗方案可能会建议你从用两根手指触摸门把手开始，然后慢慢用整只手握住门把手；接下来，让你用被"污染"的手触摸自己的衣服、身体、头部、面部、嘴唇乃至舌头；然后，让你去触摸床、衣柜里所有的毛巾和床单、厨房的碗筷以及你所有的家庭成员和他们的私人物品，彻彻底底地"污染"你的整个家，从而让你完全沉浸在门把手所带来的"污染"之中。

暴露得越全面、越不可逃避，治疗效果就会越好。污染强迫症患者

---

① 　Dvorak 键盘：是一种将常用字母都归在一起，以期提高打字速度的键盘布局。

的治疗效果往往是最好的，因为让他们暴露在全面且不可逃避的环境中相对容易。就上述污染强迫症的暴露场景与肇事逃逸强迫症做个比较。对于那些开车时总是担心自己撞到人的肇事逃逸强迫症患者，暴露和反应阻止治疗可能需要患者开好几个小时的车，同时还要收听暴露脚本，不断强调自己可能永远不知道是否撞到了人。

一天结束时，这两个强迫症患者都去睡觉了。第二天早上，整个房子都被完全"污染"了，对于污染强迫症患者来说，他有三个选择：（1）洗个澡，赤身裸体地站在房子中间，因为他所有的毛巾、椅子、盘子和衣服都已经被"污染"了；（2）进行全面大扫除，充分规划好每块区域的打扫时间；或者（3）放着不动，随它去，放弃对安全的幻想。逃避或是执行仪式行为都是十分困难的选项，因此也更不容易打破反应阻止的计划。相比之下，肇事逃逸强迫症患者则必须决定是否上车、开车，并面对可能导致更多"死亡"的情况。

设计并实施沉浸式的暴露和反应阻止计划是康复的最佳途径。之前创建的恐惧等级表将作为治疗计划的核心框架，指导你实施暴露和反应阻止治疗。

但你很清楚这一切并不简单。过去也曾有过好几次，你满怀希望决定要勇敢地面对强迫症，也许取得过些许成功，但强迫症的症状又不断让你充满怀疑和焦虑，你想反击，但它比你更强大——力量悬殊到似乎你只能采取仪式行为和放弃，才能摆脱日益加深的恐惧。作为治疗师，我最重要的一个作用就是知道如何在那些困难时期鼓励你，同时帮助你找到自我鼓励的方式。在下一章，你将学习如何正确使用认知技术来对自己进行鼓励。

表6-1 强迫思维检查表①

对部分患者来说，某些想法看似违背他们自身的意愿，但却无法摆脱。本表所列的想法仅限以下这几类：患者过度关注的，自身排斥的，试图抵抗的，或以某种方式影响患者社会功能的。

说明：根据下列想法过去一周对你的干扰程度，对其进行从 1～5 的评分：

① 这个想法一点也不困扰我。

② 这个想法很少困扰我（每周一次或更少）。

③ 这个想法经常困扰我（每周几次）。

④ 这个想法频繁地困扰我（每天）。

⑤ 这个想法一直困扰着我（所有醒着的时间）。

一、侵略性的强迫思维

① ② ③ ④ ⑤ 1. 主动故意伤害他人

① ② ③ ④ ⑤ 2. 故意伤害自己

① ② ③ ④ ⑤ 3. 发疯并且伤害他人

① ② ③ ④ ⑤ 4. 暴力或恶心的画面、想法或文字

① ② ③ ④ ⑤ 5. 脱口而出污言秽语

① ② ③ ④ ⑤ 6. 做出尴尬或下流的手势

① ② ③ ④ ⑤ 7. 写下污言秽语

① ② ③ ④ ⑤ 8. 在公共场合表现出反社会行为

① ② ③ ④ ⑤ 9. 侮辱或冒犯他人

① ② ③ ④ ⑤ 10. 有抢劫、偷窃、利用、欺骗他人的冲动

① ② ③ ④ ⑤ 11. 拒绝、离婚或对爱人不忠

① ② ③ ④ ⑤ 12. 希望别人发生意外、生病或死亡

① ② ③ ④ ⑤ 13. 其他：_____

二、与性有关的强迫思维

① ② ③ ④ ⑤ 1. 禁止的或反常的想法、画面或冲动

① ② ③ ④ ⑤ 2. 与未成年人发生性关系

① ② ③ ④ ⑤ 3. 与动物发生性关系

---

① 改编自弗雷德·彭泽尔（Fred Penzel）博士《强迫症：康复和保持健康的完全指南》（*Obsessive-Compulsive Disorders: A Complete Guide to Getting Well and Staying Well*），纽约：牛津大学出版社，2000 年版。

①②③④⑤ 4. 乱伦

①②③④⑤ 5. 变成同性恋或有同性恋行为

①②③④⑤ 6. 怀疑自己的性别

①②③④⑤ 7. 与宗教人物或名人发生性关系

①②③④⑤ 8. 对他人进行性骚扰

①②③④⑤ 9. 怀疑可能对他人有过性骚扰

①②③④⑤ 10. 怀疑可能被他人性骚扰过

①②③④⑤ 11. 其他：＿＿＿＿＿＿＿＿＿＿＿＿＿＿＿＿＿＿

三、污染强迫思维

①②③④⑤ 1. 排泄物或分泌物（粪便、尿液、唾液、汗水、血液、精液等）

①②③④⑤ 2. 灰尘或污垢

①②③④⑤ 3. 病菌、细菌或病毒

①②③④⑤ 4. 环境污染物（石棉、铅、辐射、有毒废物等）

①②③④⑤ 5. 日用化学品（清洁剂、溶剂、管道疏通液、杀虫剂等）

①②③④⑤ 6. 汽车尾气或其他有毒气体

①②③④⑤ 7. 垃圾、废物或其盛放容器

①②③④⑤ 8. 油脂或油腻物品

①②③④⑤ 9. 黏性物质

①②③④⑤ 10. 药物或过去用药的副作用

①②③④⑤ 11. 食物或饮料被人偷换过

①②③④⑤ 12. 碎玻璃

①②③④⑤ 13. 有毒植物

①②③④⑤ 14. 接触活体动物

①②③④⑤ 15. 接触死亡动物

①②③④⑤ 16. 接触昆虫

①②③④⑤ 17. 与他人接触

①②③④⑤ 18. 接触脏兮兮的或衣衫褴褛的人

①②③④⑤ 19. 感染不明疾病

①②③④⑤ 20. 感染特定疾病：＿＿＿＿＿＿＿＿＿＿＿＿＿＿＿＿

①②③④⑤ 21. 传播疾病或感染他人

①②③④⑤ 22. 医院、诊所、医护人员

①②③④⑤ 23. 在物体或他人身上留下或传播自己的东西或痕迹

①②③④⑤ 24. 觉得伤害自己或他人的想法很肮脏

①②③④⑤ 25. 感觉某个特定的人或地方无意中被污染了

① ② ③ ④ ⑤ 26. 觉得某些词语很肮脏：_____

① ② ③ ④ ⑤ 27. 觉得某些疾病的名称很肮脏

① ② ③ ④ ⑤ 28. 因看到生病或残疾的人而感觉被污染

① ② ③ ④ ⑤ 29. 因对已故者仍有记忆而感觉被污染

① ② ③ ④ ⑤ 30. 觉得某些数字或其倍数很肮脏

① ② ③ ④ ⑤ 31. 觉得某些颜色很肮脏

① ② ③ ④ ⑤ 32. 发生不愉快的事情时，个人物品因在场或被使用过而受到污染

① ② ③ ④ ⑤ 33. 其他：_____

四、有关伤害、危险、损失或尴尬的强迫思维

① ② ③ ④ ⑤ 1. 发生事故、患病或受伤

① ② ③ ④ ⑤ 2. 他人发生事故、患病或受伤

① ② ③ ④ ⑤ 3. 意外失手伤害他人

① ② ③ ④ ⑤ 4. 意外失手伤害自己

① ② ③ ④ ⑤ 5. 因自己的疏忽或大意对他人造成伤害

① ② ③ ④ ⑤ 6. 通过思想对他人造成伤害

① ② ③ ④ ⑤ 7. 因自己的疏忽或大意对自己造成伤害

① ② ③ ④ ⑤ 8. 通过思想对自己造成伤害

① ② ③ ④ ⑤ 9. 永远无法幸福，或永远无法得到自己想要的生活

① ② ③ ④ ⑤ 10. 怀疑自己过去是否曾以某种方式伤害过他人或导致他人受伤

① ② ③ ④ ⑤ 11. 被他人蓄意伤害

① ② ③ ④ ⑤ 12. 被爱人拒绝

① ② ③ ④ ⑤ 13. 被他人欺骗或利用

① ② ③ ④ ⑤ 14. 以某种方式欺骗或利用过他人

① ② ③ ④ ⑤ 15. 侮辱或冒犯他人

① ② ③ ④ ⑤ 16. 周围的物体被移动或改变了，但具体怎么变动的说不上来

① ② ③ ④ ⑤ 17. 个人财物被损坏或盗窃

① ② ③ ④ ⑤ 18. 丢失或错放个人财物

① ② ③ ④ ⑤ 19. 遗忘某些信息（回忆、事实、约定等）

① ② ③ ④ ⑤ 20. 生活不满意或亲密关系不顺心

① ② ③ ④ ⑤ 21. 别人总是带着批判性的眼光看待你

① ② ③ ④ ⑤ 22. 在公共场合行为不当

① ② ③ ④ ⑤ 23. 你自己的死亡

① ② ③ ④ ⑤ 24. 你家人和朋友的死亡

① ② ③ ④ ⑤ 25. 你的孩子不是自己亲生的

①②③④⑤ 26. 其他：_____

五、迷信或魔幻强迫思维

①②③④⑤ 1. 运气不好

①②③④⑤ 2. 别人运气不好

①②③④⑤ 3. 幸运数字／不祥数字或其倍数

①②③④⑤ 4. 幸运色或不吉利的颜色

①②③④⑤ 5. 幸运物或不吉利的物品

①②③④⑤ 6. 想到或听到不好的事情就会使自己或他人遭遇这些事情

①②③④⑤ 7. 某些会导致厄运的词语、名称或图像

①②③④⑤ 8. 某些会导致厄运的动作或行为

①②③④⑤ 9. 被附身

①②③④⑤ 10. 接触与不吉利的场合有关的地点、物品或人会带来不幸

①②③④⑤ 11. 某些活动需要按照固定特殊的次数进行

①②③④⑤ 12. 内心编排幸运或不幸的事物

①②③④⑤ 13. 其他：_____

六、聚焦身体健康的强迫思维

①②③④⑤ 1. 身体的某些部位丑陋或变形

①②③④⑤ 2. 身体散发出难闻的气味（例如口腔、腋窝、生殖器等）

①②③④⑤ 3. 你的身上有疤痕或胎记

①②③④⑤ 4. 质疑身体某些部位的运作或功能

①②③④⑤ 5. 身体的某个部位异常或与以往不同

①②③④⑤ 6. 身体某些部位不对称

①②③④⑤ 7. 身体某个（些）部位过大或过小

①②③④⑤ 8. 超重或体重过轻

①②③④⑤ 9. 会不小心呛到或呕吐

①②③④⑤ 10. 会秃头或头发稀疏

①②③④⑤ 11. 身体的某个（些）部位正在提前衰老

①②③④⑤ 12. 衣物不适合身体的某些部位（太松或太紧）

①②③④⑤ 13. 你有脑损伤或智力障碍

①②③④⑤ 14. 患有未确诊的某种严重疾病_____

①②③④⑤ 15. 其他：_____

七、完美主义的强迫思维

①②③④⑤ 1. 质疑你所说过、做过或想过的某些事情是否完美

①②③④⑤ 2. 质疑别人是否完全理解你所说的话

①②③④⑤ 3. 想要所做、所想、所说的每件事（或某些事情）都尽善尽美

①②③④⑤ 4. 想要拥有完美的容貌

①②③④⑤ 5. 想要完美合身的衣服

①②③④⑤ 6. 质疑自己是否完全道出了真相

①②③④⑤ 7. 使自己的家或财产保持绝对干净或恢复原样

①②③④⑤ 8. 完美地摆放所有财物

①②③④⑤ 9. 追求按顺序摆放或对称

①②③④⑤ 10. 想知道某个特定主题／话题下的一切内容

①②③④⑤ 11. 完全理解所读内容

①②③④⑤ 12. 希望文字能够完美地传达你的想法

①②③④⑤ 13. 其他：＿＿＿＿＿＿＿＿＿＿＿＿＿＿＿＿＿＿＿

八、其他强迫思维

①②③④⑤ 1. 声音、文字或音乐

①②③④⑤ 2. 胡说八道或琐碎的画面

①②③④⑤ 3. 毫无理由地数数

①②③④⑤ 4. 重复不重要或是根本没有答案的问题

①②③④⑤ 5. 过度关注自己的思维过程

①②③④⑤ 6. 关注环境中特定的事物（声音、颜色、物体、人等）

①②③④⑤ 7. 过度关注正常的身体机能（呼吸、眨眼、心跳等）

①②③④⑤ 8. 过度关注身体机能异常（耳鸣、疼痛、僵硬、痛苦等）

①②③④⑤ 9. 其他：＿＿＿＿＿＿＿＿＿＿＿＿＿＿＿＿＿＿＿

表6-2　强迫行为检查表①

说明：根据强迫症症状造成的影响，对下列每项行为进行 1～5 的程度评分。影响包括完成一项行为所需要的时间、该行为的重复频率，或是逃避该行为所付出的努力。

①这项行为对我没什么影响：我和大多数人花费的时间差不多；没有必要重复和 / 或逃避。

②这项行为对我有轻微的影响：我比大多数人花费的时间要长一点；我可能会重复几次和 / 或有时会逃避。

③这项行为对我有较大的影响：我比大多数人花费的时间长不少；我经常重复很多次和 / 或经常逃避。

④这项行为对我有很大的影响：我比大多数人花费的时间长很多；我频繁地重复该行为和 / 或频繁逃避。

⑤这项行为对我有几乎持续性的影响：与大多数人相比，我需要花费的时间多得多，或者我根本无法完成；我几乎一直在重复这个行为，次数已经数不清了，或总是选择逃避。

一、强迫性清洁

①②③④⑤ 1. 固定和 / 或过度洗手

①②③④⑤ 2. 固定和 / 或过度泡澡或淋浴

①②③④⑤ 3. 给自己消毒

①②③④⑤ 4. 刷牙去除污垢

①②③④⑤ 5. 给他人消毒或要求他人消毒

①②③④⑤ 6. 消毒和 / 或清洁周围环境或个人财物

①②③④⑤ 7. 洗涤或清洁物品，然后才能使用或允许进入室内

①②③④⑤ 8. 经常更换或要求他人更换衣物，避免污染

①②③④⑤ 9. 丢弃或销毁可能被污染的物品

①②③④⑤ 10. 使用前擦拭、吹气或摇晃物品

①②③④⑤ 11. 避免某些可能被污染的食物

①②③④⑤ 12. 避开某些可能被污染的特定的人、地点或物体

---

① 改编自弗雷德·彭泽尔（Fred Penzel）博士《强迫症：康复和保持健康的完全指南》（*Obsessive-Compulsive Disorders: A Complete Guide to Getting Well and Staying Well*），纽约：牛津大学出版社，2000 年版。

①②③④⑤ 13. 接触物品时，用手套、纸巾等作为隔离

①②③④⑤ 14. 让家人或朋友替你执行上述任何一项行为

①②③④⑤ 15. 固定执行某些行为或思考来避免或去除污染

①②③④⑤ 16. 过度询问他人有关污染的问题

①②③④⑤ 17. 使用公用电话

①②③④⑤ 18. 触摸公共场所的门把手

①②③④⑤ 19. 处理或烹调食物

①②③④⑤ 20. 洗碗筷

①②③④⑤ 21. 洗衣服

①②③④⑤ 22. 处理金钱

①②③④⑤ 23. 处理垃圾或垃圾桶

①②③④⑤ 24. 乘坐公共交通工具（公共汽车、火车、出租车等）

①②③④⑤ 25. 如厕排尿

①②③④⑤ 26. 如厕排便

①②③④⑤ 27. 使用公共厕所

①②③④⑤ 28. 就诊

①②③④⑤ 29. 在餐馆吃饭

①②③④⑤ 30. 去看电影

①②③④⑤ 31. 其他：_____

二、强迫性检查

①②③④⑤ 1. 门窗

①②③④⑤ 2. 水龙头

①②③④⑤ 3. 电器

①②③④⑤ 4. 炉灶

①②③④⑤ 5. 电灯开关

①②③④⑤ 6. 车门、车窗、车灯等

①②③④⑤ 7. 邮寄物品或邮箱

①②③④⑤ 8. 尖锐物体坠落

①②③④⑤ 9. 熄灭的香烟或火柴

①②③④⑤ 10. 物品排列是否完美或对称

①②③④⑤ 11. 表面或物体内部是否有痕迹或损坏

①②③④⑤ 12. 物品、外装或自己的身体部位是否被污染

①②③④⑤ 13. 反复祈祷

①②③④⑤ 14. 你读过的内容

① ② ③ ④ ⑤ 15. 你的书面工作或书写错误

① ② ③ ④ ⑤ 16. 写作内容是否涉及淫秽或有错误

① ② ③ ④ ⑤ 17. 检查填好的表格

① ② ③ ④ ⑤ 18. 检查算术

① ② ③ ④ ⑤ 19. 数钱和 / 或找零

① ② ③ ④ ⑤ 20. 驾驶情况（确认没有开车撞到人或物）

① ② ③ ④ ⑤ 21. 自己或他人的生命体征或身体（疾病）症状

① ② ③ ④ ⑤ 22. 对儿童的潜在伤害

① ② ③ ④ ⑤ 23. 自己或他人遭遇伤害的可能性

① ② ③ ④ ⑤ 24. 经常给家人和爱人打电话，确认他们的安全

① ② ③ ④ ⑤ 25. 因意外或疏忽而伤害自己或他人的可能性

① ② ③ ④ ⑤ 26. 是否有人对你实施过性骚扰

① ② ③ ④ ⑤ 27. 自己是否对他人有过性骚扰

① ② ③ ④ ⑤ 28. 检查是否有小偷（躲在衣柜里、床下等）

① ② ③ ④ ⑤ 29. 检查是否有不慎掉落的物体

① ② ③ ④ ⑤ 30. 贵重物品有没有被无意丢弃

① ② ③ ④ ⑤ 31. 离开某个地点时是否有落下任何东西

① ② ③ ④ ⑤ 32. 密闭容器的顶部或盖子是否盖紧

① ② ③ ④ ⑤ 33. 没有因过失伤害他人

① ② ③ ④ ⑤ 34. 自己的言行（确认没有不当行为）

① ② ③ ④ ⑤ 35. 自己的记忆（通过询问自己或他人）

① ② ③ ④ ⑤ 36. 检查自己是否做出了完美的决定

① ② ③ ④ ⑤ 37. 反复道歉或请求原谅

① ② ③ ④ ⑤ 38. 确保自己没有接触过危险或污染的东西

① ② ③ ④ ⑤ 39. 检查自己或所处环境是否有被污染的迹象

① ② ③ ④ ⑤ 40. 检查危险气体或烟雾的来源

① ② ③ ④ ⑤ 41. 确保没有摄入不健康或禁止食用的食物

① ② ③ ④ ⑤ 42. 确保没有误食他人不小心放了药物或化学品的食物或饮料

① ② ③ ④ ⑤ 43. 确保自己的手机没有被窃听

① ② ③ ④ ⑤ 44. 跟踪配偶或爱人，确保他们的忠诚

① ② ③ ④ ⑤ 45. 查看配偶或爱人的信件、邮件或电话使用情况，确保他们没有出轨

① ② ③ ④ ⑤ 46. 询问配偶或爱人的行踪，确保他们没有出轨

① ② ③ ④ ⑤ 47. 观察配偶或爱人在看谁（在公共场合或电影、电视中，以及杂

志上），确保他们没有不忠

①②③④⑤ 48. 其他：＿＿＿＿＿＿＿＿＿＿＿＿＿＿＿

三、魔幻强迫行为

①②③④⑤ 1. 背诵（回忆）或思考某些单词、人名、短语、数字、声音或图像

①②③④⑤ 2. 用特殊的方式移动身体或做出某种姿势

①②③④⑤ 3. 必须在脑海中排列好某些图像、数字、单词、名称等

①②③④⑤ 4. 必须用某种特殊的方式把周围的物品排列整齐

①②③④⑤ 5. 按照特定的步伐走路或只走在特定的位置上

①②③④⑤ 6. 怀揣着美好的想法或画面重复某件事情

①②③④⑤ 7. 反向行动或移动

①②③④⑤ 8. "抹去"某些想法或观念

①②③④⑤ 9. 重新思考

①②③④⑤ 10. 逆向思维

①②③④⑤ 11. 必须吃或不吃某些食物

①②③④⑤ 12. 盯着或想着某些数字或单词，以此来排除其他干扰

①②③④⑤ 13. 用特殊的方式凝视某些物体

①②③④⑤ 14. 用特殊的方式触摸某些物品

①②③④⑤ 15. 其他：＿＿＿＿＿＿＿＿＿＿＿＿＿＿＿

四、强迫性完美主义

①②③④⑤ 1. 用特定或对称的方式排列物品或财物

①②③④⑤ 2. 新买的物品不使用且保持完好无损

①②③④⑤ 3. 只买完美的东西

①②③④⑤ 4. 物品有轻微瑕疵就退货

①②③④⑤ 5. 保持家里或居住空间完全整洁有序

①②③④⑤ 6. 收拾好衣物

①②③④⑤ 7. 避免使用整理妥当的房间、衣柜、抽屉等

①②③④⑤ 8. 保持物品绝对的干净整洁

①②③④⑤ 9. 抽屉、衣柜或橱柜中的物品都必须排列整齐

①②③④⑤ 10. 发言完美到位

①②③④⑤ 11. 完全地或按特殊顺序记住某些事物

①②③④⑤ 12. 阅读或重读文件中的每个单词，以防遗漏任何内容

①②③④⑤ 13. 了解或学习与某一主题相关的所有内容

①②③④⑤ 14. 重新制定决策，以确保选出最完美的

①②③④⑤ 15. 重写全篇或重写数字／字母以使其完美

①②③④⑤ 16. 日常活动尽可能放慢速度，以求完美

①②③④⑤ 17. 全面或准确地考量某些事情

①②③④⑤ 18. 表现不完美时就惩罚自己

①②③④⑤ 19. 完全克己自律

①②③④⑤ 20. 用特殊的方式或全面地看待周围的某些事物（视觉上追踪或排列事物等）

①②③④⑤ 21. 完全了解周围环境中发生的一切

①②③④⑤ 22. 说实话或绝对诚实

①②③④⑤ 23. 完全向他人袒露自己所有的想法或行为

①②③④⑤ 24. 承认自己做过错事，不管你有没有做过

①②③④⑤ 25. 确保你的形象完美（例如头发、指甲、衣服、妆容等）

①②③④⑤ 26. 剪头发（使其完美或对称）

①②③④⑤ 27. 执行某个行为直到感觉恰到好处

①②③④⑤ 28. 尽可能详尽地保留某些事情的清单或记录

①②③④⑤ 29. 只在完美的时间进行某些活动

①②③④⑤ 30. 其他：＿＿＿＿＿＿＿＿＿＿＿＿＿＿＿＿＿＿

五、强迫性计数

①②③④⑤ 1. 在进行某些活动时计数

①②③④⑤ 2. 按照特定次数，重复某些行为

①②③④⑤ 3. 执行某些行为必须奇数或偶数次

①②③④⑤ 4. 确保一项行为已重复一定次数或进行了足够长的时间

①②③④⑤ 5. 确保一项行为已完成奇数或偶数次

①②③④⑤ 6. 周围物品的数量或某些事物出现的次数

①②③④⑤ 7. 达到或超过一定数量

①②③④⑤ 8. 单纯地计数（与任何特殊想法或行为无关）

①②③④⑤ 9. 对某些身体机能的运作（如呼吸、踏步等）计数

①②③④⑤ 10. 其他：＿＿＿＿＿＿＿＿＿＿＿＿＿＿＿＿＿＿

六、强迫性触摸或运动

①②③④⑤ 1. 按特定方式做手势或摆姿势

①②③④⑤ 2. 按特定方式注视或扫视某物

①②③④⑤ 3. 对称着或按特殊方式移动

①②③④⑤ 4. 按照特定的步伐走路或只走在特定的位置上

①②③④⑤ 5. 按特定方式做标记、抽搐或做鬼脸

①②③④⑤ 6. 在进行某些活动时按特殊方式移动

① ② ③ ④ ⑤ 7. 把刚刚做过的动作反着再做一遍

① ② ③ ④ ⑤ 8. 重复某些行为（例如坐下、起身、进门或经过某些位置），直到达到特定次数或感觉恰到好处为止

① ② ③ ④ ⑤ 9. 坐下或起身前触摸家具

① ② ③ ④ ⑤ 10. 开关门或抽屉之前先触摸它们

① ② ③ ④ ⑤ 11. 触摸物品的边缘或某些特定部位

① ② ③ ④ ⑤ 12. 进门前先摸一下门

① ② ③ ④ ⑤ 13. 按照固定次数触摸某些物品

① ② ③ ④ ⑤ 14. 按照特定方式触摸某些物品

① ② ③ ④ ⑤ 15. 使用前按照特定方式触摸、移动或处理物品

① ② ③ ④ ⑤ 16. 其他：_____

七、精神强迫行为

① ② ③ ④ ⑤ 1. 在脑海中绘制某些地点的地图

① ② ③ ④ ⑤ 2. 记忆事实或信息

① ② ③ ④ ⑤ 3. 在脑海中列清单或排序

① ② ③ ④ ⑤ 4. 了解或学习与特定主题相关的所有内容

① ② ③ ④ ⑤ 5. 反复回顾过去的情况，试图记住或理解它们

① ② ③ ④ ⑤ 6. 按特殊的方式去思考某些具体观念

① ② ③ ④ ⑤ 7. 思考某些具体话题

① ② ③ ④ ⑤ 8. 在脑海中创建特定图像或画面

① ② ③ ④ ⑤ 9. 在脑海中重复自己或别人的话

① ② ③ ④ ⑤ 10. 思考某些特殊数字或单词的序列

① ② ③ ④ ⑤ 11. 重新考虑某些具体的想法

① ② ③ ④ ⑤ 12. 反向思考某些想法

① ② ③ ④ ⑤ 13. 分析自己的想法，确定它们现在（或曾经）是否合适

① ② ③ ④ ⑤ 14. 分析自己的想法，确定是不是执念

① ② ③ ④ ⑤ 15. 检查自己的记忆，确定过去是否受到伤害

① ② ③ ④ ⑤ 16. 分析自己的想法或反应是否不合时宜地引起了他人的性幻想

① ② ③ ④ ⑤ 17. 其他：_____

八、保护性强迫行为

① ② ③ ④ ⑤ 1. 质疑他人或自己的记忆，确认自己是否伤害或侮辱过某人（最近或过去）

① ② ③ ④ ⑤ 2. 记录和收集过去事件的信息，确认是否对自己或他人造成了伤害

① ② ③ ④ ⑤ 3. 收集和清除周围可能伤害他人的物品（例如大头钉、剃须刀片、

钉子、火柴、点燃的香烟、玻璃等）

①②③④⑤ 4. 无法使用尖锐工具（如小刀、剪刀等）

①②③④⑤ 5. 确认他人的行踪，确保其没有受到伤害

①②③④⑤ 6. 试图限制他人的活动，防止危险发生

①②③④⑤ 7. 反复警告他人存在潜在的伤害或危险

①②③④⑤ 8. 询问他人你是否安全，或事情是否对你有利

①②③④⑤ 9. 询问他人是否安全，或事情是否对其有利

①②③④⑤ 10. 承认做过你认为可能伤害了他人的事情

①②③④⑤ 11. 列清单

①②③④⑤ 12. 其他：_____

九、聚焦身体的强迫行为

①②③④⑤ 1. 照镜子检查自己的容貌是否有问题 / 瑕疵

①②③④⑤ 2. 检查容貌或身体反应，确认自己的性别身份

①②③④⑤ 3. 强迫性选择穿什么衣服

①②③④⑤ 4. 直接或间接询问他人对你外貌的看法

①②③④⑤ 5. 经常去医院检查自己的外貌

①②③④⑤ 6. 感觉必须通过手术来改善自己的容貌

①②③④⑤ 7. 检查自己的身体是否对称或完美

①②③④⑤ 8. 检查自己的容貌或打扮是否对称或完美

①②③④⑤ 9. 过度理发，或花费大量时间使其变得完美

①②③④⑤ 10. 过度洗发，保持完美

①②③④⑤ 11. 检查身体是否有异味（如口腔、腋窝、生殖器等）

①②③④⑤ 12. 挑破或挤压粉刺或痘痘，使皮肤完美

①②③④⑤ 13. 检查身体的运作情况

①②③④⑤ 14. 去医院检查潜在的疾病

①②③④⑤ 15. 查阅疾病相关的书籍或网络信息

①②③④⑤ 16. 自我检查身体是否有肿块或痕迹，可能意味着某种疾病

①②③④⑤ 17. 经常检查当下是否有某种疾病的相关症状

①②③④⑤ 18. 让家人检查你是否有患病的迹象

①②③④⑤ 19. 与家人和 / 或朋友讨论潜在疾病的症状

①②③④⑤ 20. 量体温

①②③④⑤ 21. 其他：_____

十、囤积 / 收集强迫行为 / 冲动

①②③④⑤ 1. 保留破损、无法修复或无法使用的物品

① ② ③ ④ ⑤ 2. 购买超出合理使用量的物品

① ② ③ ④ ⑤ 3. 从自己或他人的垃圾箱中翻找物品

① ② ③ ④ ⑤ 4. 无法丢弃物品，害怕不慎将重要物品扔掉

① ② ③ ④ ⑤ 5. 不顾一切地省钱（包括极度克己）

① ② ③ ④ ⑤ 6. 保存过多的信息材料（报纸、旧名单、杂志、垃圾邮件等）

① ② ③ ④ ⑤ 7. 仅仅因为物品属于你或你的爱人而保留它们

① ② ③ ④ ⑤ 8. 一定要拥有某套完整的收藏品，即使它并不重要

① ② ③ ④ ⑤ 9. 对某些事情进行详尽的记录或保留具体清单

① ② ③ ④ ⑤ 10. 其他：_____

十一、强迫性打扮

① ② ③ ④ ⑤ 1. 除毛（头发、眉毛、睫毛、生殖部位、身体其他部位等）

① ② ③ ④ ⑤ 2. 抠或啃咬皮肤

① ② ③ ④ ⑤ 3. 啃咬、挑破、修剪指甲或角质层

① ② ③ ④ ⑤ 4. 享受挑破或挤压粉刺或痘疮的感觉

① ② ③ ④ ⑤ 5. 挑破或挤压粉刺或痘疮，认为是在"修复"或"帮助"伤口更快愈合

① ② ③ ④ ⑤ 6. 其他：_____

十二、自残冲动

① ② ③ ④ ⑤ 1. 割伤或刺伤自己

① ② ③ ④ ⑤ 2. 燃烧自己

① ② ③ ④ ⑤ 3. 戳自己（眼睛、耳朵等）

① ② ③ ④ ⑤ 4. 咬自己（如口腔内侧）

① ② ③ ④ ⑤ 5. 其他：_____

表6-3 每日自我监测日志：第1天

日期	时间	事件	仪式行为	花费的时间	焦虑程度

表6-4 每日自我监测日志：第2天

日期	时间	事件	仪式行为	花费的时间	焦虑程度

表6-5　每日自我监测日志：第3天

日期	时间	事件	仪式行为	花费的时间	焦虑程度

FREEDOM FROM
OBSESSIVE-COMPULSIVE DISORDER

07

应对强迫症的方法：认知行为疗法中的认知部分

在执行治疗计划的过程中，恐惧感有时会阻碍你前进的步伐，脑海中似乎有个声音在告诉你，不要冒险进行暴露或在暴露后要立即采取仪式行为，从而破坏你的暴露和反应阻止治疗；或者恐惧所带来的压力太大，让你想要彻底放弃治疗。如果我或我的任意一位同事参与你的治疗过程，我们将根据对你的了解，以及对你的强迫症症状的了解，来帮助你度过这些困难时期。但在自我治疗计划中，这个带去正能量的工作将由你自己完成。借助我接下来所提供的示例脚本，并通过认知技术来分析信念和认知扭曲，你将能够创建适合自己的脚本，来帮助你保持克服强迫症的动力。

认知疗法背后的假设是，你看待世界的方式决定了你对自己和周围世界的感觉，而这反过来又影响你的处世之道。认知疗法的工作原理是帮助你识别大脑的思维模式，包括导致你对世界产生非理性信念的模式，我们称之为认知扭曲。然后，认知疗法通过挑战和改变你的信念，从而改善你对自己的感觉，帮助你拥有更好的生活。举个例子，假设一个有些自卑的年轻人要参加一场重要的会议，他很焦虑，总是担心自己在会议上的表现，在他眼里似乎在场的每个人都能看出来他有多紧张。基于这个想法，他得出结论——他们肯定都认为他能力不够，不想与他交往。认知疗法将帮助他看清事实，即他根本无从知晓是否有人会注意到他的紧张，更不用说每个人了。此外，关于他的能力不足，或仅仅因为紧张而不被人喜欢的结论，从认知疗法的维度来看，也是根本站不住脚的。

确定他的真实想法后，认知疗法将帮助他意识到其推论——没有人愿意和他交往——存在系统缺陷，也就是认知扭曲，从而进一步论证其想法的不合理性。识别出所涉及的具体的认知扭曲后，他便能更好地了解自己犯了什么类型的错误，以及需要做些什么。

在认知疗法所识别的众多认知扭曲当中，以下六种与强迫症有关。当然除此之外，你可能还有其他扭曲的情况，但那些通常与强迫症无关，因此不在本书的讨论范围之内。由于认知疗法依赖于使用逻辑来促进改变的发生，因此很容易误导患者将这些技术用于他们的仪式行为。为了避免这种情况，我将详细解释使用这些技术的时机，以及如何适当使用。浏览以下列表，同时仔细思考下面这些认知扭曲对你的强迫思维有什么影响，你可能会发现自己有不止一种认知扭曲。

常见的强迫症认知扭曲：

❶ 不确定性零容忍

❷ 非黑即白（也称为极端思维）

❸ 主观臆想

❹ 过度重视思想，也称为思想 – 行动融合（thought–action fusion，TAF）

❺ 强烈的控制欲

❻ 夸大责任感

1. 不确定性零容忍

看到这里，你应该已经认识到无法容忍不确定性几乎是所有强迫症症状都具备的核心认知扭曲。要想真正克服强迫症，你知道自己必须接受这个世上不存在 100% 确定的现实。也许你的强迫症症状也涉及下面其他几项认知扭曲，但在强迫症问题中，对不确定性的零容忍是核心，它会直接影响你应对其他认知扭曲的方式，似乎只有建立绝对的确定性，才能满足这些认知扭曲所提出的要求。

前面我们说过，决定忍受不确定性便意味着必须接受损失，而确定这些认知扭曲在你的强迫思维中所起的作用后，你就能更好地了解自己必须放弃什么才能克服强迫症。阅读下列认知扭曲的概述时，请准备好纸和笔。每阅读完一项认知扭曲，结合自己的强迫症，想想这种扭曲是否符合你的强迫思维的特征。如果是，请将其写下来，以便后续能够将该信息整合到你的脚本中。如果你现在手头没有纸和笔，请先准备到位后再继续下面的阅读。

2. 非黑即白（也称为极端思维）

非黑即白思维是许多强迫症问题常见的认知扭曲。在这种思维的驱使下，你做出的每一个决定或判断都处在两个极端，没有中间地带。所有形式的完美主义几乎都是受这种思维扭曲的影响。举个例子，如果你的强迫症焦点在于保持绝对诚实，那么对你来说，所有的谎言都是错误的。任何程度的谎言都会让你成为一个骗子，让你变得跟那些每天满嘴谎言的人一样可恶。

再加上对不确定性的零容忍，完美主义就会从几乎无法实现变成完全不可能，因为你永远无法确定自己想要实现的目标是否有严重的缺陷，无论是从不撒谎，还是一丝不苟地叠好衬衫。

传统的认知疗法试图帮助患者建立不同的、更"合理"的判断标准，使他们不至于过于严苛地批判自己。而在强迫症的治疗中，考虑到患者对不确定性的零容忍，我们的治疗目标有所不同。在行为上，我们要求患者停止使用非黑即白的规则来指导其行为，但不需要改变自我判断的标准，因为这只会导致永无止境的精神上的仪式行为——不断证明自己的

"清白"和自我怀疑。我们的治疗目标是接受自己的判断。所以，如果你是个非常诚实的人，那么你的任务可能是说一整天善意的谎言——例如赞美同事的衣着，而事实上你觉得你同事的品位真的很糟糕。至于你的判断，我们不再试图说服你这不是说谎，而是让你学会像周围的人一样，成为一个"骗子"。再看看你的恐惧等级表，结合恐惧后果及用于消除恐惧的仪式行为，想想其中是否受到非黑即白思维的影响，如果是，也请把它写下来。

3. 主观臆想

在这种认知扭曲中，你不仅在意别人在想什么，还担心他们会对你有负面的看法。我曾经遇到过一位年轻的患者，他就很担心如果他以"错误"的角度看待一个男人，人们会认为他是同性恋。这给他造成了极大的焦虑，让他的处境变得更加复杂，因为他确信自己在面对男人时，那种不适感全表现在脸上了。他总觉得自己焦虑的表情会被其他人误解，从而进一步证明他是个同性恋。

对于有主观臆想的患者，认知治疗师通常帮助他们对他人的想法做出多种假设，从而产生其他可能的解释——无论好坏。这样做的治疗目的是让患者学习如何在不知道别人怎么想的情况下过上自在的生活，即便他们想的是一些可怕的事情。在这种情况下，识别主观臆想也是你接纳不确定性和进行最恐惧的情境暴露时的环节之一。

主观臆想是否对你的强迫症有所影响？如果是，请将其写入影响你的认知扭曲列表中。

4. 过度重视思想，也称为思想－行动融合（TAF）

在这种认知扭曲中，你会倾向于认为思想即是行动。你会花大量的时间试图弄清楚自己为什么会有可怕的想法，以及这是否就意味着你有什么不好的地方。例如，如果你有杀人的念头，你可能会担心自己实际上就是一个暴力或邪恶的人，跟那些谋杀犯没什么两样。这种认知扭曲常见于精神强迫症（如暴力或与性有关的强迫思维）。

如果你也有这样的想法，那么你可能和大多数处境相同的患者一样，犯了同一个错误：认为治疗的目标要么是停止思想，要么是知道它们没有什么重要的意义。正如你的仪式化所表明的那样，要完全了解一个想法的含义是不可能的——对你及对我们所有人来说都是如此。我们的每个想法并非单一存在，其背后有许多相互矛盾的感受和意义。治疗的真正目标是学会接受所有这些意义的可能性——甚至是最坏的可能性。如果思想－行动融合也是你的症状之一，请将其添加到你的列表当中。

5. 强烈的控制欲

这一项与思想－行动融合非常相似。不同之处在于，这里强调的不是你思想的意义，而是你应该能够控制自己的思想或避免产生某些思想观念。如果做不到这一点，就会被解读成可能产生可怕的后果，例如你就是个邪恶的人，很可能就会按照想法行动，或者就是单纯地担心无法控制思想就意味着会永远受其所困。而实际上，这种思想控制是任何人都无法实现的，任何进入你脑海的想法，无论看起来多么邪恶、扭曲或反常，都是正常的。这是精神强迫症中另一种常见的认知扭曲。

对于这种扭曲，治疗的目标不是阻止这些想法，而是学会接受它们的存在，但却不为所动。然而，如果你试图通过强调这些想法的正常性和无害性来实现这一点，那么你依然是在中和自己的情绪，这只会进一步加重你的强迫症。相反，识别这类扭曲并将其加入到你的列表中的目的是提醒自己，控制思想是不可能的，这也会进一步让你意识到暴露是最可行的应对方式。

6. 夸大责任感

过度的责任感让你认为自己有责任保护自己和他人，防止受到任何可能的伤害。而造成伤害的原因将取决于你的强迫症症状。潜在的伤害可能来源于你的行为（例如，肇事逃逸的强迫思维），你注意到的周围的危险（例如，超市地上一块可能伤害到儿童的玻璃），或者你可能会采取行动的侵入性的想法（例如，暴力、谋杀的强迫思维）。未能阻止或试图阻止此类伤害都会引起患者的内疚，就好像你确实造成了伤害一样。

当患者的认知发生扭曲时，从表面上看，这些担忧似乎都是合理的——难道你不应该小心点，不要因为自己的疏忽而伤害到他人吗？难道你不应该关心别人，及时提醒别人有危险，或是直接消除你所注意到的危险吗？与所有类型的强迫症一样，问题在于你的责任感的界限。在你所幻想的解决方案中，你能够为任何情况负责，只要是你能想到的。但你可能也发现了，伴随而来的还有你可能会失败的想法。因此，你的暴露/接受目标将是学会接纳所有人都会犯的不负责任的"罪恶"，这也将成为你的治疗脚本的一部分。

认知行为技术的应用

传统的认知疗法认为，识别自身的认知扭曲会让患者对自己的情绪有一个更理性的解释，从而减少不良情境引起的负面感受。回到上面那个自卑的年轻人的案例，识别出他的认知扭曲属于主观臆想将有助于减轻他在公共场合的焦虑，因为他将意识到并不是每个人都会注意到他的行为，或是对其行为有负面的看法。这种可以预见的焦虑的缓解将使他更容易将自己暴露在公共场合，从而更进一步缓解焦虑。

但这种方法存在两个问题。第一个问题是认知疗法的假设，即逻辑可以改变感觉。请记住，单靠逻辑是无法改变感觉的，就像你不可能因为自己胆固醇高，或是知道吃比萨对心脏不好就开始讨厌比萨的味道；也不可能因为别人告诉你猫很安全，你就从此不再害怕猫了。另一方面，逻辑只能用来决定你是否要听从自己的感受（例如，我想吃比萨，但最好别吃，因为我的胆固醇很高；我怕猫，但如果我接触猫的时间足够长，我的恐惧程度最终会下降）。在这些例子中，逻辑只是建议你违背自己的感受，但情绪反应并不会因为逻辑而立刻发生改变。

对于案例中这个年轻人来说，仅识别出他的认知扭曲可能无法缓解他的焦虑，但却能让他意识到自己的感觉可能与实际发生的情况存在差异。在识别这种认知扭曲之前，他觉得暴露（去参加会议）的结果会是被所有人排斥，而现在，他能够意识到有些人可能会排斥他，但并非所有人，那么这种情况在逻辑上就没那么危险了，因此他也会更愿意去承担暴露的风险，尽管他依旧很焦虑。

认知疗法的第二个问题是其在强迫症治疗中的具体应用。认知疗法的理论观点是，只要理性地分析情境，就能产生合乎逻辑的答案，即你会知道某个想法是不合理的，从而阻止该想法。如果你患有强迫症，这就意味着你可以与某种确定性共存。认知疗法中通过理性思维建立确定感的诱惑，对强迫症患者来说非常有吸引力。

但为了建立认知疗法中的这种确定性，强迫症患者将这些技术转化成了仪式行为，试图通过理性分析来消除自己的强迫思维与恐惧情绪。他们的思维模式再清晰不过了："我知道××不可能是真的。但如果我错了，××万一是真的呢？"幸运的是，认知技术是可以用于治疗强迫症的。那么具体应该使用哪些技术，以及如何使用呢？指导原则很简单：该技术是支持暴露还是支持中和行为？

通过这个简单的问题，我们可以判断如果该认知技术支持中和行为，其作用是：（1）试图让你相信恐惧后果是不太可能发生的；或（2）为你提供一个理由，说服你不必担心强迫思维或焦虑。而如果是支持暴露，该认知技术必须是鼓励你直面恐惧，与此同时还要提醒你这样做的后果和风险。

　　这就意味着，识别出认知扭曲不是为了最终将其视为不合理的情况而忽略，不是为了改变你的感受，也不是为了让你获得某种程度上的确定感。以上所有这些都是中和行为的目的。如果以这种方式运用认知行为技术，那么你不过是给自己增加新的仪式行为罢了。相反，了解这些认知扭曲的目的是让你明白，要想克服强迫症必须接受哪些损失。案例中的年轻人不仅要接受不确定的生活，还要接受另一种可能性，即有些人确实会注意到他的行为，并且其结果很可能是负面的。

　　认知疗法包括许多技术，可以帮助识别患者的认知扭曲，然后根据识别结果来指导后续的治疗计划。由于认知疗法依赖于逻辑，因此对于如何使用这些技术需要多加小心。强迫症患者很容易将其错用于中和强迫行为，而非用于支持暴露。许多治疗师可能也会犯这个错误，有些甚至还采用了不适合强迫症的认知治疗技术。

　　例如实验法（Experimental Method），你可能在其他地方了解过这项技术，但它并不适用于强迫症的治疗。乍一看，实验法似乎是暴露治疗和认知技术之间的理想结合。这个方法通常要求患者暴露在触发其强迫性恐惧的情境当中。因此，如果你的恐惧来自肇事逃逸的强迫思维，你会被要求去驾驶车辆。而问题出在下一个步骤。他们会让你将这次暴露视为一次实验，去验证你对暴露结果的假设或猜想。在这个模型中，如果最终没有发生任何灾难，那么你应该就能相信自己的恐惧是毫无根据的。从本质上讲，平安无事的结局应该能同时消除你的恐惧和不确定感。但你更清楚——没有什么是100%确定的。你可能也发现这种方法的缺陷了。首先，你会想这次没有出现负面结果可能只是运气好，因此你会认为进一步的暴露只会增加风险。其次，这个方法不能应用于暴露后无法立即显现结果的情况（例如，如果我触摸了那里，我可能会感染艾滋病，而潜伏期可能就有六个月；如果会导致癌症，那可能也要几年后才发现）。最终，我们还是要学会与风险共存，任何实验都无法真正证明灾难不会发生，没有人能保证你永远不会出车祸，家里永远不会着火，或是永远不会伤害到别人的感情。

记住，暴露不是为了创造确定感或安全感，而是帮助你学会与引发恐惧的不确定性共存，就像接纳其他所有非强迫症所聚焦的不确定性一样。因此，实验法并不适用于任何强迫症的治疗。

尽管实验法不是治疗强迫症的好方法，但还有其他认知行为技术可供选择。下列这些技术既可以用于前期方案的设计，也可以贯穿整个治疗计划的实施；可用于设计治疗过程中的激励脚本，让你保持持续的动力和决心来实施整个治疗计划。然而，如果使用不当，其中任何一项技术都有可能对治疗产生反作用，因此需要同时关注它们的正确与错误应用情况。

强迫症的认知技术及其正确应用：

❶ 箭头向下／垂直箭头／假设分析技术

　应用：用于识别暴露后的恐惧后果。这项技术可应用于想象暴露脚本及成本效益分析。

❷ 调查研究法

　应用：无法确定是仪式行为还是"正常"行为时，可用于识别反应阻止的仪式行为。

❸ 双重标准法

　应用：无法确定是仪式行为还是"正常"行为时，可用于识别认知扭曲和反应阻止的仪式行为。

❹ 苏格拉底式提问

　　应用：促进患者接受认知扭曲和反应阻止的无效性，以此来支持暴露和反应阻止治疗。

❺ 成本效益分析

　　应用：提醒患者治疗能获得什么，以及放弃会失去什么，以此来支持暴露和反应阻止治疗。

❻ 声音外化法

　　应用：教授患者与强迫症进行对话，以此来支持暴露和反应阻止治疗。

❼ 转移和重塑焦点

　　应用：延迟阻碍反应阻止的冲动，以此来支持暴露和反应阻止治疗。

箭头向下技术（也称为垂直箭头或假设分析技术）

　　治疗计划成功与否取决于你对强迫症背后的恐惧后果和认知扭曲的理解。了解得越多，你就越能：

　　1. 完善你的问题（是否愿意试着接纳不确定性）。有些患者的治疗之所以没有成功，是因为他们始终没有理解治疗的目标是学会与不确定性共存。深刻理解该问题后，你才能更好地了解自己必须接受什么，以及治疗计划中要做些什么。如果跳过这一步，你所执行的可能是一个自己都尚未真正接受的计划。

　　2. 创建想象暴露脚本，其中包含更多反映你真正情绪的细节。脚本中细节越多，其促进你接受和习惯自身恐惧的效果就越好。

通过箭头向下技术，以上所有这些信息都可以从你的恐惧后果、仪式行为及消极回避举措中获得。应用这项技术时，想象一下你正处于一个非常焦虑的境地，如果不采取仪式行为会发生什么？你所恐惧的哪一个后果会成真？现在，再想想你打算如何应对这个后果，如果采取行动后最终结果依旧很糟糕怎么办？不断地思考这个过程，直到无法继续。最后想到的那个"灾难"就是你的终极恐惧后果。

在传统的认知疗法中，患者还会被要求预测过程中每一个不良后果发生的概率，以此来推断他们最担心的结果几乎不可能发生。你不需要这样做，因为这些概率很可能会成为自我安慰的理由，从而又让你陷入无限的循环——这应该不会发生，但它有可能会发生，不过应该不会……删去预测概率这部分后，箭头向下技术便不再涉及中和行为。

为了帮助你更好地应用箭头向下技术，我们来看看该技术在爱丽丝的强迫性检查车门中的应用。在公共停车场，爱丽丝会花五分钟到半小时的时间盯着她的车看，以确保车门完全锁好；而当她最终离开停车场前往目的地时，她会再花十到二十分钟时间不断提醒自己她看到车门是锁好了的。我们注意她所采取的步骤：首先，她试想了不锁车可能导致的最坏的结果；接下来，她查看了自己所采取的仪式行为及其作用；最后，通过这些信息，她确定了自己的认知扭曲、恐惧后果，以及放弃仪式行为后她必须面对的事情。

箭头向下技术在强迫性检查车门中的应用示例：

事件

❶ 如果不检查车门是否锁好，门就有可能是开着的，报警器就不会响。

❷ 如果车门真的没有锁好，小偷可能会打开车门，而报警器不会响。

❸ 小偷可能会偷走车牌和保险卡，这都是我的错。

❹ 小偷可能会启动车辆，然后直接把车开走，这都是我的错。

❺ 如果小偷偷走了车，我就必须去保险公司报案，还要换一辆新车。

仪式行为	作用
检查门锁	预防不良后果
试图说服自己车门已经锁好了	通过分析获取安全感

认知扭曲：对不确定性的零容忍，夸大责任感

恐惧后果：汽车、车牌和保险卡被盗，都是我的错

放弃仪式行为意味着：不确定车门是否锁好；不负责任

现在用箭头向下技术来——一分析你的恐惧等级列表（表7-1），从最困难的部分开始。想想每个情境所对应的不同的仪式行为。试着问自己以下问题，并将答案记录下来：假设面对着列表中的任一情境而不采取仪式行为，你会害怕产生什么后果？可能会发生什么？你会生病吗？你的

房子会被烧毁吗？你会做一些可怕的事情吗？生活从此会变得悲惨吗？

不要止步于此。接下来会发生什么？你会生病，然后呢？房子被烧毁后的第二天你会做什么？如果生活变得很悲惨，你又将如何继续？还有，你的生活究竟是怎么变得悲惨的？继续问下去，直到无法再进一步。你的最后一句话可能类似下面任意一种："我会死于艾滋病"；"这场火灾会让我的家人丧生，所有人都会知道我是罪魁祸首，我将在监狱中度过余生"；"我会犯罪，进监狱，最后下地狱"；或者"这些想法将永远伴随着我，让我无法享受任何事情，永远无法找到最佳状态"。确定了你的主要恐惧后果之后，还有许多工作要做。一般情况下，你的恐惧后果与可能发生的事件相关。进行暴露和反应阻止训练时，这些后果发生的概率会更小，对此你需要做好准备。要真正确定这些后果，你需要审视这些情境中自己所采取的所有仪式行为，并确定每个仪式行为对消除强迫思维的作用；而进行反应阻止训练时，所有这些作用都无法实现。这是一种恢复性的仪式行为吗，例如大扫除使房子恢复整洁？还是说它的目标是分析现状，然后再确定是否安全？如果你的强迫性清洁行为旨在净化环境，以达到预防疾病的目的，那么暴露和反应阻止训练不仅意味着每个人都可能生病，还意味着你所处的环境将永远受到污染。你想阻止自己的想法吗？那么反应阻止就意味着你的想法永远不会停止。如果进行了暴露和反应阻止训练，且你最害怕的事情没有发生，你将面临什么？你将面临的是确定感的缺失，以及学会接纳不确定性。要想克服强迫症，这是你必须承担的结果。请将此信息记录在仪式行为及其功能的表格（表7-2）中。这就是你接纳不确定性的结果。

表7-1 箭头向下技术记录表

事件
1.
2.
3.
4.
5.
6.
7.
8.
9.

仪式行为　　　　　　　　　　　　　　作用

1. ＿＿＿＿＿＿＿＿＿＿＿＿＿＿　　＿＿＿＿＿＿＿＿＿＿＿＿

2. ＿＿＿＿＿＿＿＿＿＿＿＿＿＿　　＿＿＿＿＿＿＿＿＿＿＿＿

3. ＿＿＿＿＿＿＿＿＿＿＿＿＿＿　　＿＿＿＿＿＿＿＿＿＿＿＿

认知扭曲：

恐惧后果：

放弃仪式行为意味着：

表7-2 仪式行为及其功能

仪式行为	作用	认知扭曲	克服强迫症必须接受的损失

回顾一下你所写的内容，看看除了对不确定性的零容忍之外，你是否还依赖于任何其他的认知扭曲。其中可能就包含了一遍又一遍出现的强迫思维。

你对该问题——是否愿意接纳不确定性的理解越深刻，你所做的接受的决定就越有意义。为了加深理解，你可以问问自己，当看到自己的核心恐惧时，你能够识别出哪些认知扭曲，非黑即白思维？思想-行动融合？夸大责任感？每个认知扭曲中都包含了一连串不可能的要求，那些你为了缓解恐惧而一直追求的要求。你未来的自由和幸福不能建立在实现这些不可能上。记录下你识别出的所有的认知扭曲。治疗期间，另一种鼓励自己的方式就是不断认识并接受现实，即强迫症的目标是不可实现的，例如 100% 确定或控制自己的想法。

调查研究法

由于强迫行为持续了很长一段时间，你似乎已经不知道什么是"正常"行为了。调查研究法就是帮你解决这个问题的方法。调查研究法的操作很简单，只需要将你的想法和行为与他人的进行比较即可。该方法背后的原理是多数原则，即面对触发强迫症的情境时，参考大多数人的反应去应对。

在强迫症的治疗计划中，如果使用得当，调查研究法可以帮助你识别需要阻止的仪式行为，因为其他人并不会这么做（例如，非强迫症患者不会绕着他们的车走五圈后才离开）。然而，如果你希望通过调查研究法来寻求安全感（例如，心想：这一定是安全的，因为其他人也是这么想的），那么这个方法本身也就变成另一种仪式行为了。

如果将调查研究法用作拒绝暴露和反应阻止训练的理由（例如，没有人会去主动触摸厕所马桶，或是上完厕所每个人都会洗手），那么这个方法可能会反过来阻碍你的康复。

因为这样做犯了三个错误。首先，你选择性地使用了调查研究法——也就是说，你用它作为逃避暴露和反应阻止训练的理由，而不是停止仪式行为（例如洗手 20 分钟）的理由。其次，你可能没有意识到，"正常"人说的不一定是实话。例如，很多人会告诉你，他们不会用碰过垃圾桶的手去拿吃的东西。有污染强迫症的你听到这个，我又让你去触摸垃圾桶，你肯定会告诉我："即使是正常人也不会做这样的事情。"但实际上，那些"正常"人会在离开家去上班的时候，顺手把垃圾扔掉，然后在路上买早餐吃，这期间他们并没有洗手。因为他们没有强迫症，他们根本没有去关注自己在做什么，也不在乎做了什么。最后，你忽略了一件事，那就是康复跟节食一样——你不可能一下子就从暴饮暴食到正常饮食，而是从慢慢少吃开始。

回顾一下你的仪式行为，其中是否有你认为"正常"且不应该去改变的？如果有，试试调查研究法，看看你的行为方式是与非强迫症患者相同还是过度了。如果是后者，那么这项行为应该被纳入你的反应阻止训练，这会给你带来更长远的帮助。

双重标准法

双重标准法是认知技术中的另一种工具，你可以用这个方法来审视自己的行为，从而判断是否对自己使用了比他人更高的标准（例如，心想：别人犯错可以原谅，但我不能）。如果你的认知扭曲包含夸大责任感，那么双重标准法就能帮助你识别该扭曲。与调查研究法一样，双重标准法可以帮助你面对强迫症的症状，但从逻辑上也有可能会让你屈服于强迫症。在常规认知治疗中，双重标准法通常用于消除负面的自我评价。举个例子，假设你在工作中犯了一个错误，你可能会责备自己一整天，而双重标准法可以帮助你认识到，如果是其他同事犯了同样的错误，你会认为他们根本不需要耿耿于怀。想到这一点，你就会试图说服自己，你犯的错误并没有那么严重，你应该原谅自己。

对于非强迫症问题，改变患者的想法确实是个良好的开始（例如，心想：如果我认为别人的错误可以被原谅，那么我也应该原谅自己的错误，这样才是合理的），但如果这样的想法是你的强迫症症状之一，那么这种使用双重标准法的方式就是中和行为。然而，只要稍加修改，就能将其用于支持暴露训练。假设你有这样的想法：我可能是个坏人，因为我没有检查炉灶，万一着火了，公寓楼里的每个人都会死。采用经典的双重标准法之后，你可能会想：如果其他人离开公寓时没有检查炉灶，我不会因此就认为他们是坏人，所以我也不是。这种想法就是中和行为，最终只会导致无尽的"如果……怎么办"循环。要想使其支持暴露训练，你需要将其改为：为了对抗强迫症，我必须像其他人一样生活，不再反复检查炉灶，即使这意味着我可能会做坏事。在修改后的陈述中，你会根据自己对别人的标准来改变你的行为，但与此同时，你也将自己暴露在了你会做坏事的可能性中。

回顾表 7-2 仪式行为及其功能。使用双重标准法后，你可能会发现夸大责任感也是你的认知扭曲之一。如果是这样，那么要想克服强迫症，你必须接受什么？请把它记录在你的列表中。

苏格拉底式提问

苏格拉底式提问指的是通过逻辑分析来检验患者观念的有效性。在传统的认知疗法中，确定患者的认知扭曲和不良观念之后，苏格拉底式提问会将重点放在找寻真相上，让患者意识到其观点缺乏证据支持。

许多患者会发现这种方法非常诱人，因为在这种情况下，苏格拉底式提问的目的就是让你相信自己的观念和恐惧都是不合理的。在经典的认知疗法中，这种提问的方式应该能减少你的恐惧，其核心依旧是中和行为，是分析和弄清楚情况的一种形式。

苏格拉底式提问也可以用于暴露训练。例如，看到这里的时候，如果我已经成功让你相信，康复的前提是要接纳不确定性，那么你应该就能从文字中体会到苏格拉底式提问的力量了。通过强调强迫症目标的不可实现性，该方法才能对暴露训练起到正面作用。举个例子，我有一位污染强迫症患者，她不敢触碰家里的一个门把手，每次都尽可能避开它，万一碰到了，她会立即洗手，以防"污染"蔓延。通过苏格拉底式提问，我发现她的仪式行为是自相矛盾的。我们的对话如下：

我：所以你认为只要避免接触门把手，或任何可能接触过门把手的东西，这样你就不会传播"污染"了，是吗？

患者：是的，我不想让任何人生病。

我：为了确认家人是否触碰了门把手，你是否时时监视着他们呢？

患者：哦，是的。如果我知道他们碰过了，那他们就必须马上洗手。

我：那如果你不在家，怎么办？

（患者没有回答，但这就意味着她不知道发生了什么。）

我：另外，如果你在楼上，他们有没有可能也碰了那个门把手，只是你不知道呢？

患者：有可能。

我：你觉得这种情况有没有发生过？如果发生过，没有了你的强烈要求，你认为他们会立刻去洗手吗？

患者：我很确定这种情况发生过，而且他们不会去洗手的，我敢打赌我不在的时候他们肯定不会立刻去洗的。

我：所以这就意味着你的房子已经被他们"污染"了，而你接触了他们碰过的其他东西，所以你也传播了"污染"。从根源上看，我要求你做的事情——彻底"污染"你的房子——已经完成了。唯一的区别在于你是否意识到了。

患者：嗯，是的，但至少最初的污染源与我无关。

我：当然与你有关了。你刚刚已经承认当你在楼上时，他们可能会去触摸门把手，但你却什么都没做，因为你根本没有注意到。如果你真的要保护你的家人，你应该时时刻刻保护他们。你可以在门上放一个警报器，这样只要他们接触门把手，你就可以听到了。所以事实是，你前后矛盾了。

在这个对话中，你可以看到我是如何通过逻辑提问，来确定患者的房子实际上已经被完全"污染"了。注意，这期间没有任何迹象表明她的家是绝对安全的，否则就又回到中和行为了。我们的目的就是帮助她看到，那些看起来很可怕的暴露其实已经成为她生活的一部分了。

苏格拉底式提问让她意识到，如果要屈服于自己的恐惧，那她所采取的仪式行为远远不够。如果她要进一步完善自己的仪式行为，以确保房子"更安全"，我会继续使用苏格拉底式提问来找到她推理中的漏洞。最终，她必须承认自己的仪式行为不过是自欺欺人罢了，她永远无法通过"足够"的仪式行为来真正保护她的家人，因此她需要下定决心学习如何承担风险，而不是规避风险。

至于前后矛盾。许多患者可能已经意识到自己的预防措施也是自相矛盾的。这很正常，因为非强迫症患者也常常出现自相矛盾的情况，只是他们并没有意识到，实际上他们经常违反自己口口声声告诉你他们所遵循的规则。你和"正常"人的区别主要在于矛盾的程度。在强迫症问题中，行为的一致性是衡量问题严重程度的标准。前后行为越一致，你的强迫症问题就越严重，因为这意味着更多的仪式行为、更多的焦虑以及更多的功能障碍。

再次审视你所有的仪式行为，但这一次试着找找前后矛盾的地方，以及那些最终并没有给你带来预期结果的行为。你可能会经常忽略这些矛盾，没有关系，但你需要知道这些矛盾的存在，因为它们意味着你的仪式行为并没有达到你想要的效果，这很可能成为你冒险进行暴露训练的另一个理由。我建议你将苏格拉底式提问的内容写下来，因为这样会更清晰、更容易操作。另外，你也可以将自己所写的内容加入到脚本当中。

如果你还没有下定决心接纳不确定性，那么现在就先不要使用这个方法，因为在没有准备好的情况下，苏格拉底式提问可能对你并没有什么帮助，甚至还可能让你变得更加焦虑。

成本效益分析

一般情况下，考虑放弃治疗时，你似乎是在地狱般的治疗和原本舒适的生活之间做选择。成本效益分析是一种可以帮助你保持治疗积极性的方法，它会提醒你，治疗之外的生活也是地狱，而且更糟糕的是，不管你付出多少努力，经历多少痛苦，你的仪式行为都无法给你带来安全感。

说到底，治疗过程和仪式行为，这两者都不容易；而它们的主要区别在于，拒绝治疗所导致的痛苦和仪式行为是永久的，而治疗过程中出现的痛苦和仪式行为是暂时的。

成本效益分析的第一步是罗列出因为强迫症你都失去了什么。表 7-3 和表 7-4 是暴露和反应阻止动机表。表 7-3 的重点是填写强迫症给你造成的损失。大多数时候，一想到强迫症，你就会想到痛苦，以及所有你必须屈服于强迫症症状的原因。这张表格的目的是让你看清楚，自己是如何被强迫症所伤害的，强迫症对他人造成的伤害不在这张表的讨论范围之内——这是表 7-4 的内容。思考强迫症让你失去什么时，务必尽可能详细地说明这种损失带给你的痛苦。举个例子，当你想说强迫症阻碍你赚更多钱的时候，具体的说法就是，强迫症阻碍了你的职业发展，让你失去了升职加薪的机会，以及对于无法赚到更多钱，你的感受如何。这个具体化的过程非常重要——即使这会让你感到不安。在下一章中，你将使用这些事实和详细的场景来创建自己的激励脚本，以鼓励自己继续进行自我指导的暴露和反应阻止治疗计划。

表7-4与表7-3非常相似，但这张表的重点是填写强迫行为对你所爱的人造成的伤害。我知道伤害他人并不是你的本意，但这是强迫行为无意中造成的结果——即使你选择逃避或采取仪式行为的最终目的是"保护"他们。再次提醒，你填写的内容要尽可能具体，这样你才能全面了解强迫症是如何影响你和周围人的生活的。

有位患者曾与我分享过他的一次经历，那次他把自己锁在了浴室里，当他七岁的儿子敲门时，他告诉儿子自己正在上厕所。但后来他的儿子开始用力地敲门，在门口抽泣流泪，因为他知道自己的爸爸正在进行仪式行为。这位患者让这种双方都很痛苦的情况持续了20分钟，这段记忆至今让他感到十分羞愧。治疗过程中，每当他忍不住想采取仪式行为时，我都会提醒他想想这段经历，因为这就是他必须与强迫症做斗争的理由。

填完这两张表格后，你就可以正式开始分析成本效益了。具体可以参照表7-5的成本效益分析示例，整合好你自己的信息，完成表7-6。

接下来，我们来思考一下拒绝治疗和维持强迫症的利弊。结合到目前为止你所收集的信息，有些弊端已经显而易见了，例如，你在仪式行为上浪费的时间，因为消极回避而失去的东西，以及仪式行为及其功能表上的其他内容。再想想是否还有其他的弊端。比如因为某个仪式行为，你的恐惧后果是否更有可能发生了？一些强迫症患者非常努力地让自己不在工作中犯错误，但由于用力过度，他们最终因为效率太低而丢掉了工作；有肇事逃逸强迫症的患者由于频繁查看车辆的后视镜，实际上更有可能发生交通事故；因为彻底清洁的难度太大，你的房子是否反而变得一团糟了？反过来，因为某个仪式行为，你的恐惧后果是否更不容易发生了？除了这些弊端之外，还有一个非常残酷的现实，那就是你的朋友和家人可能会因此失去对你的尊重，或者频繁和他人抱怨你的行为。除此之外，你还能想到其他弊端吗？

下一步，我们来想想拒绝治疗的好处，并将其记录下来。回顾你在应用箭头向下技术时的分析，想想那些你必须放弃的幻想。接受治疗是否总会让你担心自己不负责任，或者你的房子一直很脏？退一万步来说，拒绝治疗的好处之一就是可以避免暴露和反应阻止训练带来的痛苦。

现在请你把克服强迫症的好处和坏处都写下来。如果其中的好处包括焦虑感的减少及能够拥有更多的空闲时间，那么仔细想想，这多出来的空闲时间你要做些什么。如果还不知道怎么回答这个问题，那你恐怕需要好好考虑一下了。毕竟，我们摆脱强迫症的主要目的就是让生活变得更加有趣和充实。如果不是为了这个，我们又何必大费周章呢？

表7-3　暴露和反应阻止动机：强迫症给你造成的损失（一）

说明：大多数时候，一想到强迫症，你就会想到痛苦，以及所有你必须屈服于强迫症症状的原因。这张表格的目的是让你看清楚，自己是如何被强迫症所伤害的，强迫症对他人造成的伤害不在这张表的讨论范围之内——这是另一张表格的内容。思考强迫症让你失去什么时，务必尽可能详细地说明这种损失带给你的痛苦。举个例子，当你想说强迫症阻碍你赚更多钱的时候，具体的说法是，强迫症阻碍了你的职业发展，以及你是如何失去这些就业机会的。表格中所列举的内容仅供参考，有任何想法都可以记录下来，如有必要，可另附纸张。

失去/浪费的时间：

因为强迫症，我错过了：

羞于启齿的经历：

因为强迫症，我没能及时：

经济/事业的损失：

破坏/终结的亲密关系

罪恶感：

其他损失：

表7-4 暴露和反应阻止动机：强迫行为对你所爱的人造成的伤害（二）

说明：大多数时候，一想到强迫症，你就会想到痛苦，以及所有你必须屈服于强迫症症状的原因。这张表格的目的是让你看清楚，屈服于强迫症会对你所爱的人造成什么样的伤害。思考强迫症让你失去什么时，务必尽可能详细地说明这种损失带给你的痛苦。举个例子，当你想说自己错过了某些事情的时候，想想具体是什么事情，以及你所爱的人的感受如何（例如，你的行为导致孩子在某个场合迟到了，他可能对此感到很失望）。表格中所列举的内容仅供参考，有任何想法都可以记录下来，如有必要，可另附纸张。

强迫他们执行仪式行为：

我对强迫症的执着伤害了他们：

导致他们迟到或错过某些活动：

因为专注于强迫思维而忽视了他们：

其他强迫性要求伤害了他们：

为了逃避某些情况而忽略了他们：

强迫症导致的愤怒伤害了他们：

其他：

表7-5　成本效益分析示例——接受治疗vs拒绝治疗

接受治疗	拒绝治疗
好处：	好处：
1. 摆脱焦虑感	1. 不必经历艰难的治疗过程
2. 有更多时间做自己喜欢的事情	2. 不必支付治疗费用
3. 摆脱痛苦的仪式行为	3. 最担心的后果发生的概率更低
4. 不必再掩藏自己的强迫症症状	
5. 能去公共场合且不必回家采取仪式行为	
6. 不必特意避开某些地方	
7. 能够使用公共厕所而不用一直憋着	
8. 孩子们不必为了我执行某些仪式行为	
9. 孩子和配偶都会尊重我	
坏处：	坏处：
1. 治疗过程很艰难	1. 还得继续仪式行为以及浪费时间
2. 我最担心的事情可能会发生，即每个人	2. 会继续对家人产生负面影响
都可能会感染艾滋病	3. 会继续把钱浪费在购买多余的肥皂、
3. 治疗可能无效	酒精、纸巾和清洁用品上
4. 治疗需要花很多钱	4. 会继续感到焦虑
	5. 由于经常无法确定仪式行为是否完成
	到位，我最担心的事情可能会发生，即
	每个人都可能会感染艾滋病

　　应用箭头向下技术所推理得出的内容也可以用于此表。在爱丽丝的箭头向下分析中，她最害怕的结果就是她的汽车被盗，只能去保险公司索赔。而在她的成本效益分析中，她发现汽车被盗跟终身受强迫症折磨相比，并没有那么可怕。这种想法让她感觉轻松了不少，因此成为她接受治疗的原因之一。感觉轻松并不意味着就是中和行为，中和行为所追求的轻松感需要确保最严重的后果不会发生。

表7-6 成本效益分析表——接受治疗vs拒绝治疗

接受治疗	拒绝治疗
好处：	好处：
1.	1.
2.	2.
3.	3.
4.	4.
5.	5.
6.	6.
7.	7.
8.	8.
9.	9.
坏处：	坏处：
1.	1.
2.	2.
3.	3.
4.	4.
5.	5.
6.	6.
7.	7.
8.	8.
9.	9.

声音外化法

认知疗法的主要目标是帮助你停止对自我否定的想法做出反应，这些想法都是由认知扭曲引起的，且通常是不受控制的。而声音外化法作为一种认知技术，可以帮助激发你的动力，将消极思想确定为敌人，从而与之对抗。我的一位患者黛博拉就曾使用声音外化法来解决自己不自信的问题，这虽然并不是强迫症的症状，但许多强迫症患者也有类似问题。

我一直以为自尊心是必须努力去获得的东西。我的大脑里一直有一个非常严格的批判者，他几乎否定了我所做的一切。但在过去的一周里，我的大脑里出现了不同的想法——也许这个批判者是我的敌人。而且，这些年来我一直在犯一个错误，那就是自尊心不是必须去获得的东西，而是需要去培养和呵护的东西，以防被敌人伤害，就像保护自己的孩子一样，以免他被过分挑剔的成年人所伤害。

由于不自信，黛博拉一直不敢进一步发展自己的事业。自从将负面的自我评价视为敌人（内在批判者）后，黛博拉改变了她对冒险的看法。与其试都不试就承认自己是个失败者，不如将提升事业的机会视为一种挑战——一场与内心负面声音对抗的战争。我们来看看这是如何支持暴露训练的：将这些负面的自我评价转化为敌人并不能保证她的职业生涯一定会成功，但这样做给了她改变的动力，毕竟没有人会听从敌人的建议。

许多患者经常会将强迫症视为另一个自己，另一个寄居在自己体内的怪物。编写自我鼓励脚本时，请参考成本效益分析中的信息，你要将强迫症变成你的敌人，一个从你身边夺走一切的敌人，一个为了满足自我需求把你当作奴隶的敌人。

通过这种方式，你就能提醒自己：强迫症不是另一个你，而只是你所面对的一个问题。

转移和重塑焦点

转移和重塑焦点是一项涉及具体行动的技术。强烈的仪式行为和逃避的冲动告诉你，你必须屈服，因为你根本无法忍受焦虑，哪怕是一分钟。一般情况下，如果你能找到一种延迟屈服的方法，那么仪式行为的冲动就能从强烈的渴望转变为可以应付的状态。

转移和重塑焦点的目标有两个。减少冲动是其一，但却不是最重要的。其主要目标是延迟仪式行为，并且在面对焦虑和仪式行为冲动时，尝试履行自己的社会功能。如果你并不是非常在意强迫思维或情绪是否会永远存在，那么偶尔让这些想法偏离一下自己的主观意识也无伤大雅。但如果你的恐惧后果之一是某种思维或情绪将永远存在，或者当你发现自己判断转移和重塑焦点是否成功时，关注的是它是否减少了你的仪式行为冲动，而不是是否推迟了仪式行为，你就需要对这个方法加以修正，以防其偏离主要目标。尝试延迟仪式行为时，选择一个与你的恐惧相关的词语，并简单录制一段录音。例如，如果你的强迫思维与暴力思想有关，你可以选择"谋杀"这个词语。这个词语可以是任何东西，甚至只是一个简单的"它"，因为你很清楚"它"代表什么。录音时可以参照下列步骤：

单个词语暴露脚本

1. 说出这个词。

2. 等待 30 ～ 40 秒。

3. 重复这个词。

4. 等待 50 ～ 70 秒。

5. 重复这个词。

6. 等待 20 ～ 40 秒。

在尝试延迟仪式行为时，听这段录音也是暴露和反应阻止练习的一部分，这段录音将你的想法或感觉直接放到了台面上，从而让你根本无法忘记该想法或感觉，这种方式有助于防止延迟成为一种新的中和行为。单个词语的暴露脚本也是建立"十分钟思维框架"的重要工具，有关这部分的内容在后文中我们会再详细探讨。

请注意，许多患者在使用这项技术时，并未真正理解其内涵，他们误以为其目标之一就是让自己摆脱担忧或者帮助自己控制思想。如果是这样，那就又变成中和行为了。当患者的恐惧后果之一是其强迫思维或情绪永远不会消失时，这种情况尤为普遍。

接纳与承诺疗法

接纳与承诺疗法（Acceptance and Commitment Therapy，ACT）是一组基于关系框架理论的认知行为技术。接纳与承诺疗法完全可以作为一个独立的篇章，但我将其包含在这一章中，是因为接纳与承诺疗法并非完全适用于强迫症的治疗。你已经了解了认知疗法包含许多不同的技术，但并非所有技术都适用于强迫症，不适用的技术就需要加以修改，接纳与承诺疗法也是如此。通过合理修改，接纳与承诺疗法也可以作为我们对抗强迫症的有力武器，为引发强迫症特征的认知扭曲提供合理解释。

接纳与承诺疗法由斯蒂文·海斯（Steven C. Hayes）创立，其核心理念非常简单：我们的生活并不总是幸福的，每个人的生活中都会有苦难。基于这一点，任何治疗的目标都不可能是维持永恒的幸福。而另一方面，我们应对生活和个人思想的方式会影响这些苦难，使其变得更好或者更糟，因此治疗的重点应当是接受你无法改变的事情，并学习如何抱着正念活在当下。为了帮助人们实现这一目标，接纳与承诺疗法包含六个核心过程：接纳（Acceptance）、认知解离（Cognitive Defusion）、认定价值（Values）、承诺行动（Committed Action）、以己为景（Self as Context）以及正念（Mindfulness）。实践这六个过程中的任意一个过程时，我们都能明显感觉到接纳与承诺疗法与我们的计划是相辅相成的。但是，有一点例外！虽然接纳与承诺疗法是认知行为疗法的一部分，一个好的 ACT 治疗师也会将暴露和反应阻止训练纳入治疗方案，但接纳与承诺疗法是一种自上而下的治疗方法；也就是说，ACT治疗师希望帮助你改变对一切事物的整体看法，从而使暴露和反应阻止训练的过程变得更容易、更自然。改变你看待世界的方式也是我们的治疗目标之一，但我们必须采取自下而上的方式；我们认为，强迫症对你生活造成的干扰太多了，以至于我们根本无法从其他任何地方开始。这就好比帮助一个喝醉了的酒鬼解决其生活问题——很显然，解决其他问题之前，我们得先帮助他清醒过来，否则一切只是徒劳。从这个角度来看，强迫症也是如此。

既然如此，你可能就有些疑惑了，那我们为什么还要讨论接纳与承诺疗法呢？有两个理由。首先，将接纳与承诺疗法的治疗原理融入自下而上的方法可以提升治疗效果，同时当强迫症症状得到合理控制后，继续采用接纳与承诺疗法能够帮助你进一步改善自己的生活。其次，许多认知行为治疗师在设计治疗方案时，都会涉及接纳与承诺疗法，因此你要了解他们是在为你量身定制接纳与承诺治疗方案，还是试图让你去适应固有的治疗模板，这一点非常重要。现在让我们来一一分析这六个核心过程，看看如何修改才能让它们适应你的需求，而不是让你去适应它们。

接纳（Acceptance）：在接纳与承诺疗法中，接纳的内在逻辑是，任何试图避免或摆脱痛苦的行为都只会加深痛苦。这并不是说接纳就意味着放弃挣扎，从此带着痛苦生活。相反，接纳与承诺疗法是帮助你识别各种你认为难以接受的事物，无论是你的强迫症、人际关系、自尊心，还是其他任何事物。毋庸置疑，面对患者的时候，所有这些信息都是我最想获得的，正如前面我们提到的，治疗就是从患者认为最困难的问题开始。对于强迫症患者来说，最困难的问题通常就是他们的强迫症。既然你正在读这本书，那么很显然强迫症对你来说也是个大问题。结合每个患者不同的状况，我们可以先从更狭义的角度来看待接纳。当然，强迫症症状得以控制之后，你可能也会想继续进行接纳与承诺治疗。

　　我希望你接纳的第一个概念是，生活的本质就是充满不确定性。这个概念不仅仅针对患有强迫症的你，对每个人而言都是如此。接纳不确定性的同时，也是接纳另一个现实，即你所担心的后果是有可能发生的——例如你可能会杀死自己的配偶，你可能会患上癌症，你的房子可能会被烧毁。听到这些时，无论是患者还是非患者，应该都会感到不寒而栗。很显然，没有人希望发生这些事情，但我们的治疗目标之一就是探索应对最坏情况的方法，而不是在发生这种情况时选择放弃。在本书的第三部分，我们会再具体探讨如何应对你所有的恐惧后果。而现在，你可能还在怀疑自己是否能够真的接纳不确定性。

　　我相信你可以的。尽管我们还没有见过彼此，但请允许我猜测一下：你肯定不想自己变成一个残疾人、不想瘫痪或是毁容。假设我猜得没错（虽然不是 100%，但我基本可以肯定我猜的是对的），我还有另一个问题：你是如何从一个地方到另一个地方的？你自己开车吗？还是乘坐别人开的车？无论是哪种方式，一旦上了车，你就有可能被另一辆车撞到。既然谈到了这个问题，如果你是司机，你会在开车时使用手机吗？你会在开车时吃喝东西吗？你会和别人说话吗？如果你对上述任何一个问题的答案是肯定的，那么你实际上增加了自己致残、瘫痪和毁容的风险。无论你是不是司机，开车前你是否仔细检查过车辆并确保其处于最佳运行状态——胎压、制动液、刹车片、轮胎胎面等等，除非开车是你的强迫症问题之一，否则你应对车祸的绝佳方案也不过是个"普通的"操作——真正遇到车祸之前，你什么都不会做。事实上，你甚至还冒着生命危险，只是为了去看部电影呢。这是不是太疯狂了？不，这就是生活。在不受强迫症影响的生活中，大多数时候，我们都是等灾难发生后才会采取行动，我们就生活在不确定性和风险之中。但在受强迫症影响的部分，你却试图立即消除任何风险。我们治疗的目标就是接纳你对强迫症的恐惧，就像不受强迫症影响的那部分一样，接纳潜在的风险与灾难。

暴露训练就是帮助你接纳不确定性的具体操作方法。暴露的关注点不仅在于你的强迫思维和恐惧后果，还包括你应对最坏情况的方式，无论是什么样的后果。

认知解离（Cognitive Defusion）：解离的英文 defusion 是接纳与承诺疗法创造的一个新词，用于描述将思想与我们赋予它们的意义和重要性分开的行为。这个过程明确指出，我们的思想不一定能够准确地反映现实，而我们的观念有很多，也需要做出许多不同的判断。生活中每件事都需要我们做判断——从别人应该如何对待我们，到我们处理焦虑等情绪的能力。接纳与承诺疗法的目标是帮助你不带有任何判断地去思考。拿焦虑感举个例子。从技术上讲，当你担心恐惧后果发生时，你的身体也会产生生理反应，这种感觉很糟糕，却没有什么实质性的伤害。你可能会说你再也无法忍受这样的生活了，哪怕再多一分钟，但实际上，这样的话你已经说过很多次了。

ACT 治疗师治疗强迫症的问题就出在这里。他们总喜欢说：想法只是一个想法而已。对于非强迫症患者来说，这并不是一个判断性的陈述；但对于作为强迫症患者的你而言，你无数次地希望能够这样说服自己。传统的 ACT 治疗师会让你将关注点从想法转移到眼前的现实（例如，此时此刻我并没有杀任何人，我的心在怦怦直跳，我在我自己的房间里，我脑子里确实有些想法，但也只是想法而已），这样的建议可能会让你想起你家人经常说的话，尤其是当他们告诉你"别担心"时。这样的评价令人感到愤怒和沮丧，说得仿佛是你不想这么做似的，如果想法能真这么简单地说停就停就好了。

对于患有强迫症的人来说，"想法只是一个想法而已"就是一种判断。虽然 ACT 治疗师想要表达的可能并不是这个意思，但它的潜台词似乎是，只要将想法简单地视为一个想法，它就不会带来什么伤害了。在你的脑海里，这句话会被解释为这个想法没有现实基础，所以你不必担心。ACT治疗师和我们前面提到过的认知治疗师一样，都陷入了同样的陷阱，即他们都在讨论事件发生的可能性。你会纠结于当前的想法是否真的只是一个想法，还是一个真正需要担忧的现实。事实是：想法就是一个想法，而它发生的概率是不确定的。还记得枪口测试吗——它不能告诉你是否绝对安全，但可以帮助你去猜测；就像你每次开车都是在猜测你会活下来一样。一个好的猜测就是不确定的，而不是保证。决定接纳不确定性是认知解离的开始。当你开始接受这一点时，你就会意识到自己浪费在仪式行为上的时间是多么可惜，因为你永远不会得到回报——绝对的确定性。无论你采取了多少仪式行为，你所担心的后果仍然有可能发生。暴露训练就是接纳的一种方式，在尝试暴露的过程中，你将学会猜测并且逐渐适应猜测。

　　暴露确实需要去考虑后果——尚未发生的恐惧后果。有些人可能会争辩说，担心未来的事情是没有任何意义的，因为它可能根本不会发生，但现实是它也可能会发生。我认为我们应该要考虑的是万一潜在的负面后果真的发生了，我们该如何应对，而不是执着于其中某个后果。举一个没有人会有异议的例子，如果你刚刚失去了亲人，那么为此感到哀伤并努力适应新的生活都是必经过程；如果至亲身患绝症，只剩下六个月的时间了，你会提前想到自己即将为失去亲人而悲痛欲绝，这也是一样的道理。试图压抑自己对未来的想法只会让这些想法变得更加真实，并且让你无法好好珍惜这剩下几个月的时光。除此之外，我还认为，即使是亲人当下没有生病或危在旦夕，提前预想到未来失去他们的情况也是情有可原的。这或许就是为什么现在有这么多的医疗影视作品，难道不就是因为我们都想知道万一自己和亲人离开会怎么样吗？应对潜在的后果是一个富有创造性和适应性的过程，与仪式行为完全不同。强迫思维和仪式行为通常是试图否认可能让你感到不安的现实，而能够无所畏惧地思考任何一种想法就是一种认知解离，因为这时候想法就只是一个想法，有很多的可能性，而不是只有一个绝对的结果。

认定价值（Values）：暴露和反应阻止的治疗过程非常艰难，因此本书的大部分内容除了帮助你设计自我指导的治疗计划外，还希望能够帮助你激发足够的动力去度过这一艰难的治疗过程。接纳与承诺疗法鼓励你去思考生活中自己珍视的以及一直在逃避的事情，该方法倡导应该由这些你认为有价值的事物指导你做出决定，而不是由强迫症。同样，我们将采取自下而上的方式，看看强迫症是如何影响你的价值观的。如果你还没有填写暴露和反应阻止动机表，现在请立即将其填写完成。通过审视你因为强迫症而失去的东西以及你对家人造成的伤害，你会发现屈服于强迫症的那些行为是违背你的价值观的。下面是我和一位年轻的母亲莉莉在国际强迫症基金会年度研讨会上的对话，这是一场同时面向强迫症患者和专业人士的大会，当时我正在帮助她进行污染暴露训练。

我：你爱你的孩子吗？

莉莉：我当然爱他们啦。

我：你愿意为他们做任何事吗？

莉莉：当然了。

我：不好意思，你在撒谎。我相信你内心肯定是希望自己可以为他们付出一切的，但现在，你正在将自己对强迫症的恐惧凌驾于孩子之上。有多少次因为仪式行为，你让你的孩子迟到了？有多少次你强迫他们也必须执行仪式行为？又有多少次因为他们妨碍了你的仪式行为，你就对他们大喊大叫？我相信你很爱你的孩子，并且愿意为他们付出一切，但此刻因为你的行为，你13岁的孩子很可能正告诉他/她的朋友们自己的妈妈有多么疯狂、多么可笑。或者更糟糕的是，你的孩子有四分之一的概率也会患上强迫症，届时你是希望他们能够克服强迫症还是按照你现在的方式去应对呢？

莉莉：（此时她的眼里噙着泪水）不要像我这样。

我：但你的孩子不会因为你说什么就做什么，他们会参考你的所作所为。因此，如果你继续像现在这样应对你的强迫症，你传递给他们的信息就是，面对强迫症你束手无策。我知道你觉得自己是在努力保护孩子，但正如我们前面讨论过的，只要你允许孩子去上学以及结交朋友，那么你所做的一切就都是白费功夫，他们仍然有可能受污染。但如果你连他们交朋友的权利都剥夺了，那么你能想象未来因为强迫症，你还会夺走他们什么吗？现实情况是，你的孩子将面临所有你担心的事情，但全天下的父母都一样，结果如何只能看运气。当然，大多数情况下，最严重的问题一般不会发生。

你唯一拥有孩子的时间就是当你和他们在一起的时候。而像现在你和我在一起，那他们就只存在于你们过去美好的回忆里，以及你的希望里——你希望回家时他们就在那里。还有一种情况例外，那就是你跟孩子甚至都没有"现在"，因为即使你和他们待在一起，你也仍然沉浸在自己的强迫症世界当中。

我知道我说的话听起来很可怕，但我想表达的意思是，你可以让自己做到言行一致，即把孩子放在第一位，用你对他们的爱来战胜对强迫症的恐惧。

莉莉认为自己是个好母亲，因为她很爱自己的孩子，她想把一切最好的东西都给他们。通过我们的对话，她突然意识到自己屈服于强迫症时，她的表现就像个坏妈妈，因此现在她进行暴露训练不仅仅是为了克服强迫症，更是为了成为她想成为的好母亲。暴露现在对她而言，是一种爱孩子的表现。当你回顾自己因为强迫症而失去了什么，以及对家人造成了什么样的伤害时，想想这些损失背后所代表的价值观。回到你的成本效益分析表，在"接受治疗"那一栏中加上这些原因。

承诺行动（Committed Action）：承诺行动很简单，就是践行你的价值观。和许多想法及技术一样，简单并不等于容易。接纳与承诺疗法教促你努力去追求自己想要的生活，不要停滞不前。ACT治疗师会告诉你，确定你自己想要成为一个好母亲后，在治疗的指导下，这种信念会让你自然而然地停止强迫孩子执行仪式行为，并且你也会慢慢停止在他们面前反复洗手。此外，你也会开始尝试去完成那些你本可以完成却刻意逃避了的事情。回归生活之后，"暴露"便会自然而然地发生。与暴露和反应阻止疗法一样，尽管接纳与承诺疗法也认为回避只会让问题变得更糟，但如果ACT治疗师没有专门针对你的强迫症症状对治疗方案进行调整，你的治疗依然是不完整的。寄希望于"只要践行了自己的价值观，就是在进行暴露了"，跟我们之前所说的"因为这些事情都不合理，所以你根本不用担心"又有什么区别呢？要想重新回到原来的生活，就要从克服强迫症开始，然后努力向前看。这是否意味着只有克服强迫症，才能真正开始过你的生活？当然不是。但在过上接纳与承诺疗法所提倡的价值观驱动的生活的道路上，我想说的是可以先利用你的价值观，来完成这个自我治疗计划。

以己为景（Self as Context）：接纳与承诺疗法描述了自我的三个方面：概念化的自我、自我意识不断发展的自我和观察的自我。简而言之，概念化的自我指的是我们用自己的信念以及对自己的评价来定义自己。我们的一生都在试图理解自己的缺陷，以及我们对自我的想法与信念的融合——例如，因为在某件事情上没有做到最好，就将自己定义为失败者，这种定义并不代表事实，而是一种信念。自我意识不断发展的自我是指当下那一时刻的自我意识——它对于我们而言至关重要，因为它可以帮助我们更好地适应这个世界，但自我判断和归类也可能会妨碍我们的生活。最后，观察的自我所关注的目标是当下的生活和个人体验，无关思想。这是我们所有人都在努力去实现的目标。决定与不确定性共存的目标为你之后继续实现这个目标奠定了基础，当然是在强迫症得到控制之后。接受思想和感觉并非事实，就从接受不确定性开始。强迫症可能是一种严重功能不良的疾病，因此克服它可能要做好生活会发生彻底改变的准备。"疯狂的想法"可能突然就变得有意义了，"不可抗拒的冲动"变得可抗拒了，语言不断受到挑战，"不能"变成了"我选择不"。成功的治疗指的是，虽然我害怕选择，但这并不意味着我就必须任由恐惧替我做出选择。克服强迫症为接纳与承诺疗法的应用提供了沃土。与不确定性共存会让你明白，你所拥有的只是当下，想要逃避潜在的恐惧是不可能的。

正念（Mindfulness）：在公众眼中，正念是一个经常被误解的概念，常与禅宗混为一谈。在禅宗的概念里，对幸福的追求可以取代所有的问题和负面情绪。或许对于修行了一辈子的禅师来说，这是有可能的。从某种意义上说，正念指的是处于观察自我的状态。各种各样的生活是我们人生体验的一部分。正念练习有助于我们更好地应对消极情绪，通过将认知与情绪剥离，我们能够更准确地体会这些消极情绪，感受其中的痛苦，而不是用随意的判断诸如"我一秒也无法忍受了"或者"为什么我这么软弱无能"来给自己增加痛苦。

对于许多强迫症患者来说，通过暴露努力面对可怕的后果似乎已经足以缓解他们强烈的焦虑感了，短期来看正念似乎显得有些多此一举。但还有一部分患者，他们的焦虑感极其强烈，甚至焦虑也是他们的恐惧后果之一。对于这类患者来说，稍加修改的正念可以帮助他们学会与焦虑共处。我们的首要任务是让他们相信焦虑不光是一种情绪，其中也有认知的成分。阅读下面这段对话，想想如果是你，你会如何回答我的问题。

我：我很好奇，如果在你最焦虑的时候，我向你保证，我可以用某种方法在十分钟内永远消除你的焦虑，这会改变什么吗？会让你变得更能忍受这种焦虑吗？

患者：（大多数患者的回答是肯定的，因为知道焦虑有终点似乎就使其变得更容易忍受了。）

我：这就很有意思了。这说明你的想法发生了变化，因为在最初的十分钟里，焦虑所引起的痛苦是完全一样的，无论它是即将结束还是会永远持续下去。因此真正的原因不在于焦虑所引起的感觉，因为如果我让你忍受你所能想象的最严重的身体折磨，就算十分钟总比十小时好，这恐怕也是无法忍受的。我猜你会说真正的原因是它有终点，总会结束的。但因为这个原因，在认知层面上你发生了一些变化。你知道是什么吗？

患者：（通常患者无法识别出有什么不同。）

我：让我们来换一个场景。假设你的配偶三周前去世了，现在你重新回到了自己的工作岗位。但你时不时地就会突然想到她／他，并且这有可能会直接干扰你正在做的事情。这些是强迫思维吗？我想你会回答"不是"，答案之所以是否定的，是因为悲痛是一种正常的情绪。这两种情况的不同之处在于，对于后者，你允许自己的想法或感觉的存在，而不是试图去消除它们。我们的目标就是帮助你进入一种状态，我们称之为"十分钟思维框架"。

应对焦虑问题时，我们将遵循正念训练的一般过程，但需要注意的是，正念训练同样不能让你的不确定感及其恐惧后果消失。正念训练通常从深呼吸开始，但这样做不是为了让你放松，而是让你学会不带任何判断地专注于觉察身体的感觉和周围的环境（声音、气味等）。通过练习，随着这项技能的逐渐提高，当你处于焦虑状态时，你将开始关注到焦虑所带来的生理反应。同样，强迫症问题也不是你的主要关注点，但这并不意味着这些强迫想法消失了——要是这样你也就不需要这本书了。相反，我希望你将大部分的注意力集中在觉察身体的感觉上。在这样做的过程中，你便是在学习将自己的想法与焦虑的感受分离开来。你的感受仍然很不好，但你正在学习/练习进入"十分钟心境"，在这种心境中，你仍然需要面对自己所恐惧的后果。没有进行这种专项练习时，你可以继续常规的暴露和反应阻止练习，同时将你在正念训练中所学到的知识运用其中。需要注意的是，在做正念训练的过程中，我们也只是处理了焦虑感，不包括其他强迫症的恐惧后果。如果你还想进一步了解正念疗法，可以参考斯蒂文·海斯的《跳出头脑，融入生活》（*Get Out of Your Mind and Into Your Life*），该书具体讨论了接纳与承诺疗法，并提供了正念的练习步骤。但要注意，这是一本关于接纳与承诺疗法的书，如要使用，则需要根据你自身的强迫症问题对其进行调整。

在第 5 章的开头，我问了你一个非常重要的问题：你愿意试着接纳不确定性吗？希望你的回答是肯定的，因为这是治疗成功与否的关键。现在你已经了解了一些可以在治疗期间使用的工具/方法。这些方法对你设计整个方案将有非常大的帮助。治疗计划的核心——暴露和反应阻止，已经成功帮助了许多像你这样的患者克服了强迫症。但这个治疗过程并不容易，很多治疗的失败都是因为患者放弃了治疗，而不是因为治疗无效。

在下一章中，我们就要把前面所学的所有知识整合起来，正式开始制订你的专属治疗计划，其中包括准备整个治疗过程中所需要的各种脚本，以及遵循我后续将提供的指导方针，来设计个性化的暴露和反应阻止训练计划。至于整个方案的最后润色及实施，我们将在第三部分——"定制个性化方案：针对特定强迫症的治疗指南"中进行详细说明。

FREEDOM FROM
OBSESSIVE-COMPULSIVE DISORDER

08

设计个性化治疗方案

对很多患者来说，光是看到自己接下来需要完成的工作量，以及不得不面对的不确定性，他们似乎就已经退缩了。在实际治疗中也是如此，很多患者都说感觉要做的事情太多了，也许确实有人可以取得成功，但这个人肯定不是他。如果你也有这种感觉，那么我会告诉你同样的话：你错了——你低估了自己。你只是感觉害怕，但勇气并不是一种感觉，而是你害怕时所采取的行动。在治疗的过程中，你所依赖的不仅仅是勇气。要完成自我治疗计划，你自己以及任何你的帮手都必须承担起治疗师的角色——在你觉得自己无法再进行下去时，通过一些鼓励的话语让自己继续前进。这些话语通常不会在压力很大的时候自动出现，因此你的任务就是事先想出一些类似治疗师会说的鼓励的话语（我们称之为脚本），以此来保持自己前进的动力。

这些脚本将贯穿治疗的所有阶段，因为暴露和反应阻止疗法确实很难坚持，如果没有朋友或家人的支持，更是难上加难。你会很容易就灰心丧气，重新陷入原本的思维方式，因为通过一遍又一遍地重复，无意中你的大脑已经形成了一套完善的逃避和采取仪式行为的理由。把你的治疗想法和强迫症想法想象成两则相互竞争的广告，强迫症想法就像是百事可乐那样，家喻户晓，大放异彩；而治疗的想法就像某个不知名的可乐品牌，微不足道，因此治疗的想法需要脚本的助力。

一份合格的脚本必须满足许多要求。首先脚本的内容必须是你自己相信的话语，而不能是一些简单的、空洞的，你希望自己能相信的陈述。其次脚本内容必须尽可能详细，细节可以使得你的脚本更真实。具体需要的细节信息可以参照我们前面所收集的评估表格。最后也是最重要的一点，脚本的内容需要支持暴露，而非支持中和行为。大多数情况下恐惧后果是不太可能成真的，但如果把关注点放在这上面，往往会产生负面作用，因为当你说"不太可能"时，你实际上是在试图将不太可能变成一种确定性。你的脚本内容中最好包含更多支持暴露的事实。

零基础编写脚本可能会非常困难。阅读本书的过程中，如果你发现有些内容对你非常有用，或能够在某种程度上激励到你，你可以将它们原封不动地加入你的脚本当中，或是将其修改成适合自己的内容。创建脚本时，你会发现将它们写下来会使得整个过程更加容易。你可能需要经过 2～3 个版本的修改润色，才能找到真正满足你需求的脚本。但如果完美主义是你的症状之一，请不要过度追求完美。完美的脚本是不存在的，实际上脚本中的瑕疵可能会给你的暴露带来额外的作用。

完成脚本后，可以将其录制在便携播放器上，这样你就可以循环播放，随时随地进行治疗。

除了录制脚本之外，也可以制作一些方便随身携带的脚本卡片，这样你就可以在无法听录音的情况下使用这些卡片来辅助训练了。在脚本卡片的结尾可以加上一行提醒，提醒自己想出三个或更多你想与强迫症做斗争的理由，然后在实际阅读脚本时，再花些时间好好想想这些理由。

本章接下来的内容可能也会对你的脚本创作有所启发。而至于本章其他的示例脚本，只是为你提供了模板，之后你需要根据自己的强迫症症状，遵循本书第三部分对应篇章中的指南和建议对其进行修改。最后，一旦正式开始实践治疗方案，你也许会遇到一些困难，届时你可能需要重新翻开这本书，再次完善你的脚本。

治疗计划的设计接下来将转向暴露和反应阻止部分了。本章将重点介绍设计暴露和反应阻止计划时需要遵循的基本原则，包括示例脚本（你可以根据自己的需要进行调整），如何及何时使用的建议。至于暴露和反应阻止具体包含哪些内容以及该如何实施，我们将在第三部分——"定制个性化方案：针对特定强迫症的治疗指南"中进行详细说明。

暴露和反应阻止计划的核心是暴露。从某种意义上说，本书中所有内容的主要目的都是支持你暴露在你所恐惧的情境之中。暴露训练的过程不仅仅是"暴露就完事儿了"这么简单，其中还涉及如何应对暴露以及在暴露期间的行动，这两者都是非常重要的变量，会极大地影响你继续治疗的动力。

你要做的第一个决定就是何时进行暴露训练。正常来说，你应该计划每天花 1～2 个小时有意识地进行主动暴露。例如，如果你有污染强迫症，在暴露期间触摸家中所有的东西就是一种主动暴露；反之，只是不洗手、不做事，或是污染你碰巧接触到的东西，都属于被动暴露。后者虽然也很重要，但主动暴露是重中之重。如果你每天都能够专门预留出时间用于暴露训练，那么相比于有空就做，你的训练完成度会更高。这似乎是一个很难实现的承诺，但想想你每天在仪式行为上浪费了多少时间。从长远来看，每天 1～2 小时的暴露训练一定比你采取仪式行为所花费的时间少。

在我们的治疗中心，治疗周期一般是 3～5 个星期。从长远来看，我们发现这种高强度密集的治疗似乎更容易进行。如果你愿意，也可以试着遵循这样的时间安排。但是，这种节奏的治疗一般都有专业的治疗师参与其中，你可能会发现在自我指导的治疗计划中很难实现。暴露并不容易，而且过程中随时会遇到阻碍，有时候你可能会觉得太艰难了，以至于不想再继续下去了；有时候你甚至都不想开始，因为你基本可以断定自己永远无法完成这项任务。（表 8-1 是一份暴露和反应阻止指南，供你参考。）

表8-1　暴露和反应阻止指南

• 准备支持材料，包括治疗脚本、脚本卡片、红点标签（0.25英寸的自粘标签，可用作提醒和提示）。

• 每天至少预留出一个小时来进行暴露训练。

• 开始暴露后，先从你会做的事情开始，而不要试图做一些自己没有把握的事情。

• 始终遵循安全原则。

• 充分利用好用于暴露训练的时间。

• 尽可能多地收听你的暴露脚本。

• 暴露的过程中，如果采取仪式行为的冲动非常强烈，感到难以抗拒时，可以考虑进行更多的暴露。如果感觉太难了，可以使用转移和重塑焦点法来延迟你的仪式行为。

现在请再次检查你的恐惧等级表，其中应该同时涵盖居家场景和外出场景，以及各种不同的难易程度。从中选择一个起点，选择起点最关键的因素就是它必须是你愿意做的事情。无论这件事情看起来多么容易，也不管后续康复过程你还要付出多少努力，好的开始就是成功的一半，选好起点是最重要的步骤之一，毕竟这是你整个治疗计划的基础。

如果在暴露时遇到困难，请不要提前结束主动暴露训练，尽可能坚持到自己预设的时间——总有不增加焦虑的事情可做，我称这些事情为"安全行为"。举个例子，如果你觉得暴露无法继续进行下去了，其中一个安全行为可以是利用这段时间编写或收听自己的暴露脚本，以此来提醒自己暴露的意义。采取安全行为时，尽可能选择暴露发生的场所，或者至少尽可能地靠近，只要是你仍然觉得安全的地方。如果你害怕肇事逃逸，那么你应该待在车里，并不一定要开车，只要把车子启动就可以了。如果启动也令你感到不安，那就单纯坐在里面即可。如果你有污染强迫症，而暴露的内容是要去触摸门把手，那么你可以站在靠近门的地方收听自己的脚本。再强调一下，这些对你而言都是安全行为，因此你也就没有理由不去遵循这些建议了。暴露训练期间，尽自己所能即可。如果你有肇事逃逸的恐惧，也许你只能启动车子然后坐在里面，也许你会决定开车绕小区一圈，这些都没关系，至少你开始了。

确实，慢慢来的其中一个弊端就是你的康复时间可能会很长，这期间你也更有可能会感到气馁。这些感觉都是正常的，但不要因此就放弃治疗，这一点非常重要。恐惧等级表上的暴露训练进度无论有多快或多慢，你对抗强迫症最有力的武器都是每天至少留出一个小时来进行暴露。治疗的过程当中多听听自己的脚本，强化自己的成功也很重要。你可能习惯了在遇到困难时先责备自己，不断放大失败，并因此给自己贴上愚蠢的标签。强迫症是一个真实存在的问题，学会为自己的每一个进步而喝彩将帮助你保持继续前进的动力。记住，任何进步，无论大小，都是进步。

如果你觉得很难关注到自己的进步，那么可以考虑建立一个成功日志。具体可以参考表 8-2 日常自我监测成功日志，这张表格与你在评估强迫症时所记录的日志相似。在事件栏中，记录所有你成功应对的事件，包括固定暴露训练的时间。在下一栏中，记录下暴露和／或反应阻止的类型。其他所有栏目都与之前相同。然后，任何时候只要你完成了一项暴露，或是成功抵制了仪式行为的冲动，就将你的成功记录下来，包括暴露持续的时间，即便你只是收听了脚本。在这一点上，成功的衡量标准并不是你感觉有多平静或多焦虑，而是你的行为——你做了些什么？如有必要，你也可以创建一个"关注成功"脚本卡，任何不满足于自己进步的时刻，

表8-2　日常自我监测成功日志

日期	时间	事件（注意是日常生活的一部分还是预设的暴露训练）	暴露和/或反应阻止的类型	花费的时间	焦虑程度

都可以拿出来看看，具体内容可以参考下列示例。

脚本

今天我成功地做了××。如果我觉得这算不了什么，那么我就忘记了击败强迫症的一个重要规则——祝贺自己。不管今天还发生了什么，当我完成××时，我就是成功的。我的目标是在此基础上再接再厉——尝试进行更多的暴露和更多的反应阻止训练。我今天所取得的成功会最终带我走向我想要的未来。

尝试保留此类日志时，需要注意一个问题。随着你的进步，你的行为会变得越来越像非强迫症患者——你会更难觉察到自己的行为，并且很多时候你可能根本不会意识到自己正暴露在恐惧之中，因为那时的你根本不会留意。在治疗的早期阶段，触摸了一些曾经感觉很危险的东西却不自知这一点可能会令人感到不安。但请记住，这种感觉正是你需要去习惯的。你的最终目标是减少对周围环境的关注，这样你就可以自由地享受生活，发挥你所有的创造力和想象力，让大脑去思考你真正想要思考的事情。

另一方面，你可能会发现一旦暴露，自己就会立即变得非常焦虑。而应对这种暴露所带来的巨大焦虑，方法之一就是继续主动暴露。我并不是让你立刻进行恐惧等级表中的下一项暴露训练，你只需要重复之前所有的步骤即可，一直持续到你的焦虑感下降到你认为可以应对的程度，无论这需要15分钟还是8小时。当你感到极度焦虑的时候，可能你正在面对最不想做的一件事情，但它实际上却是对抗焦虑最有效的方法之一。在这种情况下，你会发现将你的强迫症外化，并尝试通过"我不会让你得逞的"脚本（如下示例）将你的焦虑转化为对强迫症的愤怒非常有帮助。如果你已经给你的强迫症命名了，或是将其设想为某个人或某种生物，也请将其纳入你的脚本之中。

脚本　　我受够了你对我的生活所做的一切。我人生的每个转折点你都在那里，试图毁掉我所做的一切。就因为听了你的话，你看看对我的生活造成了多少影响！甚至坐在这里我都是焦虑不安的。我已经因为你失去太多了，我不会让你再从我这里拿走任何东西了。你可以继续使坏，但我再也不会听你的了。我一直在逃避你的威胁，但我得到了什么？什么也没有！我不会再向你屈服了。我不会再没完没了地打扫卫生了。事实上，我会做更多的暴露训练。也许这个过程也很艰难，但那又怎样？至少我能摆脱你。心情平静地战斗总比你一直让我待在地狱里好吧。你就好好看着我暴露吧。你认为你能让我更加焦虑？那就放马过来吧，因为我根本不会让你得逞的。你认为让我的家人生病就能阻止我？想去你就去吧，我不会再被你威胁了。不管多久，至少跟我的家人在一起时，我们可以一起享受生活。我会打败你的，我会学会应对生活给我的任何挑战，因为你已经让我知道了地狱是什么模样。只要打败了你，我就能够应对生活带给我的任何事情。睁大眼睛看我行动吧！

在编写这个脚本时，你可能需要多录制几次，因为你的语气越愤怒，效果就越好。毕竟，你确实恨透了强迫症及其对你所做的一切。如果你打算修改上述脚本以供自己使用，可以好好想想强迫症都对你做了什么，以及从你身边夺走了什么。记住，你不仅要努力摆脱强迫症，还要努力成为你想成为的那种人——表里如一的人，无论是一个好母亲、一个有尊严的人，还是仅仅能够欣赏生活的人。具体强迫症对你造成了哪些伤害可以参考你的成本效益分析表及暴露和反应阻止动机表。你想怎么称呼强迫症，或者想怎么诅咒它都可以。你的目标就是发泄出所有对强迫症的不满，把焦虑变成一种坚定的愤怒——一种将怒气集中在强迫症而不是你自己身上的愤怒。通过这种做法，你可以将焦虑的能量转化为与强迫症做斗争的坚定决心。

到目前为止，我所说的暴露都是主动暴露。在这些过程中，你的时间、注意力和行为都完全用于面对恐惧。除了这一两个小时的主动暴露外，你还需要进行被动暴露。在被动暴露中，你往往在做其他事情，但暴露也在悄然进行。这就意味着你可以整天沉浸在治疗中，而不仅仅是预定的那几个小时。这大概是一个什么样的场景主要取决于你的强迫症形式。对于某些问题，例如污染强迫症，被动暴露指的就是你在有污染的情况下正常工作生活一整天，而不去想方设法避免进一步传播污染。但对于其他形式的强迫症，被动暴露的"被动"成分可能要少一些。例如对肇事逃逸的恐惧，不开车时的被动暴露可能会受到开完车之后强迫思维的干扰。解决这个问题的方法之一就是收听想象暴露脚本。

想象暴露脚本也是治疗的一部分，它们可以同时应用于主动和被动暴露。主动想象暴露指的是将全部注意力都集中在暴露脚本的内容上；而在被动想象暴露中，你可以一边做其他事情，一边收听自己的脚本。尽可能多地进行被动暴露，例如，你可以在上下班通勤的路上播放你的脚本；而在家里时也可以持续播放，将其作为背景音。在很多其他地方，你也可以戴上耳机放低音量，一边听一边做其他事情。知道你有强迫症的朋友和家人是不会介意你戴着耳机的，相反，他们会为你的积极努力而感到高兴。毕竟，看到你戴着耳机总比看着你受苦或是强迫他们进行仪式行为要容易接受得多。我甚至还建议你可以通宵播放脚本，同样，音量可以尽可能放低，低到足以让你入睡。

你应该尽可能多地进行想象暴露训练，以尝试加强自己的反强迫思维。再想想那个广告的比喻。到目前为止，支持强迫症的广告已经播放很长时间了，那些可怕的强迫症想法会自动出现在你的脑海之中，尤其是在你压力大的时候。因此，你需要做的是增加反强迫症广告的播放时间，以此来加强暴露和克服强迫症的想法。

想象暴露的内容将由多个脚本组成，这些脚本的关注点主要在于恐惧后果成为现实的可能性。举个例子，对于许多患者来说，亲人受到伤害或是死亡是最可怕的后果。除了不希望他们受到任何伤害之外，你可能还会有些额外的压力——认为自己有责任保护他人和 / 或自己不该成为造成伤害的那个人。对于这些担忧，你要学会接受的不确定性就是你所爱的人可能会受到伤害，而你也有可能就是伤害的来源。下面这份"我无法真正保护任何人"的脚本就是为那些担心自己会对亲人造成伤害或生命危险的患者而编写的。稍加修改，这份脚本就可以帮助你应对自己或他人感染（非）致命疾病的恐惧。

脚本　知道自己的亲人可能死于 ×× 是一件非常痛苦的事情，我希望这件事情永远不会发生，但我知道死亡并非完全在我的掌控之中。事实上，这种恐惧——他们可能死于 ××——掩盖了另一个更普遍的恐惧和真相：我无法真正保护我所爱的人，他们可能会受到很多伤害。除了污染之外，我还有义务排查其他任何有可能影响他们身体健康的因素。我们家的车有定期去保养吗？开车去任何地方之前，我彻底检查车的状况了吗？我是否尽一切可能避免火灾的发生？虽然我能确保自己不会带入任何污染，但我真的排除一切可能了吗，是否还有什么遗漏的呢？例如，我不在的时候，他们是否也有可能会接触到环境中的其他潜在危险？这难道不也是我的责任吗？

事实上，我只是在保护他们免受与我的强迫症恐惧相关的伤害，即便如此，我也没有完全做到。我是矛盾的，但这是件好事，因为内外越是一致，就说明我的强迫症越严重。他们也可能会因为我的暴露而受到伤害，在学习接受这一点的过程中，我也在努力认清一个事实，即我无法像我想的那样保护他们。我唯一可以拥有亲人的时间就是我和他们在一起的时候，在完全接受这一事实之前，我需要一直进行暴露训练。当他们不在我身边时，我拥有的只是对过去的美好回忆，以及对未来一切安好的希冀。因为强迫症，我甚至无法拥有现在，只是一直迷失在自己的强迫症世界中。如果我想尽可能地享受与他们在一起的时光，我就要努力学会接受失去他们的可能性。这就是为什么即使会让每个人都面临风险，我也必须进行暴露。

反应阻止是支持暴露的另一种方式，同时能够为你的反强迫症广告争取更多的播放时间。一旦决定开始治疗计划，反应阻止也就随即开始了。理想情况下，所有的仪式行为都应该停止。一下就做得这么彻底可能看起来非常突然，但这就是我在实际治疗中要求患者做的，因为这非常有效。你可能想先少做一点，因为这看起来要么太难、太极端，要么太反常了。尽量不要屈服于这种诱惑。在与强迫症做斗争时，你正在努力建立和加强新的认知（例如，通过暴露来应对强迫症的触发因素，可以使你的恐惧习惯化），并削弱旧的认知（例如，用仪式行为来回应恐惧，可以稳定焦虑和痛苦的程度）。这两种新旧认知，哪一种你练习得多，哪一种就会变得更强。回想一下我们前面提到过的从 QWERTY 键盘切换到 Dvorak 键盘，这并不容易，但如果你每 15 分钟就换一次键盘，这又有多难呢？不彻底的反应阻止就像节食只节一半——这样的节食是有好处的，但达不到你想要的目标。

即使你暂时不想进行彻底的反应阻止训练，也先设计一个。这样做有两个原因。首先，这是一个安全行为——花点时间做这件事不会有任何损失，并且随着你在治疗中的进步，你随时有可能从半节食转向完全节食，因此你不妨先准备好这个计划。其次，即使你打算进行部分反应阻止训练，不同的方法所产生的效果也会有所不同，有了适当的模板可以让你的部分反应阻止训练更有计划性，而非随意进行。

部分反应阻止训练的实施建议循序渐进，具体可以参考你的暴露等级表，这就意味着你做什么和不做什么都不取决于你当时的情绪，而取决于你对放弃特定仪式行为的恐惧程度以及当时的实际情况。举个例子，如果你有污染强迫症，且仪式行为是反复洗手，那么理想情况下，你应该停止所有的洗手行为。但在调整过的方案中，洗手行为只会发生在你更害怕、更无法承受的暴露之中。如果你现在已经能够触摸公共场所的门把手了，那么你就不会因为任何可能与公共门把手相关的污染而洗手了，但是，如果你还没有尝试过使用公共马桶，你仍然会因为接触了公共马桶而洗手。

无论是彻底的还是部分的反应阻止，你偶尔都会因为焦虑或意外的暴露而感到不知所措，此时仪式行为的冲动似乎无法抗拒。你会想出许多必须中断反应阻止训练的原因。这些借口包括："情况有所不同了"，"我还有很重要的事情要做，我必须保持冷静"，或者更简单，"我一秒钟都忍受不了了"。应对这种冲动的一种方法是继续暴露，另一种方法是转移和重塑焦点，这实际上是嗜酒者互诚协会[①]"戒一天是一天"理念的一种变体。在屈服之前，你最多可以忍受延迟仪式行为多久？2小时？1小时？5分钟？选择一个你确定自己可以忍受的时间。很显然，你最终

———————————

① 嗜酒者互诚协会（Alcoholics Anonymous，又称戒酒无名会，简称 AA）是一个人人同舟共济的团体，其会员不分男女，彼此交流经历、互相支持、努力解决共同的问题，以帮助他人戒除酒瘾，恢复健康。

的目标将是在第一次延迟之后再延迟第二次，以此类推，直到你成功抵制这股冲动。但是，你只需要关注当前的延迟时间即可，你并没有向自己承诺，时间到了之后必须继续延迟。是否继续下一轮延迟等规定的时间过去后再决定，不要提前。

在延迟仪式行为的过程中，你可能没有心情做任何事情，但不要被这种情绪所束缚。如果你不焦虑且没有任何强迫症症状，那么此时的你最想做什么？如果是积极主动的事情，那就去做吧。请记住，做这件事情的目的不是转移你的焦虑——尽管这很有可能，其真正目标是提高你在暴露期间的活动能力。积极生活比什么都不做更容易抵抗仪式行为。如果有可能，在从事另一项活动时也听听你的脚本。例如，如果正在看电视，那么你可以把你的治疗脚本音量调低一些，确保你的主要注意力在电视上，但又不能太低，这样你才能够偶尔注意到它。如果该场合不适合播放治疗脚本，那么你可以查看你的脚本卡。

"支持反应阻止"的脚本可能如下所示。

脚本 我可以让自己坚持几分钟，不管有多难。曾经因为环境原因，我也被迫延迟过几次，虽然很难，但我可以让自己做到。过去这几次经历是否最终还是以仪式行为结束并不重要，因为任何一次延迟的练习都会增强未来延迟的能力。至于这次延迟之后我会做什么，我会等本轮延迟结束之后再做决定。我要这样做的其他原因是……

至于这个"其他原因"，你可以参考成本效益分析表和暴露与反应阻止动机表，确保这些原因都能增加反强迫症广告的播放时间。再次强调，你正在努力成为你想成为的人。

任何仪式行为的延迟发生都是进步，所以记得祝贺你自己。如果你发现自己没有想象中坚持得那么久——例如，如果你想延迟 1 小时，但却只坚持了 15 分钟——那么你应该遵循以下两条原则。第一，无论自己坚持了多久，都要肯定自己的努力；第二，下一次将延迟时间缩短。选择延迟 15 分钟且成功达成，这比决定延迟 1 小时但只坚持了 15 分钟要好。原因很简单：前者会带给你成功的感觉。

　　在上述脚本中，你还可以添加其他你想要克服强迫症的原因。回顾成本效益分析表和暴露与反应阻止动机表。如果可能，在延迟期间尽量做点其他事情。这样做不是为了转移你的焦虑，而是为了增强你应对焦虑的能力，从而提高未来抵抗仪式行为的能力。如果在此期间你确实做了其他事情，尽量降低期望，毕竟在那个情况下你大概率无法发挥出最佳状态或完全享受其中。你可以将"降低生活满意度"的脚本添加到你的反应阻止支持脚本当中。具体可以参考以下示例。

脚本　　也许我无法完全享受 ××，也许我只能获得不焦虑时 60% 的乐趣。通过延迟仪式行为和反应阻止训练，我正在与我的强迫症做斗争，争取有朝一日不必再为仪式行为而担惊受怕。我必须记住，如果不与强迫症斗争到底，未来我将会错过更多，所以现在不是关注这一星半点的时候。

　　有时候你可能会遇到意料之外的情况，从而引发强烈的仪式行为的冲动，而你又有可能无法播放脚本，因此最好随身携带脚本卡片，以便随时拿出来阅读，为自己提供支持。在家里，你也可以将这些脚本卡片放在显眼的地方，尤其是你可能会进行仪式行为的地方，例如如果你有污染强迫症，那么你可以将卡片放在洗手的水槽边；或者如果你有检查强迫症，那么你可以将其放在炉灶旁边。单凭这些卡片确实不能阻止你

采取仪式行为，但你至少可以给自己定个规矩——在执行仪式行为之前，你一定要先大声读几遍脚本的内容。

遵循了上述这些原则，你就将反应阻止从简单的"不做任何事"的被动方式转变为了与仪式行为积极斗争的方式。你所花费的时间和付出的努力都会更坚定你治疗的决心。回到广告的比喻，你付出的时间和精力会转化为更多的播出时间以及更好的宣传效果。

广告活动通常有两个目标：改变你对某事的看法并让你记住他们的产品。遗忘或许是你在反应阻止中可能遇到的一个问题；也就是说，有时候你可能会无意中就采取了仪式行为，不是因为被迫这样做，而是因为它们在你的脑海中太根深蒂固了，以至于你还没意识到它们就自动发生了。为了防止这种情况，你可以使用脚本卡片（相当于广告牌）来提升治疗方案的影响力。脚本卡片应该放置在高风险区域，随时提醒你以防意外的仪式行为。如果你不好意思用卡片，也可以使用其他替代品。在大多数文具店，你都可以找到不同规格的彩色圆形标签。这些小圆点就可以作为一种有效的提醒，把它们贴在公共场所也不会太引人注意，因此可以避免尴尬的问题。就我自己而言，我更喜欢红点标签。

这可能还不够，因为有时你可能会忽略这些提醒。此时可以尝试一些其他更为显眼的提醒方法。记住，广告效果的好坏取决于你能否注意得到。曾经我有一位患者，他每次经过厨房水槽时都会下意识地洗手。后来他想出了一个非常巧妙的方法，来提醒自己克服洗手冲动的问题。他用胶带把牙签粘在了水龙头把手上，每当他伸手去开水龙头时，胶带贴着牙签那种凸起的手感就会引起他的注意，提醒他不要洗手，这一方法让他的反应阻止训练变得更有成效。

现在你已经掌握了暴露和反应阻止治疗的基本知识，在接下来的篇章中，我们重点看看不同的强迫观念和强迫行为所引起的特定的问题，以及如何对个人方案进行修改。这是否意味着读完本章后，你就可以直接跳到与你的问题相关的那一章了呢？不，我建议你阅读所有的篇章。每一章所关注的问题可能并不适用于所有人；但同样，所有你需要的信息也不太可能都在一个篇章中找到。举个例子，如果你有污染强迫症，洗手可能是你消除恐惧的主要方法，但你也可能会涉及检查仪式行为，确保自己没有被污染，以及分析仪式行为，以说服自己你是干净的。而这些仪式行为的方法指导和建议将分布在检查强迫症和精神强迫症的篇章中。同样，如果你的强迫思维主要集中在暴力观念上——一种主要的精神强迫症——你可能也会担心伤害到别人，与此直接相关的内容大多数出现在精神强迫症的篇章中，但其他篇章或许也有对你有用的信息，例如有关污染和检查强迫症的内容，其中也涉及伤害他人的问题。

我建议你阅读所有篇章，还有另一个原因，就是你可能会发现自己以前没有发现的强迫症症状。或许和主要矛盾相比，这些只是次要问题，但这也意味着控制这些症状或许会比控制那些主要症状更加容易，因此可以优先考虑，尤其是当暴露的想法让你不知所措时。更简单的任务通常更容易成功，而成功的开始对于整个治疗计划来说是件好事。

有些人可能不敢阅读涉及其他问题的内容，担心这些问题最终也会变成自己的问题。请记住，这是一本教你学会与风险共存的书，成功的治疗并不在于隐藏信息和想法，但如果你尚且无法面对这一不确定性，那么恐怕你还没有做好准备，接下来的内容对你来说或许恐怖至极。那么此刻你的任务是鼓起勇气，用"愿意"来回答那个问题（"是否愿意接纳不确定性？"），正式踏上前往新世界的旅程。每天你需要花 1～2 小时来回顾克服强迫症的所有原因，从无法满足强迫症的需求到畅想如果没有强迫症，生活会是什么样子。

有些人可能担心治疗会使自己的强迫症进一步恶化。一般来说，这种情况不会发生，但有一个例外。如果你已经开始治疗了，但对这个问题（"是否愿意接纳不确定性？"）的回答仍然是否定的，那么在治疗中你可能随时想要放弃。但你已经执行了的暴露呢？撤销它们可能会非常困难。一旦你完全污染了你的房子，你又如何彻底恢复干净呢？这就是为什么提前确定好这个问题的答案至关重要，你的答案决定了你是否准备好接受治疗。当你选择坐上前往新世界的船时，下船就不容易了。在这种情况下，如果你想要变得更好，那只能靠运气了。

许多在你之前已经康复的强迫症患者都曾坦白，在治疗期间他们也曾短暂地失去过信心，但最终他们坚持了下来，没有回到强迫症导致的痛苦的生活当中。进行暴露和反应阻止训练时，你可能会有一些不舒服的情绪，但这些情绪应该被视为康复过程中自然而有益的部分，绝不是你放弃的理由。允许这些情绪的存在会让它们更快消散，你也会因此变得更加强大。

然而，仅仅告诉自己"不要放弃"是不够的。在接下来几章的内容中，我们将帮助你把收集到的信息整合为一个完整的治疗计划。但即使这样也还不够。以往的经验告诉我们，治疗过程中你将面对许多破坏计划的诱惑。我的好朋友，圣路易斯行为医学研究所（Saint Louis Behavioral Medicine Institute）的埃勒克·波拉德（Alec Pollard）博士将这些诱惑称为治疗干扰行为（Treatment Interfering Behaviors, TIB）。用他的话说，治疗干扰行为指的是"任何不相容或直接干扰患者参与治疗的行为。克服治疗干扰行为至关重要，因为它们会阻碍患者治疗。治疗干扰行为的定义与个人意图无关，而是由行为的结果来决定的"。

这看似是个简单的概念，但其中包含了三个非常重要的观点，正确地理解并应用这些观点才能使你真正成为自己的治疗师。首先第一步就是要识别治疗干扰行为。到目前为止，当你尝试去应对强迫症时，你可能感觉有些行为是你完全做不到的，而这些感觉引导了你的行为；或者换句话说，这些感觉让你选择了放弃。现在你正在阅读本书，并尝试设计自己的自我指导康复计划，所有你采取的步骤都能够让你更加了解自己的强迫症，并通过评估制订出一个有明确步骤的治疗计划，除此之外，一个完整的计划还需要包括偏离计划时该采取的措施。

以下是治疗干扰行为的三个要点：

1. 识别与理解

2. 设计抗干扰流程

3. 实施抗干扰流程

缺乏识别与理解，你将无从下手。在你开始阅读这本书之前，想想强迫症是多么神秘和难以抗拒。在此之前，你的强迫症让你一度以为自己疯了，或者是似乎有两个自己在斗争。尽管强迫症的痛苦暂时不会消失，但对强迫症的新的理解或许能给你带来希望，帮助你减轻失控的感觉。简而言之，每当你发现自己偏离了设计初衷或是偏离了治疗计划时，我希望你都能意识到，这是治疗干扰行为在作祟，这是你需要解决的问题。

最常见的治疗干扰行为我们前面已经提到过了，就是阻碍你完成治疗关键部分的行为，可能阻碍的是暴露或是后续的反应阻止。但除此之外，还有其他类型的治疗干扰行为。表8-3可以用来识别治疗干扰行为。这张表格改编自波拉德博士的研究，他的表格是为治疗师设计的，用以填写正在接受治疗的患者的信息。而这张修改版的表格则交由你自己填写。这张表格不仅可以帮助你识别治疗干扰行为，还可以帮助你找到自己偏离计划的潜在原因，这些信息都将帮助你设计抗干扰的策略。不要简单地说你会或不会做某件事情，你需要做的是确定这些行为及自己放弃的原因。这份表格明显并不详尽，但它能为你提供一个良好的开端。

抗干扰计划的实施应清晰明确。如果你打算做某事，光说有时间就会去做是不够的，你需要准确到具体什么时候，以及在什么地点做这件事。在设计好并开始实施治疗计划之前，你都无法完整填写治疗干扰行为识别表。遇到治疗干扰行为并不意味着失败。不完美是人类的属性之一，而你的目标就是能够享受你的人生。识别治疗干扰行为只是为了控制自己的生活。在接下来的篇章中，我们将更详细地讨论治疗干扰行为以及如何应对它们。

参照表 8-3，想想是什么阻碍了你继续治疗计划。每当你发现自己感到无力或是想要放弃时，就把这张表拿出来看看。请记住，治疗的过程或许很可怕，将其视为一场冒险也许会让你好过一些。我儿子九岁的时候，我们和我的两个朋友以及他们的儿子一起参加了一次父子露营之旅。在这次旅途中，我们被困在了一座小山上，那座山十分陡峭崎岖，山路也很滑，孩子们根本无法攀登，但也没有办法原路返回了。为了帮助孩子们上山，我们几位父亲手搭手组成了一个矮的人行梯，帮助孩子们从一个点移动到另一个点。就这样一步一步，我们最终成功登上了顶峰。孩子们当时非常害怕，而父亲们——好吧，说实话我们当时也很担心。到达顶峰时，孩子们甚至还在颤抖，而父亲们则兴高采烈。我的朋友格伦向孩子们解释说，现在他们该知道什么是冒险了——经历时很可怕，但事后谈论起来却很美妙的，就是冒险。现在是该轮到你冒险的时候了。

表8-3　治疗干扰行为识别表 [1]

　　什么是治疗干扰行为？治疗干扰行为指的是任何不相容或直接干扰患者参与治疗的行为。解决治疗干扰行为至关重要，因为它们会阻碍患者克服相关问题。治疗干扰行为主要由患者的行为（或缺乏某种行为）来定义，并非其意图。例如，一个人因为照顾生病的父母而没有进行日常暴露练习，虽然中断治疗并不是他的本意，但是该行为仍然属于治疗干扰行为，需要认真对待。识别出具体的干扰原因有助于设计后续相关的抗干扰措施。治疗干扰行为是持续的行为，中断治疗的单个案例不属于治疗干扰行为。最后，如果你的治疗干扰行为毫无依据，那也无伤大雅。识别行为本身就是最重要的一步。

　　如果你在治疗的过程中遇到任何困难，请参照下表，看看其中是否有与之相符的情况。

暴露问题：

＿＿＿❶ 无法进行日常暴露

　　＿＿＿a. 这让我太焦虑了

　　＿＿＿b. 我好像没有时间

　　＿＿＿c. 我不想冒险

　　＿＿＿d. 其他：＿＿＿＿＿＿＿＿＿

[1] 改编自 Pollard, C. A. (2006). Treatment readiness, ambivalence, and resistance. In M. M. Antony, C. Purdon & L. Summerfeldt, *Psychological Treatment of OCD: Fundamentals and Beyond*, Washington D. C.: APA Books, pp. 61-75.

_____ ❷ 向你的帮助者撒谎(有关暴露或治疗的任何方面)

_____ ❸ 其他: _____

反应阻止问题:

_____ ❶　无法进行反应阻止

　　_____ a. 这让我太焦虑了

　　_____ b. 我不想冒险

　　_____ c. 其他: _____

_____ ❷ 暴露后采取仪式行为

　　_____ a. 这让我太焦虑了

　　_____ b. 我不想冒险

　　_____ c. 不进行仪式行为,我的大脑就无法休息

　　_____ d. 其他: _____

_____ ❸ 其他: _____

脚本问题:

_____ ❶ 无法尽量收听脚本

　　_____ a. 要花的时间太多了

　　_____ b. 我不想冒险

　　_____ c. 其他: _____

_____ ❷ 完全不写或不听脚本

　　_____ a. 工作量太大了

_____ b. 我没有 MP3 / iPod 播放器

_____ c. 不会写或不知道写什么

_____ d. 我不喜欢听自己的声音

_____ e. 其他：_____

治疗准备问题：

_____ ❶ 未填写与方案设计相关的表格

_____ a. 我觉得没必要

_____ b. 工作量太大

_____ c. 其他：_____

暴露和反应阻止过程中的常见情绪：

愤怒（发泄吧，把你的怒气都发泄出来，平静后再继续训练。）

悲伤（如有需要，可以哭出来。）

沮丧（请记住，强迫症患者每天都在康复中。）

羞耻（强迫症是一种疾病，而不是性格缺陷。）

恐惧（相信治疗的力量和你康复的能力。）

不信任你的帮助者和 / 或治疗师，觉得他们疯了（他们要求你在治疗过程中做疯狂、极端的事情，这就是"证据"。）

对你的帮助者和 / 或治疗师感到不满，因为他们"虐待你"和"让你受苦"（请记住，是你让他们帮助你恢复健康的。）

感觉自己进退两难（你担心自己做不到，无法康复，但你也无法再忍受强迫症了。）

自怨自艾（患上强迫症，还要经历痛苦的治疗，还有什么比这更糟的呢？）

第三部分

定制个性化方案：针对特定强迫症的治疗指南

FREEDOM FROM
OBSESSIVE-COMPULSIVE DISORDER

09

污染强迫症：无处不在的强迫思维

在所有的强迫症类型中，污染强迫症可能是最为常见的一种了。将这一类型作为第三部分的开端，也是最为理想的一种选择，因为设计污染强迫症治疗计划的过程，能最直观地体现暴露和反应阻止疗法的应用。因此，透过该方案设计，我们能清晰地看到一个理想的治疗方案的样子。

　　一般对于污染强迫症患者来说，他们最担心的就是污染的传播，因此他们不仅关注污染的主要来源——例如，狗狗的粪便、感染艾滋病的血液等——还关注第二和第三来源。举个例子，你可能会尽量避免在食品店买东西，因为医生和护士们也有可能在那里购物。如果他们中的任何一个人直接接触过艾滋病患者，或者在医院里接触过患者接触过的人或东西怎么办？之后在购物时，他们可能拿过某个罐头或其他产品，将污染带到这些东西上，然后又将其放回货架上，你可能不知不觉就接触了这些污染。污染强迫症可能会让你觉得危机四伏，无法在家以外的地方正常工作生活。为了避免与污染物的直接和间接接触，或任何潜在接触的可能，你的世界缩成了一个非常小的安全地带，几乎没有生活的空间。

　　疾病和潜在的毒物通常是污染强迫症患者关注的焦点。然而在恐惧列表中，针对污染强迫症的部分，我们提到过现实中其实还存在着无数其他的污染源。污染强迫症最常见的恐惧后果是担心感染或中毒会对自己或他人造成潜在的伤害。当然，恐惧后果并非一定与伤害相关，有些患者只是希望可以尽可能避免恶心的感觉；还有些患者是害怕任何被某类人或某个人污染的地方，因为这会导致他们"感觉受到了这些人的影响"。污染有无限种可能。

如果你已经完成上一章中所有的自我评估步骤，那么你应该也已经确定好了自己的治疗目标，决定试着接纳一直困扰你的不确定性，同时你也应该已经完成了成本效益分析，确定了自己的治疗干扰行为（这能够帮助你制订更有效的康复计划）。有了这些，现在你可以进一步检查暴露和反应阻止计划的蓝图——你的恐惧等级表。

你的恐惧列表内容是否涵盖所有的难度等级——从容易面对的暴露到最困难的暴露，这点至关重要。之所以需要列出相对容易的暴露内容，是因为这些将是你暴露的首要目标；而困难的也是必要的，因为它们能够帮助你识别终极恐惧后果，克服它们才能让你真正摆脱强迫症。

对污染强迫症患者来说，有时很难找到相对容易的暴露内容——一切似乎都很难。艾拉就面临这个问题，他的恐惧后果是自己或家人感染艾滋病和其他疾病。表 9-1 是艾拉的恐惧等级表，我们来看看他是如何解决这个问题的。他没有使用 SUDs 等级，而是选择将内容分为低、中、高和非常高几个等级。在这些分组中，所有内容仍然按照从难到易的程度排列。

为了帮助他找出更容易的部分，我告诉他，相比于污染物本身，那些接触过污染物的物品要干净些。因此他选择了妻子的衬衫进行初始暴露训练，他觉得这件衬衫可能被妻子的手弄脏了，但不太可能直接接触到外面的物品。他隔着干净的纸巾摸了摸妻子的衬衫，他以为这种程度的污染就足以引起他的焦虑，但实际上他的焦虑感很弱，完全可以承受。通过这种方式，我们列举出了难度较低的暴露项目。

表9-1 艾拉的恐惧等级表

项目	等级
医院墙上可疑的痕迹	非常高
生化垃圾桶或容器	非常高
贴有生物危险标志的门	非常高
医院洗手间的马桶	非常高
医院洗手间的水龙头	非常高
医院门把手和电梯按钮	非常高
公共厕所的马桶	高
公共厕所的水龙头	高
公共厕所的门把手	高
办公室洗手间的马桶	高
任何公共场所的门把手	高
火车上的座位	高
城市的人行道	高
食品店的杂货	高
我家的厕所	高
郊区的人行道	中
我的衣服	中
我妻子的衬衫	中

前门（外侧）	中
前门（内侧）	中
家里洗手间的纸巾	低
接触过我妻子衬衫的纸巾	低
接触过前门内侧的纸巾	低

　　艾拉也很难想出他真正害怕的事情。一开始，他所列举的最害怕的是他办公室的洗手间，不包括任何办公室外的公共厕所，因为他根本无法想象自己使用那些地方的厕所。他也没有列出医院，因为他觉得医院是最糟糕的地方，而且如果没有必要，他也没有理由去医院。请注意，执行治疗计划时要一步一步来。对艾拉来说，将自己暴露在医院和公共洗手间的这种想法让他感到恐惧，而仅仅将它们添加到列表中这一行为完全不足为惧，因此最终他将这些也添加进他的恐惧等级表。

　　有了这张恐惧等级表，你就可以选择愿意进行初始暴露的场所了。我所说的暴露，不仅仅是指触摸某个物品，而是要让自己沉浸在暴露的环境之中，这是治疗成功的秘诀。因此你选择的第一个暴露场所应该是你愿意完全沉浸其中，且愿意面对随之而来的焦虑的地方，有关初次暴露，我们接下来也会给出相关指导说明。学习应对不确定性的过程中，我们还需要认识到绝对的确定性是不可能实现的，以及你的担忧最终也是不可避免的——你的世界从来不是100%纯净的。如果你能够积极主动地去创造不可避免的沉浸式的污染体验，那么你的康复进程也将随之加快。讲到这里，你可能会觉得完全沉浸似乎困难重重，这很正常，也正因为如此，我才建议你从相对简单的项目开始，而不是直接挑战难度最大的。另外，每一次暴露都可以拆分为若干个小步骤，如果以下起始步骤对你来说太容易了，那么你可以直接跳到你愿意做的最难的步骤。

完整的污染暴露训练步骤：

1. 在最短的时间内，用一根手指轻轻触碰污染物，重复这个简短的触碰，直到你准备好进行第2步。

2. 将手指停留在污染物上，然后逐渐加入其他手指，直到你准备好将整只手放在污染物上。

3. 加上你的另一只手。

4. 用其中一只手触碰你的衣服、头发、脸和嘴唇。如有必要，可以先用手指短暂地触碰它们，直到你准备好持续接触。始终专注于你愿意做的事情，而不是认定自己无法完成整个暴露流程，就因此停下来。

5. 舔舔自己的嘴唇。这恐怕会非常困难，因此你可以播放脚本来鼓励自己，并提醒自己，非强迫症患者可能不会刻意去做你正在做的事情，但他们很可能无意中也做了同样的事情。这一步很重要，因为缺少了这一步，你可能会觉得连吃饭都很困难。

6. 舔舔自己被"污染"了的手指。再次提醒，如有必要，可以先用舌头轻轻触碰一下。

7. 如有可能，用自己的脸、身体和手去接触实际的污染物。在我们治疗中心，我和我的同事曾尝试从垃圾箱里取出垃圾或捡起地上的烟头。如果你觉得这太难了，请逐步进行，你可以继续重复步骤1—5（按你的节奏来）。

8. 接下来，你需要"污染"自己的私人物品。如果你不在家，请带一件污染物回家。如果这无法操作，你可以用纸巾擦拭该污染物，然后把这张纸巾带回家。例如，用一张纸巾彻底擦拭整个垃圾桶。不要仔细研究垃圾桶，试图寻找干净的地方！（可以将这条建议添加到你的治疗脚本当中。）

9. 在家时，触摸所有难度等级相同的污染物（如果你家厕所的难度等级比你现在暴露的内容等级更高，那么你暂时不需要去"污染"它），这就意味着你将"污染"所有的毛巾、器皿、衣服（包括内衣）、枕头、床单和烘干机内部（因此你清洗的所有物品都会被"污染"）。如果你用的是洗衣液，请打开瓶盖将一些污染物放入其中。不仅是你自己的，还要对你家人的所有物品都进行污染暴露。如果在工作区域，你可以偷偷地"污染"你的工作环境。在我们治疗中心，我和治疗师们就在不断地"污染"彼此的办公室、员工室，以及趁着没人注意，"污染"公共区域的物品，例如饮水机旁的纸杯。

在暴露训练的过程中，如果遇到了你做不到的情况，也请尽量充分利用这段预留的暴露时间，采取一些安全步骤。就污染暴露来说，你可以尝试做一些暴露前的准备工作。例如，假设你打算通过触摸垃圾桶进行暴露训练，你预留了1小时来进行主动暴露，但现在你发现自己做不到，与其放弃，不如花这1小时做以下事情：首先，尽可能去靠近这个垃圾桶，无论是6英尺还是1英尺，在你可接受的范围内即可，待在那里收听你的治疗脚本，等到你愿意的时候，可以慢慢走近一点，直到你伸出的手离垃圾桶越来越近——无论是12英寸还是3英寸，在你可接受的范围内即可。一旦到了这一步，在预留的暴露时间结束之前，任何情况下都不要移开你的手。就算感觉手臂累了，也无论如何都要保持住，毕竟这是你完全可以做到的。你在尝试鼓励自己更进一步，而不是强迫自己。可以问问自己：触摸垃圾桶就可以摆脱强迫症，或是永远带着痛苦的强迫症生活，如果要在这两者之间选择，我会选择哪一个？实际上这是为了摆脱困境你必须做的选择。

如果你的手指距离污染物只有3英寸了，那再问问自己是否愿意将其缩短至2英寸；一旦到了2英寸的距离，再试着移动到离污染物1英寸的地方，最后，简短地、轻轻地触碰一下。这样你就成功地完成了第1步。如果在预留的时间之内没能到达完全沉浸的最后一步，那么在接下来的这一天当中，请努力尝试重复你所完成的最后一个步骤，无论是用一根手指短暂地触碰污染物，还是把手放在离污染物1英尺的地方。重复得越多，效果就越好，在下一次的完整训练中，你可能就会更快地进展到这一步。如有必要，可以使用相同的循序渐进的方式来完成每一个新的步骤。每天练习，直到你完成整个暴露过程，而不仅仅是由一个简单的场景转向另一个更困难的场景。

你用来支持暴露训练的脚本内容需要包括已识别的恐惧后果，你或许认为这就意味着要营造出非常可怕的污染场景，可怕到导致家人死亡，将其作为你最害怕的事情之一。你说对了一部分；这类脚本内容能够有效地阻止你在心理上弱化暴露的危险性（例如没有人会因此而受伤或这种暴露是安全的），或者干脆不去考虑自己的恐惧后果。所有这些想法都属于中和行为，因此会干扰你的康复。

然而，以恐惧后果为核心的脚本并非不能包含积极的描述——只是不能包含任何支持中和行为的描述。下面的示例脚本来自一位母亲，她的恐惧后果是她可能会导致家人感染肝炎。在针对该恐惧后果的想象暴露脚本中，我们来看看令人恐惧的内容是如何与积极的内容穿插在一起的。

脚本

　　我需要污染整个房子，即使我的家人因此感染了肝炎，就算每个人都责问我怎么能听从这本蠢书的建议，我也必须这么做。我不希望发生这种情况，因为如果真的发生了，我可以预想到自己站在家人棺材前，看着我的丈夫，知道他的死都是因为我；看着我无辜的孩子，知道是我夺走了他们的生命；我知道教堂里的每个人都会盯着我，指责我。但我仍然需要这么做。因为即使上述所有情况都有可能发生，但如果不坚持暴露训练，我就无法拥有正常的家庭生活。随着孩子们逐渐长大，我会失去他们的尊重，他们还可能会告诉朋友们他们的母亲是个疯子。这还是在假设我的丈夫对我不离不弃的前提下，如果他也离开了怎么办？更糟糕的是，按照他们的生活方式，就算离开了我，他们仍然有可能会感染肝炎，而我所有的仪式行为只会带来一个结果，那就是失去他们的尊重与陪伴。

　　从上述脚本中你能找到积极的内容吗？如果不能，那可能是因为你在寻找安慰人心的内容。在上面的示例中，积极的内容并没有起到安慰的效果；相反，它提供了继续暴露的理由。在这个案例中，家人感染肝炎可能带来的灾难几乎等同于她继续屈服于强迫症的损失，例如失去孩子的尊重，无法正常工作生活，以及她并非真正保护了他们免受肝炎的侵害。

　　你有没有注意到她是如何将恐惧后果融入其中的？她没有说孩子们将会感染肝炎，相反，她说他们可能会得肝炎，如果他们得了，所有可能的后果都会随之而来。用"可能发生"这个表达比"将会发生"更好，原因如下：首先，你正试图学习接纳不确定性，所以用"可能发生"这个表达也将暴露于不确定性这一点融入了脚本之中；其次，这个表达更准确。她害怕的是孩子死于肝炎的可能性，而并非必然性。创建你自己的恐惧后果脚本时，记得多使用这类表达。

重新检查你的成本效益分析表与暴露和反应阻止动机表，看看克服强迫症还能让你失去和得到什么。除了不受强迫症的控制之外，一旦你从强迫症中解脱出来，还有哪些其他事情能让你的生活变得更好？再看看克服强迫症的弊端，他们难道比强迫症更可怕吗？举个例子，如果你逃避污染是为了避免非致命的疾病，那么在医院待 2 ～ 4 个星期难道不比一辈子都患强迫症更好吗？如果你的某些仪式行为只是为了防止感冒，一年感冒个几次总好过一辈子受强迫症的折磨吧？

对于污染强迫症患者来说，他们普遍最害怕的一种后果就是家庭环境受到永久性的污染，这也将是暴露和反应阻止训练的最终结果。这是你康复的目标之一——创造一个不必时时保持整洁的环境，因为这已不可能实现。对许多患者来说，这似乎是一场难以想象的噩梦。但如果你仔细检查自己的仪式行为，并关注执行过程中的缺陷，你会发现自己的家已经被污染了——除非你是罕见的那一类患者，他们的表里完全一致，在任何情况下都无法正常生活。你可以用下面的"无论如何仪式行为只是徒劳"脚本来鼓励自己实践暴露和反应阻止训练。

脚本 回顾这些仪式行为，我的目的达到了吗？我是否真的表里如一，还是我其实跟非患者一样，漏掉了一些区域？我的家人呢？我不能一天 24 小时地看着他们，所以我并不知道我不在的时候，他们是否会执行我要求的仪式行为。即便我给自己找借口，辩解说他们带进家里的东西与我无关——怎么会与我无关呢？我就不能更细心一点吗？我就不能清理得更细致一点吗？现实情况是，我所担心的污染物可能已经在房子里了，为了安全起见，我实际上必须采取比现在

更多的仪式行为。但这实在太多了，即使对我来说也是如此。另外，我永远无法100%确定自己排除了所有污染物，因此通过暴露来适应当前的污染和风险水平是我唯一的选择。最可悲的是，我花费的所有时间，经历了所有痛苦而执行的仪式行为并没有给我带来任何好处，甚至连我最渴望的安全都无法保证。

对于污染强迫症患者而言，执行反应阻止往往是相对简单的一个过程。与暴露一样，反应阻止的目标是帮助你创造一个完全沉浸的环境，使得暴露可以一直持续下去。以下是实施反应阻止的相关指导说明。

污染强迫症的反应阻止指南：

1. 彻底停止洗手行为。这意味着在进食前、准备食物前或如厕后都不要洗手。

2. 家人不必再遵循你强加的任何仪式行为。如果他们愿意遵循此反应阻止指南来支持你的训练，那就再好不过了。

3. 不要清洁任何进入房屋的物品，包括用酒精或其他清洁剂擦拭、喷洒或以任何方式清洗。

4. 不要使用手套或纸巾接触受污染的物品。除非是有清洁作用的活动。例如，在洗碗时，你需要先触摸脏碗来污染你的手，然后戴上手套洗碗，最后脱下手套重新污染碗碟。

5. 每天只洗澡10分钟。洗澡10分钟的关键在于"错误"地做这件事情，即你不太可能快速地洗个令你满意的澡。而另一方面，"错误"的洗澡（不彻底的洗澡）更容易完成。进行"错误"的洗澡时需要遵循以下几个步骤：洗澡时不要洗手；按照错误的顺序洗澡，例如先洗脚或生殖器官；用肥皂或毛巾快速地、不全面地擦拭身体，尽量洗得不彻底些。在理想情况下，使用计时器提醒自己，10分钟一到就离开浴室，即使你还没有彻底洗干净，即使你身上还有肥皂泡沫。不要忘记，一旦离开浴室，你的首要任务就是用这一天中的任何暴露来重新污染自己。洗澡和清洗不是为了尽可能干净，而是比刚开始时干净一些即可。

6. 不要向家人寻求确定感，如果你气馁了并向他们寻求安慰，请指导他们如何应对。在你允许的情况下，他们不应该安慰你，而是应该说一些诸如"我们可能会因此死去，但我很高兴你正在努力治疗"，"那太好了，我很高兴你让××变脏了"之类的话。

7. 任何"违规"洗手或任何形式的清洗之后，都应立即进行暴露，就暴露于引发你仪式行为的事物之中。不要使用免洗洗手液或消毒湿巾来擦手，可以把这些都扔掉以消除诱惑。

8. 停止其他清洁仪式行为。例如，在放入衣服之前不要擦拭洗衣机；衣服只能洗一遍，并且把不会串色的衣服都放在一起洗——白色内衣可以和其他白色衣物一起洗。

9. 停止所有清洁过程中的仪式行为，例如：计算你做某事的次数（只做一次，并且就暴露而言，尽量用错误的方式去做），或在清洁时强迫自己集中注意力，不允许自己分心（做事情时可以播放音乐）。

第一条，彻底停止洗手行为，是大多数污染强迫症患者都觉得最困难的一项。你可能会跟我争论说，在有些情况下，每个人都会洗手的。但是，确实有很多人上完厕所是不洗手的；还有那些说自己饭前会洗手的人，在电影院吃爆米花前也没见他们洗手；很多人在上班途中将垃圾顺手扔进垃圾箱后，也没有洗手。你会发现我建议你做的事情大部分确实发生在"正常"的世界里，唯一的区别在于你是为了康复故意做这些事情的。

谈到污染，实际上你一直是那些"正常"人谎言背后的受害者。是他们欺骗了你，因为他们口口声声说自己遵循的标准实际上在不知不觉中都被打破了，但你听了他们的话，就以为他们和你一样，是言行一致的。

最近，我在我妻子授课的大学课堂上办了一场关于强迫症的讲座。我问在场有多少人会在地板上搓搓手后再吃饭，没有人举手，他们中的许多人似乎被这个场景恶心到了。后来，我问他们是否曾经在聚会时坐在地板上，他们中的大多数人举起了手。然后我又问他们，有多少人坐在地板上时会将身体向后靠，然后用双手来支撑自己。再一次，几乎所有人都举起了手。最后，我问有多少人在聚会上吃东西前没有洗手，学生们纷纷举起了手，他们第一次意识到自己曾经的行为。尽管如此，学生当中依然只有少数人愿意先触摸地板，然后吃我带来的零食。下次参加聚会时，他们可能就又忘记自己这些矛盾的行为了。无论他们是否还记得我的这场讲座，他们仍然会像往常一样，坐在地板上，用被污染的手吃东西。

关于这一点，我最喜欢的一段对话发生在我和一位患者的妻子之间。听完治疗相关的内容之后，她反馈说有些情况下洗手是必需的。为了回应她的质疑，我让她给我举个例子。她首先重申了一下自己没有强迫症，然后才继续跟我说，她带孩子们去儿童动物园时，她会要求他们吃午饭前必须洗手，因为这些动物真的很脏——地上和动物的毛皮上确确实实都有粪便。这听起来似乎非常合理，对吗？然后我问她是否一离开儿童动物园，就要求孩子们洗手。她回答说没有，脸上的表情似乎在说："当然没有，我又没有强迫症。"接着我又问，他们是否一离开儿童动物园就吃午饭了。这一次，她的回答仍然是否定的。最后我问她孩子多大了，她回答说分别是三岁和五岁。有了这条关键信息，我问道："他们平常是否会把手放在嘴里？"当她回答"是"的时候，她的脸沉了下来，因为她几乎可以肯定孩子们在儿童动物园时会把手伸进自己的嘴里，而饭前洗手这个行为并没有真正达到她的目的。

洗手液非常受欢迎，你可能也认为它们是生活必需品，因为大家都用洗手液。但是，普通人和强迫症患者不一样，他们没有一定要洗干净手的强迫性想法和行为。例如，他们知道"现代细菌"吗？现代细菌指的是课间休息时，孩子们因为玩球、摔倒或攀爬时所接触到的细菌。他们可能会用手揉眼睛，或是将手伸进嘴里——甚至可能是鼻孔里。课间休息后，许多老师会让他们使用洗手液，因为现代细菌在攻击孩子之前有一个"宽限期"。显然，真正的问题在于世界上根本没有所谓的现代细菌。事实上，想想20世纪60年代，那会儿还没有洗手液，妈妈们去买菜时也不会提前清理购物车，孩子们在课间休息后也没有进行消毒。我相信你肯定还记得那会儿旧报纸上的报道，有许多学校里的孩子以及妈妈们因此而丧生。

希望你不记得这些文章了——因为它们根本就不存在。我并不是说一切都是安全的，但也并不像销售这些产品的广告商所说的那样危险。事实上，目前的研究表明，人类可能清洁过度了。研究人员发现，我们体内的细菌和寄生虫数量实际上比我们自己的细胞还要多出大概10倍。这些生物与我们一起进化，并且事实证明我们需要与它们共存。研究认为，目前哮喘、麸质过敏症和其他自身免疫性疾病的发病率逐渐增高，就是因为我们消灭了太多的细菌，而很多第三世界国家就没有这些问题。在医院里，使用抗生素可以通过消除胃中必要的细菌来预防 C–Diff[1]（艰难梭状芽孢杆菌），这是一种不受抗生素影响的梭菌感染。截止到目前，C–Diff 都很难治愈。但研究证明，对 C–Diff 最有效的治疗方法是通过粪便植入

---

[1] C–Diff：艰难梭状芽孢杆菌，又称艰难梭菌，该梭菌感染会引起肠炎、腹泻等。

物将细菌重新引入肠胃系统，这样的操作看起来很不卫生，但是——也可能是你太干净了。

对于禁止洗手的规则，有什么例外情况吗？有，例如清洁隐形眼镜是可以的。但是对这部分患者来说，也只是允许他们在有限的时间内"错误"地洗手，这样他们的手就不会像他们想要的那样干净。在护理完隐形眼镜之后，他们仍然需要通过暴露再次污染自己的手。

在强化治疗中，患者通常需要遵循上述规则。而你在设计自己的治疗方案时，还需要遵循一些基本原则：停止仪式行为，即便许多非患者也有类似行为；对于你必须要做的事情，例如洗碗、刷牙或打扫房间，请确保这些事情的处理方式是"错误"的，即你应该不完全地、快速地完成，以及要比非患者做的频率更低。

我不建议你修改上述规则，即使你打算先实施一部分反应阻止计划，也请按照合理顺序进行。在任何令你感到焦虑的时候，你都不能采取任何清洁仪式行为，如洗手，清洁行为只能在先前确定好的特殊的情况下进行，并且在执行时，具体如何清洁仍需遵循相关规则。听到可以适当修改反应阻止计划，允许某些清洁行为时，很多患者很高兴，但实际上这样做难度更大，原因有两个。首先，完全避免仪式行为一定比避免部分更容易，就像戒酒一样，完全不喝酒一定比控制着喝更容易一些。其次，即使采取修改过的仪式行为，其本质也是在练习仪式行为——你仍然在给对手的广告提供播放时间，即支持强迫症的广告。但是，只要认真遵循以下规则，就可以对反应阻止进行修改，且仍然能够治疗成功。

清洁指南（适用于修改后的反应阻止计划）：

1. 仅在"合法"情况下洗手或清洁。如果收发信件是你已经完成的一个项目，那么在处理完信件之后，你不能洗手或清洁任何与信件接触过的东西。但是，如果根据恐惧等级表，你还没有进展到收发信件这一条，收发信件后进行清洁是可以的。你和你的房子所受"污染"的程度不能比你的恐惧等级表上的更轻，即不能有"安全"的地方。保持某个区域不受污染并不属于改进反应阻止措施，相反，这是在破坏你的治疗进程。

2. 洗手和清洁动作要尽可能快速，而且不能按照你平常的标准。虽然这会给你一种不彻底的感觉，但你的目标不是为了追求舒适安心，而是让你的行为逐渐正常化。

3. 清洁行为后立即采取任何适合当下情况的暴露手段，重新"污染"自己。如果你已经克服了收发信件，但没有克服浴室恐惧，去完洗手间后你就会洗手，但洗完后你要立即用信件再次"污染"自己的双手。你通过这种方式控制暴露的等级，但仍然无法彻底清洁，也仍然没有100%"安全"的地方。

4. 二次"污染"是不可避免的，例如你用脏手打开了水龙头，那么水龙头就因此被"污染"了。如果你要在上完厕所后洗手，你得先用被污染的手打开水龙头，洗完后再用干净的手将其关闭。洗手并不会让你变得完全干净——只是比原先干净了一些。

5. 不要随意安排"合法"的洗手行为来清洁双手。如果在洗手后能够正确地重新暴露污染，那么它对你而言就不是个问题。

在进入下一章之前，关于强迫症和仪式行为，问问自己：我是否曾多次检查某样东西以确保它就是我想要的那样——例如路面是干净的，炉子已经关了，或者食物没有被换过？我会向别人寻求肯定吗？我是否格外在意自己能否准确理解所读内容，以及在写作中会否犯错？我是否常常检查什么东西？即使检查行为不是强迫症症状的核心，它仍然可能有所影响。下一章——检查强迫症：最普遍的强迫行为，将帮助你设计暴露和反应阻止相关的脚本，让你摆脱生活中不必要的检查。

FREEDOM FROM
OBSESSIVE-COMPULSIVE DISORDER

10

检查强迫症：最普遍的强迫行为

污染强迫症可能是强迫症中最常见的类型，而患者数量排第二的就是检查强迫症——这是一类强迫行为而非强迫思维。回顾第 3 章，强迫思维指的是你的恐惧内容，而强迫行为则是你为了消除恐惧而采取的行动。几乎所有的强迫症患者，无论受哪种强迫思维的困扰，其强迫症症状可能都包含某种形式的检查行为。由于形式多样，你可能会好奇究竟什么属于检查强迫症。

就本章而言，检查强迫症是指试图直接影响环境或正确感知环境的仪式行为，包括：反复开关炉灶以确保其处于关闭状态；不断在脑海中回忆与朋友的对话以确保自己没有说错话；或者是不断扫视地面，捡起任何孩子可能放进嘴里的东西，以确保孩子的生命安全。本章中对于检查强迫症的定义不包括以下强迫思维与仪式行为：有关内部生理反应的，例如不断感受自己的脉搏以确保自己没事；有关内部心理过程的，例如试图消除暴力思想；以及与外部问题间接相关的内在仪式行为，例如反复暗示自己"没有着火"以确保自己的房子不会被烧毁。

在这些限制条件下，检查仪式行为可以用来消除几乎所有的强迫思维。出于说明的目的，本章将重点关注主要依赖于检查仪式行为的七种不同但常见的强迫性恐惧：

1. 家庭内部的损坏与伤害

2. 肇事逃逸——驾车对他人造成伤害

3. 保护世界——防止他人在公共场所受到伤害

4. 阅读强迫症

5. 对话问题

6. 选择强迫症

7. 遗忘 / 丢失

如果你的强迫性恐惧未在此处列出，也不必担心。以上这几个类别中都包含了多种多样且足够详细的案例，可供你根据自己的需要参考调整。那么现在，请汇总好你的材料——恐惧等级表、成本收益分析表等等，一边阅读，一边参照这些材料。

家庭内部的损坏与伤害

对于我们所有人来说，我们大部分的生活都是围绕着家展开的。家是我们远离世界的避难所，里面装满了我们的财物，住着我们所爱的人。这一核心特点使得家成为强迫性恐惧的天然目标。大多数与家庭有关的强迫思维主要是担心遭遇火灾、洪水和入室盗窃，担心它们可能会对自己、家人或财产造成伤害。针对这类强迫思维的中和行为，其主要功能往往是预防性的——你试图确保自己、房子和家人不会受伤。

下面我们来看一下莎伦的案例。通过她的恐惧等级表（表 10-1），我们可以看出莎伦害怕火，她最担心的恐惧后果与她的猫鲁格拉特有关，她害怕一旦着火，她的猫可能就化为灰烬了。莎伦有很多检查仪式行为，例如她会关闭并拔掉所有电器的插头，除了冰箱和电磁炉。她会使用微波炉，但在此之前她已经有两年多没有使用炉灶或烤箱了，她所有的时钟都是用电池供电的，这样她就不用拔插头了。

表 10-1　莎伦的恐惧等级表

项目	主观不适感
不检查炉灶就离开家	98
不检查炉灶就睡觉	97
在炉灶上做饭	97
不检查微波炉就离开家	95
不检查微波炉就睡觉	94
面包机插头没拔就离开家	94
不检查面包机就离开家	92
不检查面包机就睡觉	91
不关闭烘干机就离开家	89
把物品堆放在电线插头附近就离开家	83
把物品堆放在电线插头附近就睡觉	80
不关灯就离开家	79
不关洗衣机就离开家	75
不关电视就离开家	71
不拔掉所有电器插头就离开家	70

　　莎伦的这份列表并不详尽，但恐惧等级较低的项目基本与上述类似，只不过是在她居家以及醒着的情况下。

　　莎伦确保炉子关闭的方法与她关闭所有电器和灯的方法相似：她会站在灶台前，全神贯注地盯着旋钮，然后反复开关。公寓里必须绝对安静，这样她才能专注于炉子。有时她会停下来盯着旋钮，看它是否关闭，然后又再次将其打开、关闭。最终她会停下来，或是因为她觉得自己已经"正确"地完成了这个仪式，或是因为她已经筋疲力尽了。但她的痛苦并不会消失，一旦离开这个地方，她就又会去想别的事情，或者在脑海中持续回忆炉子关闭的画面，试图在心里说服自己她确实把炉子关掉了，而且她最后一次确认的时候，旋钮处于关闭的位置。如果有朋友来访，她会要求他们帮她检查炉子，以此来缩短检查流程，但她仍然会感到不安，担心朋友或许误解了她的意思，或者做得不对，又或者她误解了朋友的话。

由于莎伦要用同样的方法检查公寓里的一切，很显然，她的痛苦、努力和时间都是成倍增加的。她几乎要花费近三个小时才能真正离开家或是睡觉。

莎伦发现治疗中有个脚本对她特别有效——"无论如何仪式行为只是徒劳"脚本。在我的帮助下，她使用苏格拉底式提问来检查自己的行为是否存在不一致的地方：她在哪些方面确实做得还不够？她面对这些矛盾的第一反应与非患者非常相似——如果要更加小心的话，工作量就太大了。我不得不提醒她，曾经她也说过类似的话，还是针对当下她正在进行的仪式行为。更重要的是，我注意到她的矛盾是切实存在的——如果她目前的仪式行为确有必要，那么这就是她必须处理的问题；如果她不打算采取更多的仪式行为，那么她所做的一切就是浪费时间。从莎伦所提供的这些信息中，你能发现她违反规则的情况吗？共有三处。

第一个是她不在家时冰箱还插着电源。为了不让鲁格拉特在火灾中丧生，她拔掉了所有电器和灯的插头，为什么独独对冰箱妥协了？冰箱里的食物比鲁格拉特的命还值钱吗？第二个"错误"是让炉子插着电源，这样做的原因是炉子的插头在后面，很难拔下来。第三，她住在一栋公寓楼里，这就意味着但凡大楼里有一个没有采取预防措施的人，她都会面临危险。她对此又做了什么？她确实担心这一点，但她什么也没做，因为她最担心的是自己要为火灾负责，而且她觉得面对邻居们太尴尬了。我问她为什么通知邻居们拔掉电器插头不是她的责任，为什么她不花些时间说服邻居们也像她这样做呢，鲁格拉特生命的价值难道还不足以让她面对尴尬吗？

很显然，我并不是在说服她增加仪式行为。相反，我们正一起努力帮助她看到仪式行为的无效性，不是因为着火的风险很小，而是因为这些行为并没有充分地降低她最担心的恐惧后果（火灾）发生的可能性。由此她创建了"无论如何仪式行为只是徒劳"的脚本。

脚本　　尽管我努力采取了这么多仪式行为，但我的猫鲁格拉特仍然处在危险之中。因为这栋楼里还住着其他租户，随时有可能会发生火灾。最重要的是，即使我什么都不检查，情况也不会发生改变。我让冰箱还插着电，炉子也插着电，这两个是我认为最危险的电器了；我不会每晚都检查地下室的储藏间，那里是我最担心发生火灾的地方。我已经在承担这些风险了。我需要通过暴露让自己变得更好，我知道增加仪式行为并不会让这栋楼变得更安全，所以我需要学会接纳火灾的不确定性，并遵守"三屋原则"。

"三屋原则"关注的是与风险共存的重要性和必要性——即使你可能要为灾难负责。

没有人可以向你保证你的家里永远不会发生火灾，同样也没有任何人可以保证这不是你的错。在你治疗的过程中，甚至就有可能发生火灾。在我们治疗中心，我告诉患者，如果发生这种情况，我希望他们还能继续暴露训练，即使火灾就是由暴露引起的——例如开着灯导致了火灾，或者有一次你没有检查炉子，结果炉子不仅开着，而且炉子附近的东西足以着火并烧毁了整个房子。我要求你这样做，是因为火灾随时可能发生，而我们必须找到继续治疗的方法。开车时，如果因为我在关键时刻切换电台而不小心撞到了行人，我会怎么做？我会感到非常内疚，但我必须找到一种方法来应对这种内疚。所以如果你烧毁了你的家，我仍然会要求你继续治疗。现在，我们假设你按照我的指示做了，然后烧毁了第二间房子——你的运气非常差——但我仍然敦促你继续接受治疗。最后，如果你烧毁了第三间房子怎么办？如果你接连烧毁了三间房子，那么我认为你确实有必要做些检查，以及更加小心一些。请注意，这三间房子指的是不同地点的独立的三间房屋，如果你烧毁了整个街区，那仍然只能算作一个！这就是"三屋原则"。

如果准备好了所有的材料，你就可以开始设计反应阻止措施了。对于家庭内部的检查行为，反应阻止和暴露之间的界限有时似乎很模糊，因为不检查就离开家属于反应阻止，但就房屋内的检查来说，这也是暴露。考虑到这一点，我们对全面的反应阻止指南进行了些许修改。

反应阻止指南（适用于与家庭内部的损坏及伤害相关的强迫思维）：

1. 不要向家人或朋友寻求肯定。理想情况下，他们应该也需要相关指导，然后用下列回答回应你的问题：是的，炉子有可能还开着，我认为我们今晚很有可能会因为你而死亡。当然，只有在你允许的情况下，家庭成员才能用这种方式回应你。

2. 家庭成员应停止所有为了你好而进行的检查仪式行为。

3. 不要检查任何你已经暴露的东西。

针对检查强迫症，反应阻止的困难之一在于检查炉灶、电灯开关或门锁——这些行为你可能已经习惯了，通常做完才突然意识到。要解决这个问题，我们需要借助一些提醒和辅助工具来支持你的反应阻止。

有些患者认为，检查是必要的，关键在于量——花费了多少时间。这有一定的道理，但这个论点类似于酗酒者对饮酒的看法——饮酒不是问题，关键在于饮酒的量。衡量检查是否有用及是否有必要，更合理的标准是你犯错的频率。例如，每次离开家时，我都会花点时间检查一下是否带好了自己需要的所有东西。我认为这种检查就很有用，因为每周至少有一次我会忘记带东西。但我离开前并不会检查前门是否已锁好，要知道每年大概只有一次，我可能会不小心忘记锁门然后离开，这难道还需要每天检查吗？

几年前我有一位患者，她每天离家上班前都会进行大量的门锁检查仪式行为。她告诉我，她觉得这非常重要，因为在来接受治疗的前一天，尽管出门前她采取了仪式行为，但不知为何后门没有锁好。等她回到家时，发现有人闯入过她的房子。然而，经过我进一步地询问，她才承认小偷其实是打破了厨房的窗户才进入了房子——他并不知道后门没有上锁。

反应阻止的辅助建议：

❶ 用较大的纸片盖住锁和电灯开关，这样你就看不到它们了。你也可以以此来提醒自己想想治疗强迫症的原因。

❷ 对于炉灶，用胶带把开关的标识遮住，这样你就无法确定关闭键的确切位置了。

❸ 保持浴室门打开，并在门上贴上标志，提醒自己不要关门。

❹ 在开关、水龙头和门锁上贴上胶带，尽量使其处于"错误"的位置，这样就算不小心忘记了，开关不一样的手感也会提醒你。

　　反应阻止计划准备到位，你就可以开始进行暴露训练了。将你自己的恐惧等级表与莎伦的进行比较，其中的内容是否细致到足以设计方案了呢？难度等级从高到低都齐全了吗？如果还没有，请立即花些时间先解决这些问题。

　　在设计暴露时，时刻记住你要积极主动，这也就意味着你要做死人无法做的事情。死人完全可以做到不检查，但他们做不到打开灯以及让灯一直保持亮着。回头看看莎伦的列表，你会发现其中有些项目非常容易做到：离开家时打开房子里所有的灯（如果你的关注点在于水龙头，那就让水龙头一直滴水），把所有的东西都插上电源，或者把书放在电源附近。其他项目似乎必须是被动的，例如不检查炉灶就离开家。有一种可能就是让炉子开着，但这样做明显是有风险的，因此这是为数不多的我不建议的暴露选项。但幸运的是，还有一种方法可以解决这些问题——你可以用"错误"的方式来关闭这些设备或锁门。

为了暴露而"错误"地关闭电器和开关：

1. 转身背对着你所担心的旋钮、开关或门锁。

2. 眼睛不看就打开或解锁（由于某种原因，大多数患者对此操作不会有任何疑问）。

3. 保持眼睛不看，将其赶紧关闭或重新锁上。不要太用力地转动，以防你能感觉到它处于正确的位置或听到特别清晰的"咔嗒"声；还可以适当制造噪声，以防听到"咔嗒"声。

4. 快速移开手，然后头也不回地走开。

如果你正好要出门，那么这件事就会变得更加容易，因为不在家能够让你更容易抵制重新检查的诱惑。如果在睡前做这件事，那么建议执行的时候搭配收听治疗脚本，最好整晚播放，以此来强化暴露以及提供支持。你可能会注意到这与污染强迫症的情况有所不同。对于污染强迫症，如果感到焦虑，我可能会建议你继续"污染"房屋。而对于检查强迫症，反复开关炉子更像是仪式行为而非暴露，因为每次重复都感觉像是重新开始。因此，治疗脚本的使用变得更加重要。

如果你觉得彻底的暴露太难了（例如一整天都开着灯），你可以稍作修改，只要你在预留的暴露时间内尽可能地完成安全步骤及进行延迟。例如，当你不得不离开家一整天的时候，不要选择在早上暴露，而可以将时间预留在晚上和周末。将灯打开或是将炉子"错误"地关闭后，离开你的家。在此之前，你需要决定好自己愿意忍受多长时间，是1分钟还是1小时。重新回到家里时，不要检查任何东西。你可以站在门口收听治疗脚本，如果可以，请再次走出去。暴露时间结束后，继续提醒自己不要检查任何东西。慢慢地，你就可以延长忍受的时间以及离家的距离。如果这对你来说太容易了，那么你可以考虑暴露后开车离开家一小段时间——只要是你能为了康复忍受的时间即可。

反复检查汽车是否熄火及锁上车门通常是检查强迫症的另一症状。当你准备好解决这个问题时，可以尝试在开车时收听想象暴露脚本——你的车有可能被盗或是径直冲下山并撞到人，这样做是为了提醒你在离开汽车时保持暴露的想法。最后当你下车时，任何可以处于开启状态的东西都应该打开，包括挡风玻璃雨刷器、空调和收音机。如果你的小区相对安全，也可以在关闭警报的情况下不锁车。一旦驶入车道就开始准备行动吧，你的目标是快速行动并且不确定自己是否关掉了车灯及车辆是否熄火，如果你的小区不安全，或许你还需要快速地按一下钥匙上的锁车按钮。做这些事情时尽量制造些响动，进一步干扰你的注意力，然后快速跑进屋里，禁止在汽车周围走动并检查车门是否上锁，这些反应阻止的行为就不再赘述了。另外，此时你应该收到了提醒（可以是便利贴，也可以是红点标签），将家里的百叶窗或窗帘拉上，防止自己透过窗户继续察看车辆。

肇事逃逸——驾车对他人造成伤害

不停怀疑自己是否肇事逃逸也是常见的一种强迫思维，其恐惧后果是你可能不小心开车撞到了某人。对有些患者来说，撞了人要承担责任是恐惧中最糟糕的部分，而对于有些患者来说，负责任恐怕不是最糟糕的，他们更害怕被逮捕、公开羞辱和／或因肇事逃逸而入狱。

每次开车都有可能成为一场噩梦。每一次看后视镜、每经过一次路上的颠簸或行人，都有可能是你在不知不觉中撞到人的证据。为了排除这些因素，你可能开始频繁地查看后视镜，并绕着小区复盘自己的行车路径，以此确保道路上没有尸体。不幸的是，绕着小区开车查看时，你可能会遇到更多肇事逃逸的可能，需要你再次回顾检查。由此，回家可能就需要一个非常漫长的过程。

回到了家并不代表噩梦就结束了。现在你可能要从上到下检查汽车是否有凹痕和划痕（这有可能就是肇事逃逸的证据）。你脑海里可能还记得那些车子原先就有的凹痕和划痕，希望可以因此排除掉这些旧痕迹，只关注新的。但这也可能行不通，因为你有可能记错了，或是你这次撞到人所留下的痕迹与旧凹痕所在的位置完全相同。因此，你还需要确定旧凹痕是否看起来与之前记忆中的不同。与所有强迫症问题一样，在此过程中你将经历无法忍受的焦虑和沮丧，即使在外人眼里你看起来很平静。

汽车外部检查结束，噩梦仍在继续。你会在家里找一个安静的地方，试图不断回忆自己的驾驶过程，向自己证明你并没有真的撞到人。你和自己争辩说如果撞到了人，自己肯定会知道的，以此来反驳"也许我不知道？"的想法。最后，你会观看新闻，试图捕捉任何你驾驶过的地方的肇事逃逸的事故报道。如果在距离你经过处 15 英里的地方发生了肇事逃逸事件，你可能会觉得有必要再次复盘一下你的行车路径，以确保自己当时不在那里。

你实在是太痛苦了，以至于打算放弃驾驶或只在"轻松"的情况下开车。这种被动的回避让我发现"被动"一词非常具有误导性。放弃驾驶，你的世界可能会变得更小，尤其是如果你不住在城镇或城市的中心。看看你的成本效益分析表，因为肇事逃逸强迫症，你都失去了什么？

收集治疗方案所需的材料并仔细思考一下你不得不应对的恐惧后果有哪些。对你来说，那个问题是什么？（要克服强迫症你必须接受的不确定性是什么？）对于肇事逃逸，最常见的答案应该是："我很可能会在没有注意到的情况下开车撞到人，把那人留在那里直到死亡，但我想学会接纳这种可能性，现在我只能希望自己不会被抓住了。"

结合其他材料，这个答案可以直接用于创作你的想象暴露脚本。

脚本　当我在路上开车时，我知道我有可能撞到人，我总是试图说服自己，如果撞到人我会知道的，但我也知道开车时我不可能保持完全专注。即使我不喜欢自己这样，我也无法完全确定自己撞到人的时候就一定会知道。为了对抗我的强迫症，我不得不冒险将某个人留在马路上，让他慢慢死去，而不再回头，即便这意味着之后我可能会被发现并且必须接受肇事逃逸的审判。那一定是一段非常可怕的经历，每个人都会知道我是个不负责任的人，因为我撞到人之后逃跑了；我一定会很内疚，但凡我回头检查一下，也许我就可以救下他了；还有对我可能会坐牢的恐惧。但只有我100%确定自己撞到人了，我才能允许自己下车查看。如果只是有丝毫的怀疑，我都必须继续暴露，即继续开车而不是检查，或是祈祷万一真撞到了，希望自己别被抓住。如果是这样的话，我也必须接受现实，即我永远不会知道自己撞了多少人，以及我是否逃脱了被抓的情况。

肇事逃逸的恐惧等级表往往很简单，通常三个变量就足以确定该项目的等级高低了。首先，与个人驾驶的道路类型有关。一般来说，城市的道路上挤满了行人，这比高速公路或乡村道路更为可怕。其次，夜间在光线不足的道路上行驶更为可怕，因为在昏暗的环境下你更有可能看不到人。最后，如果车上坐着乘客，驾驶会变得更容易，因为患者认为乘客会注意到肇事逃逸情况。另外，不同患者的肇事逃逸问题可能有各自不同的特点。例如，有些患者更喜欢深夜开车，因为他们觉得夜晚人少，可以降低撞到人的概率。

在规划这一症状的反应阻止措施时，与房屋内部的检查强迫症不同，肇事逃逸的反应阻止措施并不总是等同于暴露行为。开车回家后不打开电视观看肇事逃逸相关的新闻是反应阻止的一个例子，但这并不属于暴露行为。

肇事逃逸的反应阻止指南：

1. 不要开车绕着小区转圈或在大脑里不断复盘自己的行车路径。

2. 非必要时不要停车查看后视镜或下车查看自己是否可能撞到了什么。

3. 1和2仅在你确定自己撞到人的情况下才能违反——即使你稍微存在些许疑问，也请继续驾驶。

4. 尽量只在必要时，或车辆即将变道时查看后视镜。但有可能看后视镜已经成为你的习惯了，以至于无意中你可能就看了。为此，你可以在后视镜中间贴一个红点标签，来提醒自己转移视线。这些标签非常小，因此并不会干扰你的视野，也可将其用于侧视镜。

5. 驾驶速度不要比限速慢很多。

6. 停车时不要检查汽车。如果你感觉这太难了，可以采用延迟的方式。不过，我建议你通过直接回家来达到延迟的目的，即便你只打算延迟五分钟，你也完全可以先回家，这样做只是比在原地等待麻烦了一些而已。

7. 不要观看或收听新闻——如果是为了了解肇事逃逸相关的信息。

8. 通过保持活跃来干扰复盘——不要让自己独处或试图集中注意力。干扰的方法包括与人交谈、阅读、参与其他活动、编写防止复盘的脚本或收听治疗脚本。

9. 不要寻求肯定。

你的主动暴露将主要围绕驾驶进行。在理想情况下，你需要计划每天至少开车一小时。一开始，可能需要有别于你平时正常驾驶的路线，因为平时驾驶的道路或许对你而言难度太大了。

从对你来说比较容易的道路开始，规划一条你不会自行复盘的路线。每天进行一次暴露。如果你打算先进行不彻底的反应阻止训练，那么反应阻止就不该发生在主动暴露期间。这意味着，在部分反应阻止训练中，除非驾驶不属于暴露的一部分，以及你处于比恐惧等级表上任何一个项目都更困难的道路上，否则你不能进行任何检查行为。在治疗期间，你不应该在停车后检查汽车，无论你是在执行部分的还是彻底的反应阻止训练。另外，开车时你需要持续播放治疗脚本，无论是暴露时的开车还是日常开车的情况。

保护世界——防止他人在公共场所受到伤害

对他人安全的关注不仅停留在家里或车里，这类强迫思维有无数种表现形式。对于 42 岁的社会工作者保罗来说，这种强迫思维让他觉得任何人受到伤害他都有责任，无论是由他直接导致的，还是因为他没有采取有效措施阻止"危险"的。一走出家门，他整个人就被这种无尽的强迫思维淹没了，他写道：

> 即便是外出采买食物，对我来说也是一种折磨。我经常会低头扫视，观察地板上是否有任何小东西——比如回形针、小纸片、鹅卵石或是（上帝保佑）玻璃碎片。我会把我看到的所有东西都捡起来，

万一有小孩捡起来放进嘴里怎么办？他可能会窒息或内出血或发生其他什么状况；或者有人可能会被它绊倒。但我又担心别人会注意到我的行为。

　　因此我有一些掩饰的方法，比如假装系鞋带，但有时候地上的东西太多了，我敢肯定他们一定看到我捡东西了，然后认为我是个疯子。而且我不只担心地上的东西，我还担心我可能造成的伤害。我会把购物车放在过道的死角，以防止自己无意中把货架上的东西撞下来。我必须这么做。我的意思是，如果我真的不小心把货架上的东西撞下来了，然后有人因此被绊倒了怎么办？你不知道这种感觉有多糟糕，每次有人经过我身边时，我都必须转身以确保我没有不小心撞到他们或把他们撞倒。超市里的孩子们简直要把我逼疯了，我一会儿看看这个，一会儿看看那个。有时候我只想丢下购物车，赶紧跑出去，但即使这样，我仍然很焦虑……

保罗非常绝望，以至于他几乎无法控制自己的行为，只能忍受自己当众被人视为一个疯子，尽管如此，他还是能够正常完成自己的工作。当他实际与别人在一起工作时，他觉得自己是一名非常称职的社会工作者。但文书工作是个问题。正如他害怕在超市里撞到别人或掉落在地板上的东西会伤害到别人一样，在工作中，他总是担心文书中的错误可能会导致某个人遭受重大的损失。因此，他总会延迟好几个月才上交文书。他之所以没有被责难的唯一原因是他的同僚们也都迟交了——尽管没有他拖的时间那么长。

　　当你在设计自己的方案时，你可以花点时间看看保罗的仪式行为及他所逃避的内容。他的列表很长，一方面是因为他对细节非常关注，但主要是因为他所处的环境中有很多强迫思维的诱因。你可能已经注意到了。

他的某些仪式行为是相互冲突的——也就是说，他一次只能做到一个。据他描述，关注地上是否有危险的同时，还要对他身边和面前的人保持警惕，这是一种天大的折磨。

为了保证治疗效果，保罗必须接纳一种可能性，即他要为别人受伤负责。如果你的症状与保罗类似，你是否设立了这个目标？如果还没有，你真的尽你所能保护他人了吗？你有没有放弃过，你有没有可能也伤害过别人？你是否有互相矛盾的仪式行为？试着像莎伦那样，创建一个"无论如何仪式行为只是徒劳"的脚本来帮助自己接受现实——你是不可能达到强迫症的要求的。

在具体的治疗计划设计中，有些情况下既可以进行暴露，又可以采取反应阻止措施。但凡面临这样的选择，请优先选择暴露，让暴露成为一个积极主动的过程。在这个过程中，你可以直击内心的恐惧，这将更有效地帮助你康复。

保罗的反应阻止列表中未包含他走过的地方，他扫视眼前的环境，以及他尝试缓慢而整齐地完成文书工作，而这些都被纳入了他的暴露计划。以下是他根据恐惧等级表（表10-2）所实施的一部分暴露训练。

保罗的每日暴露训练内容（部分）：

1. 每天去超市，不管是否需要。当你走在过道上时，不要让你的视线低于眼前的架子。（这样，你看起来就像在购物。在实际购物日，你可以看向较低的货架，寻找自己需要的物品，但在暴露作业日，不必这样做。）

2. 购物时用耳机听你的暴露脚本，并遵循耳机内的指示。（每隔2～4分钟，脚本会提醒你，让你用购物车撞击货架。收听治疗脚本也会干扰你关注周围的求救声。）

3. 在每次暴露训练期间都撞击一辆购物车。

4. 购物时将八个及以上回形针扔在地上。

5. 在工作中，故意拼错一些单词。

6. 在工作中，确保某些单词难以认读。

7. 在工作报告中，在每页第六行的第四个单词后额外加一个逗号或去掉一个逗号。这个位置是随机挑选的，以防你花时间去寻找最无伤大雅的地方，再添加或删除逗号。

保罗的仪式行为和逃避清单：

对于地面上的危险

❶ 不断扫视地面，寻找危险物品

❷ 捡起任何可疑的东西

❸ 向有关部门报告地板上任何湿的地方

❹ 尽可能远离任何可能会撞倒或打破的东西

❺ 复盘所有步骤，确保自己不会遗漏任何东西

❻ "糟糕的日子"不出门

对于潜在的碰撞

❶ 待在人最少的地方，靠墙站或站在走道中间

❷ 转身回头看，确保别人没有摔倒

❸ 复盘所有步骤

❹ 仔细倾听，确认是否有人哭喊或寻求帮助

❺ "糟糕的日子"不出门

对于办公室文书工作

❶ 写得很慢、很整齐

❷ 检查所有信息，直到确定它是正确的

❸ 把所有数字加起来，直到确定没有算错

❹ 一遍又一遍地检查拼写

❺ 检查语法和标点，确保意思清楚

❻ 以上全部完成后，再做一次最终检查

　　在设计你自己的治疗方案时，时刻记住保持暴露的主动性。在保罗的暴露过程中，他并不是简单地挑人多的时候去超市，然后"正常"行动，相反，他主动地用他的手推车去撞边上的货架，并且将回形针作为垃圾丢在了地上。正如污染强迫症患者会污染环境，从而使其他人处于危险之中一样，你也应该积极承担恐惧后果成真的风险。要确定自己是否做得过度了，可以使用调查研究法作为判断标准：非患者是否也有可能会意外地或故意地做相同的行为？非患者可能偶尔会有意或无意地将回形针之类的东西扔到地上——我们知道这一点，因为我们时常会在地上看见。鉴于这一事实，这样的暴露就是合理的。另外，虽然瓶子可能会从架子上掉下来摔碎，但这种情况很少发生，所以我们没有要求保罗故意把瓶子从货架上撞下来。同样，他在文书工作中所犯的错误和他的同事差不多，据他所知，没有人因为此类错误而被解雇。

表 10-2　保罗的恐惧等级表

项目	主观不适感
在我女儿的学校里，在挤满孩子的楼梯间穿行	95
在拥挤的超市里，推着购物车经过小孩身边	94
另一辆购物车经过时，我的购物车靠近货架	94
周围有孩子时，地上出现危险物品，例如回形针或玻璃	90
走在拥挤的人行道上	83
在人行道上看到危险物品	80
在办公室地上看到危险物品	78
在超市地上看到纸张	73
文书工作中涉及财务信息	70
工作中检查名称是否写对	68
工作中检查地址是否写对	65
工作中单词拼写错误	60

然而，如果他不小心把一个瓶子从架子上撞下来，却把它留在那儿不告诉任何人，这就属于反应阻止的部分了。以下是他的反应阻止指南。

保罗的反应阻止指南：

1. 不要进行复盘。

2. 不要转身检查是否有人受伤。

3. 不要把地上的东西捡起来。

4. 不要向下看。

5. 不要向有关部门报告地上的"危险点"。

6. 不要检查报告中的拼写或语法错误。

7. 不要反复检查书面信息。

8. 不要反复计算数字。

9. 不要对文书工作进行最终检查。

保罗对最后五项存有异议，他坚持认为，指南中的第 5 条，即不向有关部门报告地上的"危险点"，这绝对是有问题的。虽然我确实认同这种行为有欠考虑，但我也明确告诉他，情况并不像他想得那样严重，超市里不止他一个人，因此其他人也有可能会向有关部门报告这个问题。如果没有一个人这样做，那么确实，他是有责任的。在这次讨论中，我们揭露了保罗一个非常重要的恐惧后果——不采取行动不仅是不负责，而且还是不善良的体现。我非常同意他的看法，如果我看到地上有洒落的番茄酱，却没有告诉有关工作人员，导致某个孩子因此而滑倒受伤，我也会感到内疚。尽管如此，我依然肯定地告诉他，我还是有可能不上报这个情况，因为过去我就这么做过。另外，如果他遇到了这种情况，即地上有一只碎了的番茄酱瓶，他会面临一个两难的抉择：告诉有关人员这个情况，还是留在原地，提醒每个经过的人小心滑倒，这二者哪个更有必要呢？你不可能同时完成这两件事情。要想克服强迫症，保罗不仅要冒着对他人造成伤害的风险，还必须像大多数非患者那样，做个"坏人"。

对于文书工作的反应阻止看似很极端，但上述指南主要参考了保罗的自我描述，其中提到他的书面检查很少真正起作用。如果他在检查的过程中发现了相当多的错误，那么他确实应该定期检查。在这种情况下，标准检查流程仅适用于可能导致失业的严重的工作错误，如果其文书问题涵盖所有书面内容，那么标准检查流程就不能用于任何不会危及工作的书写，例如工作邮件和备忘录、居家写作及私人信件等。

阅读强迫症

这可能是你会遇到的最隐蔽的一种强迫症了。放到儿童身上，这个问题经常被误诊为学习障碍或部分注意力缺陷障碍。误诊的主要原因在于儿童描述问题的方式："我无法理解阅读的内容"，或是"这些词我理解不了"，又或者"同一个句子我读了好几遍，但我仍然无法理解"。

这一问题对患者生活造成的影响各有不同，有些强迫症患者通过付出巨大的努力，最终得以顺利毕业，还有些只能选择辍学，并试图找到一份阅读量少的工作。而那些顺利毕业的患者通常会放弃将阅读作为一种娱乐方式，这是多么可悲的一件事情，但我们可以通过正确的诊断和治疗来避免这一悲剧。

下面有两个段落。第一段是非强迫症患者对该段落的阅读和理解；第二段则是有阅读强迫症的人对同一段落的理解。在阅读正常段落之前，你可以先尝试阅读后者，看看该问题究竟是如何影响理解的。在阅读的过程中，确保不跳过任何单词或短语，为此你可能必须大声朗读以防遗漏。按照以上步骤，你可以稍微了解一下有阅读强迫症是什么感觉。

没有强迫症的阅读是什么样的？

这个问题的核心是你觉得自己读不懂手头的材料。因此，在继续阅读下一个句子之前，你会一遍又一遍地重复阅读某个句子或单词。不幸的是，这样做会破坏阅读的流畅性，从而导致你更难以获得理解的感觉。一般来说，这份材料越重要，你就会越焦虑。完成学校作业因此变成了一种折磨。

有强迫症的阅读是什么样的？

这个问题的核心是感觉，感觉，感觉，感觉。这个问题的核心是你有一种读不懂的感觉。因此，你一遍又一遍地重复阅读某个句子或单词，你重复阅读某个句子或单词，你重复阅读某个句子或单词，你重复阅读，你重复阅读。问题的核心是你感觉自己读不懂手头的材料，手头的材料。因此，你重复阅读了某个句子或单词，你重复阅读了某个句子或单词，你重复阅读了某个句子或单词，然后再读下一个句子。因此，在继续阅读下一个句子之前，你会重复阅读某个句子或单词。不幸的是，这会破坏你阅读的流畅性，从而导致你更难以获得理解的感觉，所以理解的感觉，所以更难以获得理解的感觉。因此，理解的感觉变得更加难以获取。一般来说，这份材料越重要，你的焦虑感就越强，材料越重要，焦虑感越强，材料越重要，材料越重要，焦虑感越强。完成学校作业因此变成了一种折磨。这个问题的核心是感觉……

阅读上面这份重复版本时，你是否觉得很难理解？如果要你以这种方式阅读完整章呢？任何阅读当中遇到的难题都会因此成倍增加，无论理解了多少，你以后都不太可能会为了消遣而阅读。对于有阅读强迫症的患者来说，由于他们强迫症的不确定感主要来源于此，以及伴随着阅读而来的还有焦虑感，因此他们这种不安的及无法理解的感觉会更加强烈。

在实际情况中，理解并不像患者所感受到的那样困难。当我让患者在我的办公室里仅阅读一次某些内容时，他们经常告诉我自己不理解所阅读的内容，但当我就刚刚阅读的材料向他们提出几个问题时，我发现他们其实已经掌握了其中的主要内容。然而，在这种强迫思维得到治疗之前，患者的感觉就是一切。如果你有类似的阅读问题，你会感觉似乎恐惧后果已经发生了：你的阅读理解能力是有问题的。

阅读强迫思维可能会因个人的其他强迫症症状而变得更加复杂。这种复杂性通常涉及"好的"和"坏的"数字或单词。如果你有类似症状，你可能会觉得在看到"好的"数字或单词之前，你无法翻到下一页，或者每当你遇到一个"坏的"数字或单词时，你必须再找到一个"好的"。很显然，这种关注又进一步影响了你的理解。

为了克服阅读仪式行为，你必须愿意接受自己无法理解部分所读内容，或者有可能错过某些重要信息。当然，当前的行为很可能已经限制了你的阅读，因此你已经错过了某些信息，或者已经在阅读中花了太多时间，以至于你不得不放弃其他活动。在最坏的情况下，治疗的最终结果就像在观看电视节目或电影的中途换台——你可能会错过重要信息，但通常你仍然可以理解发生了什么。

对于这个问题，暴露和反应阻止是互相融合的：没有仪式行为的阅读就是暴露。然而，解决这个问题的困难之处在于其他地方。阅读强迫症的仪式行为只需要将视线稍稍地移动到正在阅读的句子开头或单词即可。仪式行为的容易程度，加上焦虑感的驱使，使得患者很难抗拒这些仪式行为。幸运的是，你可以借助多种技术来解决这个难题。

从恐惧等级表开始，关键变量往往取决于材料的重要性。对一些人来说，阅读不重要的材料——与学习或工作无关的材料——不会那么容易引起焦虑，因此阅读起来也不会那么困难。而另一个常见的变量是材料的篇幅，报纸上的短文会比长篇小说更容易阅读。

几乎所有建议的辅助方法都是为了帮助你更容易实施反应阻止措施，从而达到暴露的目的，毕竟只要是没有仪式行为的阅读就是暴露。还有些方法是通过干扰材料的含义来增加暴露机会。但它们都有一个共同的目标，那就是帮助你一次性读到最后。

阅读暴露辅助方法：

1. 最简单的方法就是大声朗读，因为朗读比默读在行为上更活跃，因此能够更有效地阻止你一不小心眼神就"飘"到你已经读过的内容上。由于不习惯朗读，这可能会增强你的不确定感，即你不确定自己都读了什么，建议将此方法与下一个方法相结合。

2. 拿出一张索引卡，阅读时用它盖住你刚刚读过的那几行，这样做能够干扰你自动检查。要想回看，就相当于你在暴露中作弊了。

3. 对于不重要的材料，包括与工作或学习无关的所有内容，拿出一支黑色的记号笔，随机划掉一些单词——每段1～2个单词，这样可以确保你错过一些内容。

4. 在暴露过程中，如果你发现自己回到书本或杂志的前一页，那么请读完一页就将其撕掉。

剩下的就是如何处理重要但你又无法完全理解的材料了。此处"重要"的定义指的是你必须学习的与学校相关的材料，或者是你觉得大多数同事可能也都无法理解的与工作相关的材料。对于这类材料，你可以重新阅读，但必须等你读完整个篇章或文档后再重复阅读。

对话问题

这类强迫思维的关注点主要在于自己是否正确理解了他人所说的话，自己的话是否会引起歧义，或二者兼而有之。当关注点在于担心自己误解他人时，恐惧后果通常包括不想因为听错而犯错，从而产生连锁反应，如被解雇、造成伤害、听错方向导致迷路，或者只是不想忍受因不确定性而产生的焦虑。

当关注点在于其他人是否理解你所说的话时，潜在的恐惧后果就更为广泛了，可能包括：因听错了你的指令，其他人犯了错误；无意中侮辱或伤害了他人；给他人留下了不好的印象；因为误解，其他人无法及时给予合理的反馈；或者只是根本不想忍受这种不确定自己是否被误解的焦虑。

对于所有这些恐惧后果，脑内复盘、寻求肯定、重复／解释自己所说的话是最常见的仪式行为。脑内复盘指的是尽可能仔细地回忆整段对话，尝试获取你理解了他人或被他人理解的感觉。当关注点在于被理解时，你可能还会想：自己应该换一种说法，或许可以产生更好或更确定的结果。

为了消除误解所带来的恐惧，寻求肯定通常意味着要求他人重复或澄清他们刚刚所说的话。有时你可能会在对话结束之前就尝试在心里重播这段对话，这样做的后果是在重播时你可能会错过对方所说的话，从而更不确定自己是否完全理解，然后感到更加焦虑，最终导致仪式行为循环往复，不可阻挡。许多患者已经研究出了一些方法，试图让他们的这些请求听起来更加自然，从而掩盖他们问题的严重程度。当他们的焦虑水平较低的时候，这种做法特别有效，因为他们通常只会提出一两个请求。

最后，当你的问题在于担心自己被误解时，你会倾向于重复及解释自己所说的话。许多患者知道其他人也注意到他们的这种行为了，因此，他们试图完美地叙述每件事情，使其充满细节，从而确保传达了所有自己认为重要的内容；但又不至于太啰唆，导致听众失去兴趣或认为自己不正常。以上这两种情况任意一种处理不当，都会导致听众不愿意给予足够的重视。我曾经遇到过一位患者，他总觉得我需要了解更多细节，因此他所描述的每个故事都有多个分支，以至于很多时候，他都忘记了自己说某件事的初衷是什么。

在理想情况下，反应阻止措施非常简单：不重复自己说的话、不要求他人解释或重复他们说的话、不在大脑中重复回想双方的对话。然而，要实现上述反应阻止并不容易，要想停止脑内复盘，你就必须停止思考，然而停止思考是不现实的，因此只能通过行动来干扰大脑的复盘。针对这个问题，最有效的方法之一就是创建一个烂熟于心的治疗脚本，最简单的方法就是将其录制下来，然后一直收听直到记住为止。切记，收听脚本时不要回放，多次重复收听该治疗脚本后，你基本就能将其背诵下来，这样当你忍不住想要进行脑内复盘时，如果周围没人，你就可以大声背诵该脚本，如果是在公共场合，你也可以自己低声背诵。进行自我对话时，你是否能够完全准确地背诵治疗脚本并不重要——毕竟追求绝对准确又会成为另一种仪式行为。

遵循这些规则并不能停止脑内复盘，但结合其他干扰方法，它能够帮助你把复盘的想法从注意力的中心转移到边缘，防止其成为焦点。有时候这种想法听起来就难以忍受，如果这种想法充斥在整个头脑里，你怎么可能正常工作生活呢？但事实是，你是能够做到的，因为你最终的目标不是彻底消除它们，而是允许它们的存在，但不受其影响。在第7章讨论的接纳和承诺疗法中，这就是认知解离和正念的第一个任务。

下面是两个可以用于干扰脑内复盘的示例脚本。第一个对应的是"担心自己被误解的脑内复盘"，其恐惧后果是患者担心自己可能说了一些侮辱性的话语。

脚本　回想今天和玛丽的对话只会伤害我自己，我需要学会接受一个现实，即我不知道自己是否伤害了她。我总不能打电话跟她道歉或者再次说明到底发生了什么吧，那只会让我看起来更奇怪，这也是我要克服强迫症的原因之一。如果我伤害了她的感情，那么她应该主动来告诉我，这是她的责任。当时我们所谈论的所有事情以及她的所有行为都无法准确地表明发生了什么。我不想伤害她，但我必须记住，我也讨厌强迫症以及它对我所做的一切。要知道，别人可能早就注意到我这些奇怪的行为了——可能比我意识到的还要多。多少次有人告诉我，我总是在说"对不起"。也许这并不只是他们的善意，他们可能认为我这样做是有问题的。这也是我现在自言自语的原因之一，我要努力把这种复盘弱化为背景音，就像噪声一样。

下面这个示例脚本针对的则是"担心自己误解他人的脑内复盘"的干扰。

脚本 尽管我很想回顾今天与山姆谈话的细节，但我必须通过收听我现在所说的话来抵制住这种诱惑，这非常重要。我知道我有强迫症，无论这段对话有多么重要，我都不得不接受一种风险，即有可能因为我没有正确理解他所说的话而发生了灾难。我必须努力接受××的可能性，这样才能永远摆脱强迫症带给我的痛苦。现在的我必须清楚，我所有的复盘很有可能只会带来更多的焦虑和问题。毕竟，我都不知道自己是否准确地记住了所有的对话，更不用说是否完全理解了。

将你自己的恐惧后果添加到这些脚本当中。

针对"寻求肯定"这一仪式行为的反应阻止措施颇具挑战，因为每一次的社交互动都有可能触发潜在的仪式行为，很难时刻保持警惕。在这些场景中，当下的情形似乎看起来非常重要，或者引起患者非常强烈的焦虑感，以至于他们觉得这一定是反应阻止规则之外的情况。但真正独立于规则之外的情况非常少见。执行这部分的反应阻止措施时，尽可能多借助好友的帮助，以及采取一切可作为提醒的辅助方法。

寻求肯定的反应阻止辅助方法：

1. 指导值得信赖的朋友和家人打断你重复的提问，以及拒绝给予你肯定，并给出"错误"的答案（例如"你猜猜看""你很可能弄错了""我不知道我/你说了什么"或"别忘了，是你告诉我的，我不应该在这种时候肯定你"）。

2. 尽可能在多处设置提醒，形式包括笔记和红点标签等。贴一个提醒标志在手表的中央是个不错的选择。如果有人问你为什么手表上有个红点，你可以告诉他们，这是你孩子贴的，或者这是你对自己的提醒。

3. 每天早上花点时间想想当天你可能会遇到哪些问题——这样做的目的就是提醒你自己努力做好准备，以免措手不及。

4. 彻底的反应阻止意味着永远不要在任何情况下寻求肯定——包括恐惧等级表中等级最高的情况。对于寻求肯定，其反应阻止措施的处理方式与暴露相同，即从恐惧等级表中等级较低的情况开始，逐步引入有针对性的反应阻止措施。请记住，只有遇到你还无法处理的情况，你才能寻求肯定。

如果你不想让朋友和家人参与，可以问问自己这属于哪种治疗干扰行为。如果你这么做的主要原因是没有人真正了解你的强迫症，并且你认为自己无法跟认识的人解释清楚自己的症状，那么这就不属于治疗干扰行为需要关注的问题。但如果不寻求帮助的原因是害怕尴尬——我知道这并不简单，那么请你扪心自问：仅仅因为尴尬就干扰了整个康复过程，值得吗？借助你的暴露与反应阻止动机表和成本效益分析表，来帮助你进一步思考这个问题。如果你还没有完成这些材料，那这就是另一个你需要记录并解决的治疗干扰行为了。如果不寻求家人和朋友的帮助是因为你宁可向他们寻求肯定而不是去应对这种不确定感，那么你绝对是在破坏自己的治疗，但这并不意味着你只有两个选择——邀请他们参与或面临失败。如果认真向他人寻求帮助也是你的恐惧内容之一，那么当你创建自己的恐惧等级表时，问题就不再是这是不是治疗的一部分，而是这什么时候可以成为治疗的一部分。

暴露等级表的创建相对简单，其中项目的难易程度取决于其重要性。真正的困难在于控制暴露。例如，如果你的问题是在所有事情上必须得到上级领导的指示才能开始工作，那么你可能没有办法让上级领导延迟给你任务，直到你准备好接受这种暴露。对于这种情况，除了等待之外，别无他法。但是，如果出于强迫性恐惧，你一直在回避某些人或某些情况，在这种情况下你就可以控制自己的暴露时间。例如，你可以决定什么时候联系你一直回避的人，这可以让你提前为暴露做好心理准备，从而更容易获得成功。

选择强迫症

每天我们所做的决定远比我们想象的多得多，有些决定似乎毫不费力，有些则可能极其痛苦。就像前面提到过的，无论我们做出怎样的决定，我们永远都无法真正知道该决定是否正确。即使是当下看起来很完美的决定，未来也可能带来灾难。我们能做的只有猜测，因为等我们能验证这个决定正确与否时，往往为时已晚。当然，这并不意味着所有决定就跟抛硬币似的随机产生——我们的猜测也是有根据的。

许多强迫思维都或多或少涉及选择困难，但选择困难本身也可能是强迫症的主要问题之一。在最严重的情况下，患者会因为无法做出决定而仿佛"瘫痪"了一般，甚至无法做出最简单的决定。我们每天需要做出的决定可能涉及生活的方方面面——你要说什么、写什么、买什么、和谁约会、去哪里、申请哪份工作等等。如果做出了错误的决定，常见的恐惧后果包括永远不会对自己的决定感到满意，感觉本该有更好的事情发生，感觉自己没有做出最好的选择（例如，最安全的、最便宜的、最好看的、最理想的、最符合道德的等等），或是要为所犯的错误和随之而来的后果负责。

寻求肯定、分析/弄清楚以及寻找额外的信息和事实是选择强迫症患者主要的仪式行为。当选择困难发生在购物时，患者可能会经常退货并换取可能更好的商品。或者，他们可能永远不会采购重要的东西，因为他们无法获得那种确定感。对最佳决策的不确定只是问题的一部分，选择强迫症患者除了担心潜在的恐惧后果之外，还有另一个担忧，就是他们后续是否会后悔自己的决定。患者们理所应当地认为，如果做出了正确的决定，他们就会感到舒服或满意——他们觉得这是"正确的"。虽然大部分的决定都是毫不费力的，但也有许多包含着复杂的情绪。心理学上有一种现象，被称为"买方心理"，几乎每个人都或多或少经历过这种心理：每当购买者必须在两个或多个商品中做出决定时，他们往往会产生遗憾或后悔的感觉，尤其是当这些商品没有特别突出的优势时。

几乎每个人都曾经历过以下情况：你最终做出了购买 A 的决定，但你仍然会在内心与 B 进行持续的比较，"A 更好，因为……（你列出了一堆理由），但是 B 确实……（B 的一堆优点和后悔的感觉）"。而如果后续 A 出现了问题，你的后悔就会被放大，后悔自己当初没有做出另一个选择。这是正常的现象。每当我经历这种情况时，我会提醒自己为时已晚——无论喜欢与否，我都会坚持使用我买的东西，直到用完为止，而这些遗憾的感觉在持续一段时间之后，也终会消失。

如果你有选择强迫症，那么你对一个好的决定的看法通常也是错误的。如果问题很严重，那么随着时间的推移，你对后悔的容忍程度会逐渐降低，以至于做出不重要的决定也会变得非常困难。（买方心理并非一定与购物有关，任何必须做决定的时刻都可能涉及。）

要想克服选择强迫症，意味着你必须接受自己可能会做出不完美决定的事实，必须学会忍受这种遗憾的感觉，以及承担一种风险，即任何时候只要你处于××情况，你都会随时想起自己曾做过"错误"的决定。如果无法接受以上这几点，那么你面临的就是另一种选择——焦虑和"瘫痪"。

选择强迫症的反应阻止措施主要是限制决策的时间，而问题在于具体应该花多少时间呢？有些决定大家一致认为应该多花些时间考虑，比如买房买车；而有些决定大多数都认为不需要花太多时间，例如购买哪个品牌的麦片，是否应该刷牙或洗澡，或者应该在哪面墙上挂一幅画。为了帮助你确定自己的反应阻止措施，你可以借助调查研究法，通过这种方法，你可以大致猜测普通人需要多长时间才能做出这样的决定，这些决策时间可能是一个区间，而出于治疗目的，选择较短的时间对你来说比选择长的更好。

明白这一点后，反应阻止指南如下所示。

选择强迫症的反应阻止指南

1. 面临决策时，我只有××时间来做出决定。根据情况，这个时间可能从几周到几秒钟不等。如果我要买车，那么思考几个星期应该是合理的；但至于购买哪个品牌的麦片，1分钟显然就够了。

2. 限制决策所需要的信息数量。对于重要的决定——例如购买大件商品，或决定去哪里上大学，或搬家到哪里——需要对选项的数量以及每个选项允许收集多少信息进行限制，上网查资料的时间也需要严格把控。如果可能的话，可以请一位帮手帮你设定这些限制，并且你要无条件地同意他或她所说的一切。

3. 只有在做重要决定时才可以征求他人意见，而且只能征求一次。无论你向谁寻求建议，他们应该都知道自己需要提供哪些信息来帮助你。这就意味着你只能指望他们询问你的意见——如果他们不问，那么你必须接受一个事实，即他们认为他们不需要了解更多信息。不确定他们是否真的需要了解更多也是你暴露的一部分。

4. 对于不太重要的决定，不得征求任何人的意见。

5. 限制你征求意见的人数，你不可以问任何你不愿意听从其意见的人。这是一条关键性指南，这能帮你淘汰很多人。

6. 禁止为做决定创设特殊的环境条件，例如要求周围完全安静，以便你集中注意力。

决策的时间限制一结束，暴露就开始了，并且此时的暴露还只是涉及做决定而已。如果你知道哪个决定是"错误"的，并且愿意在知情的情况下继续选择这个"错误"的决定，那么这对你将有很大的帮助。因为这样做，就意味着你选择冒着后悔的风险来克服强迫症。但大多数患者并不愿意这样做，那么还有另一种方法。在决定的那一刻，如果你发现自己内心倾向于选择其中一种，那么就选你偏向的那一个；如果你没有任何偏好或根本无从下手，那么可以借助特殊的、高科技的"二择一"辅助工具来帮助自己。

第一种"二择一"辅助工具就是抛硬币。对于抛硬币做决定，你的第一反应可能是拒绝或者是恐惧，但如果两个选择非常接近，没有一个是真正"正确"的，那么就让硬币替你选择吧。与强迫症的"瘫痪"相比，像这样快速随机的决定能够帮助你完成更多的事情。如果硬币选择了"错误"的选项怎么办？那就让它"错"着吧。治疗的目标并不是，也不能是做出"正确"的决定。在现实生活中，治疗的目标是做出足够好的猜测（我知道我之前说的是"最佳"猜测，但你对最佳的标准可能太高了，根本无法实现），然后承受其后果——如果你发现这个决定是错误的，那么你要做的就是去处理这个错误。处理的过程可能意味着做出一个新的决定，或者试着努力接受现实——承受这个错误决定带来的一切。

抛硬币是一种非常外化的行为，如果你怕尴尬，那么接下来这个辅助工具就不那么显眼了。如果你有电子手表，你可以迅速瞥一眼，然后根据秒钟数字的奇偶做出决定。如果你的手表不是电子表，或者你无法肯定自己看到的数字是奇数还是偶数，那么当秒针指示的数字在 1 ～ 30 之间时，选择 A，在 31 ～ 60 之间时，则选择 B。如果你通常不戴手表，那么我建议你去买一个。

如果即使是最简单的选择你也会面临选择困难，那么除了上述方法之外，请专门留出一小时用于"快速决策"训练。快速决策，顾名思义就是你必须快速做出决定，借助硬币或手表。如果有帮手，那么他们也可以在这一小时内指导你的行为。你必须无条件地按照这些经过你授权的帮手所说的去做。

在进行"快速决策"训练时，播放"选择困难暴露支持"脚本能够提醒你时刻牢记自己的目标，如下所示。

脚本 　暴露训练意味着要用"错误"的方式做决定，且冒着错误的风险。这样做感觉不太对，而且我可能真的会做出错误的决定。如果发生这种情况，我必须想办法忍受这种错误，因为已经没有办法做"正确"的决定了，甚至不做决定就是一种决定。到现在为止，我经常默认

选择"不做决定"，然后看看这对我有什么影响……（在此处插入你的成本效益分析表和暴露与反应阻止动机表的内容。）我必须记住，即使结果证明这个决定是错误的，也不意味着另一个决定就是正确的。我总是将目前的情况与可能的情况进行比较，并且我总是把可能的情况想得更好，这是不公平的。实际上，另一个决定可能带来数百万种结果，其中很多可能更糟。我必须将注意力转移到下一个目标，而不是纠结于本来可以实现的目标。

遗忘/丢失

如果没有完成今天计划做的所有事情，你会怎么样？如果在旅行中落下了某些东西，你会怎么样？与这些情况相关的担忧就是我们接下来要讨论的遗忘的核心。每种情况潜在的后果包括实际的（忘记一件重要的琐事）、不太可能的（丢下一张写着尴尬内容的便条），以及根本不想面对这种遗忘或丢失东西的可能性。

防止遗忘的主要仪式行为包括列清单（心理和书面的），以及对心理清单进行预演。在大多数情况下，患者关心的是他们想要完成的活动或是他们不想落下的私人物品。当关注点是个物品时，患者会搜索自己身上及即将离开的区域，以确保没有遗漏任何东西，这也是常见的一种仪式行为。

对于这些强迫思维，你的目标是学习如何应对该问题的可能性。这让我想起了我与戴夫的对话，他也有这方面的问题。那次治疗结束，他开始翻找自己坐过的坐垫，以确保没有落下任何东西，然后他找到了一分钱。

"你看，"他得意扬扬地告诉我，"如果我没有检查，你就不会发现这一分钱了。"

他把这一分钱递给了我。我笑着还给了他，并对他说："我希望你保留这一分钱，因为我不想让你忘记强迫性检查带给你的痛苦，而这些检查行为真正的价值是——一分钱。因为强迫症，你失去了工作，面临着婚姻中的痛苦，更别提焦虑了，说它值一分钱可能都太多了。而摆脱检查枷锁的价值是多少？绝对不止这一分钱。随身携带这一分钱吧，以免你忘记自己要做什么。"

遗忘 / 丢失的反应阻止指南：

1. 不要检查是否有任何遗漏。

2. 不要列清单，但在某些情况下，你可以为真的有可能忘记的事件列个清单，但数量有限。如果可以，让帮手来为你的清单把关。

3. 对于心理预演的预防，可以借助治疗脚本或其他方法，例如对自己唱歌或是阅读，强制将这种预演当作背景音，不去过分关注。

同样，你可以采用圆点标签或便利贴的形式，来提醒自己做应该做的事情。

你可能好奇针对这个问题的暴露训练要做些什么。在大多数情况下，你可以故意留下某些物品。当然，不能留下太重要的东西，比如眼镜、车钥匙或钱包，但你可以留下一些钱或是钢笔之类的东西。这看起来可能很疯狂，但留下几美元的钞票总比请一位专业人士给你治疗要省钱吧？因此选择这种方式"浪费"金钱吧，这也是一种治疗建议。

一些患者担心他们可能会落下某些书面文件，上面写着令人尴尬的话或是自己的秘密。如果你有这方面的担忧，你可以拿出几张小纸片，写上一些词语——可以是尴尬的词，也可以是中性词。写好之后不要检查，而是将其放入口袋，当你去公共场合时，随意地把它们扔在地上。不管写了什么，如果你担心的是自己写错了什么，那么你没有检查的这个行为就达到治疗的目的了，即你不确定自己丢了什么。

到这里就是本章的结尾了。当然，我没有也无法涵盖所有形式的检查强迫症，但本章我们重点探讨了检查强迫症一些常见的形式，并针对相关脚本、反应阻止以及暴露提供了一些具体的建议，稍加调整，这些材料应该就能适用于你个人的情况了。但是在下一章——排序/对称、计数和移动强迫症中，你可能会发现担忧似乎也成了仪式行为的一部分。

FREEDOM FROM
OBSESSIVE-COMPULSIVE DISORDER

11

排序／对称、计数和移动：完美主义的仪式行为

与上一章相同，本章的重点仍然在于消除强迫思维的仪式行为，而非强迫思维本身。而本章的强迫行为或多或少彼此之间都有所关联，主要有以下两个共同点。首先，它们都倾向于关注形式，无论是物体的排列方式、单词的分组方式还是身体的移动方式。通常，这些仪式行为不会单独出现，而是成对或者若干个一起出现。举个例子，我可以将桌上所有的物品按特殊顺序排列摆放，例如对称摆放，这样所有右侧的物品都有其在左侧的对应；或者通过跺脚来防止灾难的发生，例如每次跺左脚 50 下。

其次，对于如何消除恐惧，不同的行为之间也有共通点——利用"魔法"避免或阻止恐惧后果。所谓魔法或迷信指的是那些行为与恐惧后果之间没有明显联系的仪式行为。举个例子，被污染之后，通过洗手来避免疾病听起来像是一种合乎逻辑的清洁方法，但是如果你通过某种"正确"的方式进出门口 4 次来达到清洁的目的，那么此时恐惧后果与你的仪式行为之间就不存在明显的逻辑联系。选择这种魔幻的仪式行为并不意味着你的强迫症问题就会变得更糟糕或更难以处理。从某种意义上说，所有的仪式行为都包含了"魔法"，因为几乎所有的患者都知道，他们根本不需要按照某种既定形式来行动。与所有仪式行为一样，魔幻仪式行为的执行并非源于其有效性，也并不是因为恐惧后果与仪式行为之间真的有所联系。真正联结强迫思维与强迫行为的是你对不确定性的恐惧，仅仅因为你认为恐惧与仪式行为之间可能存在联系，无论这种可能性多么渺茫，你都觉得不该冒这个险。换句话说，你决定这样做是因为这些行为可能会起作用。魔幻仪式与非魔幻仪式的主要区别在于，前者明显更不合理。本章主要涉及的仪式行为包括：

1. 排序 / 对称

2. 计数

3. 移动

排序/对称

排序 / 对称的仪式行为就是通过"魔法"来中和强迫思维，或者说当排序 / 对称的目的是在外部环境中建立秩序时，其最终目标往往是完美主义。与大多数强迫症症状一样，排序表面上听起来很合理。也许我的橱柜内部就是按顺序摆放的，瓶瓶罐罐都按大小排列，大的罐子在后面，所有的标签都朝前，大小相同的情况下，旧罐子在前，新罐子在后，这样的布局安排是有道理的，因为这样排列显然更容易找到东西。洗干净的衣物被完美地叠成一堆并整齐划一地放入抽屉和衣柜当中，每一堆衣物的间距都精确到合适的距离，衣柜里的衣服都按照季节、搭配和颜色排列，每个衣架之间保持着完美的半英寸距离。

尽管以上这些做起来可能需要一些时间，但听起来似乎也没什么大不了的。但当这些行为影响了你的生活或你周围人的生活时，它就成了问题。或许你未必能明显感觉到自己的生活受到了影响，那么家人的生活呢？你认为你的排序行为对他们来说是个问题吗？如果不是，你的家人是否赞同你的做法呢？还是说因为你觉得自己是对的，所以这就不是个问题？如果最后一个问题说出了你的心声，尽管很困难，但还是请你重新审视自己的要求——强迫症对你生活的影响可能远比你想象的大得多。如果你已经完成了暴露与反应阻止动机表，请再回顾一下这张表格，仔细想想排序行为对家人的影响——你是否希望孩子感受到你的焦虑？或者你是否希望孩子将你视为一个他们无法理解或无法沟通的人？

避免影响他人的方法之一就是独自居住。如果你选择独居是因为你不想为了适应他人的生活习惯而做出改变，那么现在你可能需要考虑的是，为了满足自己的习惯，你需要放弃什么。

家庭矛盾的主要来源可能在于你无法忍受所谓的"混乱"。当焦点在房屋内部时，许多患者都会不停地打扫卫生，确保枕头在合适的位置，烟灰缸在抽完烟之前就清空了，等等。如果你也有上述行为，那么有外人来拜访——尤其是举办聚会——对你来说往往就是一种折磨，因为你必须持续不断地清理，但仍然无法保证一切都保持原位。

这种排序行为表面上看起来很合理，因此你很难放弃。你可能会有一种感觉——这应该跟强迫症没什么关系吧，毕竟谁不希望自己的房间井井有条呢？但你忽略了一个事实，当你对混乱感到不适且争辩说家务整理才是合理的时候，你花在排序上的时间远远比你预想的要多。你可能希望通过治疗，你仍然能做你想做的所有事情，但速度可以更快。如果我说出了你的心声，那么想想这意味着什么。有两种可能：第一，我是对的，你确实有问题；第二，我了解你的想法，但我跟你周围所有人一样，我的判断标准是不合理的。如果是后者，我仍然建议你冒险加入我们。

如何才能改变你对整洁有序的理解和感受？你希望继续按同样的标准保持房子的整洁，但希望这个过程可以更快一些，许多其他强迫症患者也是这么希望的。然而这是不可能的。这种想法意味着你仍然向强迫症无理的要求屈服了。经验告诉你，总有做不完的事情，或者可以做得更好的情况。你很少能够达到那种一切都完成的完美时刻（如果有的话），就算真的有这个时刻，你同样会面临新的问题——一旦有人进入房间，你的注意力就会重新集中到越来越多需要复原的事情上。找出自我评估表，看看你对这个问题的想法最接近哪种认知扭曲？非黑即白的极端思维或许是最有可能的答案吧，因为一旦有任何不完美的地方，你就控制不住地想要去纠正它。你使用过任何认知技术来分析自己的行为吗？箭头向下技术所揭示的非完美排序的最坏的后果是什么？是你担心会发生不好的事情，或者担心别人会怎么评价你，又或者只是觉得如果不按照你想要的方式摆放，你就永远无法安心？如果最后一种情况对你来说是最坏的结果，那么你需要继续阅读下一章——常见精神强迫症中关于强迫思维的部分了。通过调查研究法，你是否了解别人是怎么处理这个问题的？最后，通过成本效益分析，你是否清楚治疗的优缺点分别是什么呢？

如果上述步骤有任何一个尚未完成，我建议你现在就将其补充完整。你需要重新翻回到前文的治疗干扰行为部分，因为你必须了解一切阻碍你完成治疗步骤的因素。每个人都很难改变自己的行为，但只要付出的努力越多，改变的可能性就越大。上一段落中的所有建议都是安全步骤——也就是说，分析任何一张表格都不会对你造成实质性的伤害，或是引发你的不安。遵循这些安全步骤，你不会有任何损失，相反，你可能会收获一切。

如果你已完成上述全部步骤，那么下一个安全步骤就是开始创建"直面排列行为"脚本来支持自己的改变。

脚本　　尽管我希望房子能一直保持干净整洁，但我不得不承认，即便有他人的帮助，保持这种整洁状态所花费的时间也太多了。这么多的时间应该能做不少有趣的事情吧？我知道我的家人很感激我所做的一切，但是我自己的感受是什么？我喜欢什么？我心里都有答案。看看我的成本效益分析表，我都失去了什么（此处插入你的损失）。

现在我知道让一个酒鬼戒酒是什么感觉了，酗酒者根本就不应该喝酒。就算取消了我的排序行为，我的房子也不会因此变得一塌糊涂。改变可能会让人觉得混乱，但事实并非如此。事情并不像我想的那样非黑即白，如果我能努力克服这一点，我的生活会因为（此处插入治疗的优点）而变得更好。

建议全天播放这一脚本并花些时间不断完善，尤其是当你还没下定决心处理排序问题时。

排序仪式行为所追求的完美远远不止表面上看起来合理这么简单。如果其中牵扯到对称性，那么你可能还需要另一种特殊的平衡，让你觉得自己对所有事物的安排都是正确的。需要注意的是，在这个排序和对称的例子中，对称性变成了另一种特殊的排序方式。从更广泛的角度来看，排序和对称都是使环境看起来更完美的方式之一，而显然，这种对完美的追求远不止简单的排序。

瓦列里的恐惧等级表（表 11–1）为我们提供了一个很好的例子。在她的恐惧后果中，你会注意到她非常在意视觉缺陷，包括玻璃茶几上的污渍以及书籍、杂志、录像带和小摆设的排列方式。她的排序规则相当复杂，例如，将书摆放到书架上时，需要考虑每本书的开本和颜色，然后沿着书架的边缘将其一一排列整齐。

表 11-1 瓦列里的恐惧等级表：家里

项目	主观不适感
玻璃茶几上有污渍	90
吸尘器清理地毯留下的痕迹没有朝向正确的方向	88
茶几上剩下食物或饮料	83
书柜中书籍没能摆放整齐	82
影音室的录像带排列	82
书柜上小摆设的排列方式	75
茶几上小摆设的排列方式	75
架子上的杂志排列	72
沙发上三个抱枕的摆放	70
遥控器是否摆放在电视右侧	60
收看指南是否摆放在电视左侧	60
墙上的挂画位置	55
壁炉工具摆放的位置	40

如果要追求更广泛的视觉完美主义，那么面临的问题可能就不止房屋内部的秩序了。有些患者可能会因为任何新的东西而引发焦虑，无论是新衣服、新电视还是新汽车，因为患者首先要确保拿到手时它就是完美无瑕的，然后还要努力去保持这份完美。

梅兰妮的案例也为我们提供了一个很好的说明，就是本书引言部分我提到的那个姑娘。除了躯体变形障碍之外，她对自己的学业有着近乎疯狂的执着——所有课业必须看起来很完美。对她来说，课堂笔记不允许有画线或擦除的痕迹，纸张也不能有任何折痕或污点。一旦出现这种不完美之处，她就会立即撕掉那一页，即使她正在上面做笔记，因此那堂课就没有笔记了。还有些时候，她会把笔记带回家，然后花上几个小时把笔记重新抄写一遍，使其看起来更完美。对于教科书也是如此，一旦看起来不完美，她就不会再阅读或者使用它们了。本章所提到的关于秩序的建议也适用于任何完美主义的问题。

在设计排序和外在完美主义的暴露计划时，指导原则只有一个——确保一切都是"错误"的。这并不意味着瓦列里必须推倒整个书架，把房间弄得乱七八糟，她需要做的是针对恐惧等级表中的每一项，都故意做"错"一些。例如，清洁茶几后，她要故意弄脏一点；"错误"地用吸尘器清理地毯，以使打扫的痕迹没有朝着同一个方向；总是在茶几上留着一个水杯；书本、杂志、小摆设和抱枕的摆放方式都不太对劲，达到足以让她烦恼的程度；电视遥控器和收看指南都很随意地摆放在电视的同一侧；同样，墙上的挂画和壁炉工具也不在其位。

进行暴露训练时，瓦列里必须穿过屋子，在听着治疗脚本的同时，轻轻敲打所有没有钉牢的东西，让屋里的一切都显得随意且有些格格不入。同时，家里要随处贴上红点标签，这主要有两个用途。首先，红点的存在对她来说就是一种暴露，因为很显然整洁有序的家中根本不应该出现这种小红点。其次，红点除了提醒她不要保持完美之外，还提醒她要花些时间在脑海中复习治疗脚本，来帮助她坚定改变的决心。如果你还记得广告的那个比喻——这些红点就好比是反强迫症、支持康复的迷你广告牌。

为了让自己的房子看起来完美，瓦列里采取了很多维护房子的仪式行为。以下是她的反应阻止指南的部分内容。

瓦列里的反应阻止指南（部分）：

_____

1. 大扫除只能每两周进行一次。大扫除包括使用吸尘器（除下文所述）、拖地、所有的整理行为，以及摆放架子或桌子上的任何东西，家庭活动室的茶几和餐桌除外。

2. 只能在一天快结束时擦拭厨房的桌子，且必须做得不完美，上面的物品必须摆放"错误"。

3. 厨房每天只能打扫一次。

4. 食物、盘子和饮料每天只能从茶几上取走一次；桌子上要留下一个水杯；茶几应该用"错误"的方式擦拭；小摆设不能按照往常那样摆放。

5. 禁止进入儿童房。

6. 你可以每两天对客厅和家庭活动室进行一次除尘打扫，但必须按照不正确的方式使用吸尘器，确保自己故意漏掉一些地方，且吸尘的路线弯弯曲曲，令人不爽。

7. 任何散落在家里的杂志，只要有人没看完，就必须继续留在原地。要放回书架也只能随意摆放，且每天只允许放一次。

当完美主义所追求的是秩序以外的形式时，例如梅兰妮的学业问题，暴露和反应阻止的指南也是类似的。对于梅兰妮的暴露训练，她需要提前确保笔记本页面被"毁坏"，可以是在页面上随意做些小标记或是在底部折角。而在做笔记时，她需要确保自己故意划掉某些单词，并接受必要的擦除和画线痕迹。即使是需要上交的文件，也需要在页面上留下一些会困扰她的小标记。

还有一点需要了解的是，排序行为并非一定涉及实际操作。我曾遇到过一位患者，她会在每个房间中都选择三个看起来彼此等距的点来使得房间呈现对称的状态，而这一切都在她的脑海中进行。这些点可能是房间的一部分或房间中的某些物品，对她来说最重要的是这几个点之间的距离。如果一件物品被移动了，她会立即选择另一个点来重新建立这种心理上的对称感。她每时每刻都在做这件事，她觉得自己必须不断创造这样的对称性且不断检查。在有些场合，她试图阻止自己，但她发现她的眼睛几乎自动地就找到了对称的地方。为了帮助她改掉这个习惯，我们发现让她走得非常快、快速转头使她无法集中注意力，以及持续眨眼能够帮助她打破这个仪式行为。我最后一次和她交谈时，她告诉我对称性仍然存在，但她已经不在乎了，也没有花任何时间刻意去创造了。

还有一位患者，她会在大脑中重新排列她听到的每一句话的所有字母。对于她听到的任何一句话，她几乎都会立即提取出句中单词所包含的所有字母，然后将其按字母顺序重新排列。例如对于"I can't believe she could do that"这句话，她会下意识地提取其中所有的字母，然后自己在内心默念：A, B, C, D, E, H, I, L, N, O, S, T, U, V。

如果跟大多数患者一样，你想知道自己什么时候才能恢复这些旧习惯，且不再为此感到困扰——换句话说，你想知道：什么时候一切才能恢复正常？答案是：永远不可能。至于为什么，有以下几个原因。首先，你所谓的"正常"本身就不正常；其次，你为什么要恢复这些旧习惯？摆脱这些习惯所带来的自由远比你过去追求的那些东西（例如完美的秩序）更重要。但凡你对过去那个屈服于习惯或仪式行为的世界存在一丝念想，你就面临着危险。就像说自己只喝一杯的酒鬼一样，我们会这样问他：只喝一杯或许你确实还能够走得稳稳当当，但考虑到你可能会失去的东西，冒险喝这一杯真的那么重要吗？然而，确实有一天你可以把你的房子整理得更好——当你真正不再纠结于这一点的时候。

计数

计数仪式行为的范围很广泛，就其最纯粹的形式而言，任何你有数数冲动的行为都属于计数仪式行为。根据患者所描述的，计数行为包括数路标、数高速公路分隔线、数句子中的单词数量以及数浴室墙上的瓷砖数量。就像在心里进行排序一样，计数给人的感觉既是强制性的又是自发的。在通常情况下，患者害怕不执行仪式行为会引起内心不安或担心计数行为永远不会停止，因此它的存在会毁了患者的生活。后一种恐惧是由幻想仪式行为所引发的，在这种仪式中，你不断地将计数时的生活与停止计数时的生活进行比较，心想如果能停止计数行为，生活会变得更加美好。抱有这样的期待，你的焦虑和抑郁感会在你开始数数的时候急剧增加，因为你确信自己现在所做的一切都会被毁掉，整个生活都会因为逃脱不了计数而被毁掉，你脑海中的那个幻想就是"证据"，仿佛你的恐惧后果终会成真——你害怕生活会被毁掉，而事实确实如此。

治疗的目标是停止有意识地计数，但如果发生自动计数的情况，我们的目标就是让它成为背景音，就像在餐厅里听着背景音乐与人交谈一样。你会发现这好像就是前文接纳与承诺疗法中所讨论的正念。要记住，正念并不是一个简单的决定，而是一个需要努力实现的目标。有时患者会感到困惑，在这种情况下要如何暴露呢？你应该坐下来盯着你常数的瓷砖。但不数数吗？答案是肯定的。这就像是要求检查炉子是打开还是关闭的人盯着炉子但不去关注旋钮位置一样。在理想情况下，我会让他们不要看炉子。不看瓷砖是有可能的，但如果你会在开车时数路标，那么不看路恐怕并不可行。当计数行为除了焦虑之外，没有引发其他任何恐惧后果时，你大部分的暴露训练将以收听治疗脚本的形式为主。

计数行为的治疗脚本形式多种多样。有些患者发现收听随机的数字会干扰他们计数；还有些患者发现快速、大声地数数或许也有效果，因为数得太快了，他们的眼睛会跟不上数的速度，从而无法确认环境中任何东西的数量。你可能需要多做尝试，看看哪种方法最适合自己。对于另一部分患者来说，幻想仪式行为——希望停止数数——已经根深蒂固了，以至于他们很难将其视为背景音，而不去抱有这样的期待。如果你面临的也是这样的问题，那么在任何可能数数的情况下，你都需要收听治疗脚本，听得越多越好。下面是"希望摆脱计数"脚本示例。

脚本	这段录音是为了在"高风险"情况下提醒我不要忘记自己的任务。我是在故意数数吗？如果是，我应该更加关注这个脚本。如果周围没人，我甚至可以默念这个脚本，最终我会烂熟于心。我可以厌恶计数，而当它只是背景音时，我就不必受它的控制。也许它会干扰我当下的注意力或心情，但我要学会对它说："那又怎样？"毕竟，干扰因素又不止这一个。我有可能会头疼；有可能我身边坐着一个讨厌鬼，正在大声播放着我无法忍受的音乐。生活中充斥着无数不完美的时刻，这只是其中之一。不数数我的生活是否会变得更好并不重要，因为现在这就是我的生活。我要做的就是尽我所能享受此刻的一切。慢慢地我肯定会学会如何让数数成为背景音，而不受其困扰，但应该不是今天。

上述内容可以与"快速数数"脚本或是"随机数字"脚本相结合，添加在它们的开端或结尾一同播放。如果计数还引起了任何其他恐惧后果，请确保你在准备恐惧后果列表、治疗脚本和随身携带的脚本卡片时已将这些都考虑在内。此外，还要留意上述脚本中提醒的"尽可能享受此刻的一切"，这点也同样非常重要。幻想仪式行为告诉你，要不是为了数数，你会更加享受这一刻。在治疗强迫症的过程中，期望获得80%

的快乐是不合理的（100%或许是个美好的愿望，但没有人能做到）。因为你总是在关注自己即将错过的东西，所以无论眼前有什么，你都错过了。学会体验任何快乐的时刻，即便只是偶尔或短暂的时刻，这也是一种自由。通过不断练习，你会学会活在当下，但正如我前面提到的，没有人在这方面是完美的。

纯计数的反应阻止指南其核心非常简单，重要的是你可以做些什么来支持你的反应阻止措施，记住你不是要去控制自动数数行为。

纯计数的反应阻止指南：

1. 延迟为了计数而停止活动的行为。

2. 不要刻意数数。

3. 如果你觉得自己无法执行第1点或第2点，可以借助转移和重塑焦点法，另外确保在此期间坚持收听治疗脚本。

4. 如果有可能，不要直视你要计数的东西。例如，数天花板或地板上的瓷砖需要你向上或向下看，而数墙上的瓷砖可能会更麻烦一些，但如果并未处于移动状态，你或许可以将注意力集中在其他地方，例如某一本书或某一个人；如果你在走路，那么你可以看着你面前的人，而不要看向地面或墙壁。

5. 你还能把注意力放在哪里呢？你可以对自己大声唱歌，与周围的人交谈，或听音乐、有声读物、脚本录音。如果你实在无法避免看向计数的东西，那么下一点尤为重要。

6. 你也可以试着大声地、快速地数数或背诵随机数字（也可以背诵字母表，按顺序或随机皆可）。这种方法或许可以同时干扰有意识和无意识的计数行为，并且只要这种方法本身不属于你的仪式行为，就不会有问题。但万一它成为另一种仪式行为，也不要太过担心。仪式行为的改变并不意味着情况变得更糟，你只需要适当修改暴露和反应阻止措施即可。

对于那些你觉得必须重复一定次数才能算真正完成的仪式行为，计数本身或许并不是主要问题。这样做可能只是为了达到某个特定数字，例如反复进出门口 4 次，以防止家人受伤害；或者它还有另一个更深层次的目标，例如如果反复查看 4 次，你就能获得炉子已经关闭的确定感。在某些情况下，这些数字的选择或许是随机的，因为它们对患者没有任何其他意义。但对于有些患者来说，他们有属于自己的"幸运"数字：要么是具体的某个数字，例如 3 或 7；要么是一类数字，例如所有偶数或所有可被 3 整除的数字，又或者该数字各位数相加的结果要等于某个数字（例如 21，数字 2 加 1 要等于 3）。他们甚至还要尽可能避免一些"不幸"的数字。

当涉及幸运和不幸的数字时，计数也可能是排序行为的一部分。例如，如果 4 是你的"幸运"数字，而 3 是"不幸"的数字，那么你会尽量确保自己的物品没有被分成跟 3 有关的类别，无论是抽屉里三件一堆的衬衫、墙上的三张照片还是桌上的三份餐具。你甚至有可能无法容忍看到或听到数字 3。而至于幸运数字，你会尝试将所有的 3 都变成 4，例如你会在墙上挂第四张照片，或者在桌上放第四套餐具。通过这种结合，计数和排序行为共同利用"魔法"中和了厄运。

对于有些患者来说，这样的计数行为还会干扰阅读和交流。在他们阅读或是与人交谈时，他们可能会去数一个句子中有多少个单词、音节或是字母，这样做的目的可能只是单纯计数，也有可能是避开"不幸"的数字，或是"修复"某个包含错误数字的句子。没有这方面困扰的人可能会以为这样就无法正常交流或阅读了，但真正面临此类困扰的患者很清楚，他们虽然受尽折磨，但还是有办法将其隐藏起来。

幸运和不幸数字只是强迫思维的一部分，就像排序／对称行为一样，它们也只是强迫性规则的一部分，其目的都是实现"完美"的外观。而在这种情况下，笼统的强迫症焦点主要在于幸运或不幸的事情。我认识一个检查强迫症患者，只有等到视线中不再出现红色汽车时，他才能锁好门离开家。有些患者看书时，只有先找到一个"好"词，他们才会继续看下去。回到强迫症，你能想象到的任何东西都可以成为这类症状的一部分。

有关幸运和不幸数字的暴露训练很简单，最重要的原则就是让你的生活中充满"错误"的数字。以下是执行过程中的一些具体建议。

计数与幸运／不幸数字的暴露建议：

1. 如果你的强迫症症状涉及物品的分类，那么请按照"错误"的方式对其进行分组——例如，如果 2 是你的"幸运"数字，而 3 是"不幸"的，则将物品都分成 3 个一组，而不是 2 个一组。

2. 如果看到不幸的数字本身也会让你产生不适，那么就把红点标签贴在尽可能多的地方。例如，如果数字 3 是"不幸"的，就在电视上贴上写有 3 的便利贴，在手表上贴上写有 3 的红点标签。对于有些患者来说，光是知道自己身上有个不幸的数字就会令他们感到不安，在这种情况下，他们可以在自己身上其他人看不到的地方写上数字 3 或是画上 3 个点。

3. 按照"错误"的数字执行动作，无论它是个不幸的数字，还是无关幸运／不幸的数字。例如，如果你原本需要听到某个包含偶数个单词的句子才能关闭电视，那么现在请在听到句子的第一个单词时就关闭电视。

4. 随机安排活动时间。在上面关电视的示例中，除了依赖于听到某个句子之外，你还可以执行以下操作：当决定要关电视时，将你的手放在电视或遥控器的开关上，然后看向你的手表，当秒数或秒针位于先前确定的"错误"的位置时，按下关闭按钮，这可能是个"不幸"的数字。如果奇数对你而言没有特殊含义，那么你可以在秒数为奇数时将其关闭。这样，关闭电视的行为就不再依赖于听到什么了。在执行本条建议的时候，可以同时开始大声说话，以此来干扰自己单纯计数。即使不小心让电视在"正确"的时间关闭了，也不要再重复此暴露过程。

5. 在家里四处放置"错误"分组的红点标签，例如在电视屏幕角落贴上 3 个红点。

6. 利用 MP3 或 CD 录音，每 10 到 40 秒就播放一次不幸的数字，循环往复。

7. 如果你时常会计算口语或书面中包含的音节、单词或字母数量，请使用治疗脚本播放随机数字或重复数到"错误"的数字。如果 3 对你来说是"不幸"的数字，那么治疗脚本就要不断重复"1、2、3、1、2、3……"。

8. 准备好完整的脚本材料，以应对任何你能想到的恐惧后果。

当计数行为涉及幸运或不幸数字时，其反应阻止指南与纯粹的计数略有不同。主要区别在于，暴露建议将优先于反应阻止措施。例如，你需要先尝试按照"错误"的数字参与某项活动，而不是在开始计数之前就阻止自己参与其中。

移动

　　谈到移动仪式行为时，你会发现排序 / 对称行为和涉及幸运 / 不幸数字的计数行为也时常牵涉其中。从更广泛的分类来看，这些都属于"正确"移动的一部分。首先，移动行为本身有其实际的动作形式，例如脚掌拍地、头部动作以及眨眼等。而判断一个动作是否被"正确"地执行，通常取决于患者是否有一种"恰到好处"的感觉。对于很多患者来说，"正确"地执行意味着对称地移动（例如，敲击左手后要敲击右手）或重复某个动作一定次数甚至一定组数（例如，四个四拍）。当然，通过以往的经验，你也知道即使某个动作需要对称或重复一定次数，但最终仍然需要"恰到好处"的感觉，例如你可能希望左右脚各敲击 3 次，但如果其中一次敲击并未达到"恰到好处"的感觉，那么你就必须从头再开始这一组动作。

　　从严格的意义上来说，你所采取的每个动作都是仪式行为的一部分。举个例子，当你准备从椅子上站起来的时候，你对自己说："如果右脚先着地，那就意味着我想让妈妈去死。"因此你站起来时，确保自己先放下的是左脚。但现在又出现了新的问题，你要用哪只脚迈出第一步，哪只脚先跨过门槛，哪只手关灯，你嘴里说的第一句话是什么，等等。每时每刻你都需要做出痛苦的决定，有时候情况甚至会变得更复杂，例如如果你离开椅子时没有"恰到好处"地放下左脚，那么你必须重新开始。

　　移动仪式行为通常能"神奇地"规避一些令人担忧的灾难，具体的如对亲人的伤害，或模糊的如"这件事感觉不对"。如果你的情况属于后者，那么你或许需要额外花些时间来进一步探索，这些"错误"行为背后是否还有其他潜在的含义。有时候，有些恐惧后果并不常见，也不那么明显。借助箭头向下法，问问自己如果在往后余生中再也无法感觉到这种行为的"正确感"，你会怎么样？或者这对你而言意味着什么？对于这种不易察觉的恐惧后果，根据有些患者的描述，应该包括感觉变得不像自己或是觉得自己的行为不自然了。如果你也有类似的恐惧后果，或是你发现了另一个不同的恐惧后果，你会怎么办？或者说如果这些恐惧后果都是真的，又意味着什么？如果你觉得自己一点都不像自己了怎么办？这背后是否还有另一层危险呢，还是说这已经是极限了？无论箭头向下法最终在哪里结束，所有的结果都应该包含在你的恐惧后果脚本当中。

针对移动仪式行为的暴露和反应阻止措施应该按照常规方式实行，从恐惧等级较低的项目开始。在暴露的过程中，尽可能多地进行不同的暴露至关重要——多样性甚至比难易程度更为重要，因为你能记住的"错误"的动作是有限的。为移动仪式行为创建一个沉浸式的暴露环境，从而让自己因为执行了太多暴露行为而记不清到底有哪些。即使你能记得 30 个中的最后 5 或 6 个，你也仍然会忘记其他的。这就意味着你正在学习逐渐放弃仪式行为，即使你的焦虑感和仪式行为的冲动与过去相比并没有减少，但不同的是，过去你可能会避开很多事情，只参与其中两三个活动，因此你很难忘记任何"错误"；而现在则相反，你参与的活动太多了，你在学习接纳这种遗忘的感觉。也许你会对遗忘感到不安，但这很正常，试着多提醒自己：从长远来看，这是你的目标。

当移动仪式行为每时每秒都在发生时，暴露和反应阻止措施也需要随时修改。对患者来说，反应阻止与暴露将同时进行，且持续不断。要确保任何时候都移动"错误"，患者需要付出惊人的努力，甚至于不太可能实现。而相对容易实现的暴露和反应阻止目标是每天进行最多两小时的密集暴露，然后将其分解为每次半小时的小训练，分布在全天进行。在这半小时内，你的目标是尽可能快速且"错误"地移动。结合你的恐惧等级表，选择合适的暴露地点，并准备好治疗脚本，可供随时收听。

治疗脚本的内容应包括暴露期间应该做些什么，语速要尽可能快，这点非常重要，因为在暴露期间你的移动速度也是非常快的。如果有帮手能够在身边做你的"活脚本"来鼓励你，这将对你大有帮助，但前提是这个帮手不会偏离基础脚本，要求你做超出计划的事情。

在理想情况下，你的恐惧后果应该都包含在治疗脚本中。但如果刚开始你觉得这太难了，你可以考虑换一种更模糊委婉的方式去表达。例如，"我的下一步可能会导致我的母亲死去"可以替换为"我必须承担这些风险才能变得更好，即使我不知道接下来会发生什么"。

以下"无处不在的移动行为"脚本示例来自马克，他怀疑每一个动作都有可能对他的家人造成伤害。他的规则过于复杂，因此无法在此详述，但他用于暴露训练的方法还是值得参考借鉴的。他计划的暴露内容是从他家步行半小时到附近的公园，这个脚本是他早期治疗时所使用的，其中包含"错误"地移动（"寻找裂缝并踩上去"）等暴露方法的说明，但并未直接体现他的恐惧后果。

> **脚本**　　我要确保自己总是先迈左脚，包括进出门、上下台阶和楼梯。我要寻找地面上的裂缝，然后用我的左脚踩在上面。经过电线杆或路牌时，我要向右看，然后从左侧通过。任何事情都有可能发生，但我需要克服这个问题。我是否希望一切平安并不重要——这就是我现在需要做的。路过时，我要确保右手不会触碰它们两次。我要唱歌，一边收听这个脚本一边唱歌。我不应该用任何言语上的仪式行为来消除恐惧，我需要学会接受风险。在公园里，首先我要用我的左手触摸所有的秋千，每次荡起时都要抬起双脚，然后先用左脚点地离开秋千。永远先从左边开始，无论发生什么。

该脚本持续了若干分钟。你注意到他是如何间接且委婉地提及恐惧后果了吗？你之所以知道他的恐惧后果是担心伤害到家人是因为我告诉了你。随着治疗的进展，他慢慢接受了更难的脚本。以下是该脚本的更新版本，其中包含了更多恐惧后果的细节。

脚本　　离开家时，我必须确保先迈出左脚，虽然这样妈妈有可能会死，但我必须一直这样做，无论是进出门还是上下台阶——用我的左脚威胁妈妈的生命。我必须让她中风，这样我才能过上自己的生活。这个问题已经折磨我太久了。就算这样做很糟糕，我也不得不让自己变得糟糕。路过路牌和电线杆时，我必须向右看，即使这会导致爸爸出车祸；然后我要从左侧通过，即使这可能会留下血迹斑斑的现场。我还要唱歌，做这些事情的时候，我应该唱些轻柔的歌曲，祭奠爸妈的死去，这样就不会让言语上的仪式行为乘虚而入。

爸爸妈妈可能会因为我而死，那就是我的错，但我必须这样做才能克服我的强迫症。在公园里，我要用左手触摸秋千，冒着他们会死亡的风险……

对于这种无处不在的仪式行为，尽管很难去实施全面的反应阻止措施，但理想的目标仍然是尽可能地尝试全面的反应阻止。当发现理想情况无法实现时，你仍然可以在整个房子内部以及自己身上（如手表上或拇指指甲上）战略性地贴上红点标签，以此来增加暴露和反应阻止的训练次数。每当你注意到其中一个红点时，它都会提醒你进行快速暴露。另外，持续不断地播放常规治疗脚本也能提醒你进行暴露以及为什么暴露，尽管你可能会面临恐惧后果成真的风险，但这对你而言将大有帮助。

污染、检查、排序／对称、计数及移动——除了少数例外，以上三章所讨论的强迫症症状主要集中在外部世界发生的事情上。但我们都知道，对于几乎所有的强迫症症状，大部分"行动"都发生在你自己的脑海中。

在下一章中，我们的重点将放在几乎完全来自内心想法的精神强迫症上。其中，我们会提出一些建议，帮助你应对当下的精神仪式行为。对于那些深受暴力思想或与性相关的念头折磨的患者来说，到目前为止所阅读的篇章或许为他们提供了一些关于如何设计暴露训练的想法，但下一章将解决精神强迫症的核心问题。

FREEDOM FROM
OBSESSIVE-COMPULSIVE DISORDER

12

常见精神强迫症：一切都来源于大脑

所有强迫性的恐惧都源于你的大脑。在研究强迫症的过程中，我注意到几乎所有患者都具备以下三个特征：创造力、想象力和高于平均水平的智力。创造力的核心是提出诸如"如果发生了……，该怎么办？"的问题，而你正是提出这类问题的专家；想象力是一种在大脑中描绘图像的能力，描绘得越生动就越能有种身临其境的感觉，而你已经快要把自己吓死了；至于智力，如果接受了强迫症恐惧的基本前提，那么你所设计的复杂应对系统也是合乎逻辑的。

这三个特征作用于方方面面，也许你还为此沾沾自喜。很多患者或许是朋友倾诉的对象，朋友会找你寻求建议是因为你能够理解他们；而你之所以能够理解对方，则是因为当你倾听朋友的声音时，你可以暂停思考自己的现实和判断，而去畅想：如果站在朋友的立场，情况会是什么模样？

但创造力并不是你可以随意开关或仅用于娱乐的东西。创造力从进化的角度来看并不是为了艺术，而是为了生存：老虎在哪里？我如何确保它不会抓住我？老虎在哪里？我怎样才能抓到它？在现代世界中，生存指的不仅仅是身体上的，还有心理上的。想象一下，如果在你的街区附近有只放养的老虎，出于某种原因你走出了房门，你肯定会不停地寻找老虎的痕迹。心理上的生存也是如此。如果你对自己的道德感产生了疑问，那么你就会不断地审视自己的思想，寻找任何危险的、看似不道德的想法。当涉及"如果""怎么办"这种想法时，创造力将集中在任何对你而言重要的事情上；创造力将成为你个人的"危险探测器"，探测是否存在疾病、家庭成员的存亡，以及你的暴力程度。创造力会导致你被各种各样的想法轰炸，这是正常现象，也就是说，大脑中有任何想法都是正常的，无论在你看来是多么奇怪或反常的想法。而这些想法正是强迫症背后的恐惧，也就是本章所说的主要的精神强迫症。

但这些想法本身并不是问题。想要杀了你的孩子、思考性行为的本质，这些都是正常的想法。使之成为强迫症问题的原因并不是拥有这些想法，而是你对这些想法的处理方式。对于那些没有强迫症的人来说，他们的脑海中偶尔也会出现这些"可怕的"想法，但这些非强迫症患者会选择去思考或是直接忽略。对于那些不属于强迫症症状的想法，你也会这么做，但如果它属于你的强迫症症状，你就会想：如果……是真的怎么办？天呐！这太可怕了！我不想去考虑这个情况！这意味着什么？

如果你试图阻止自己去思考这些问题，试图去控制，或者认为自己必须知道其意义所在，那么这些想法就会成为你强迫症的焦点。有些人可能会争辩，这些想法的本质就是不正常的，有这些想法就说明有问题，因为你知道自己比"正常"的人更经常有这些想法。

实际上，研究发现，强迫症患者和非强迫症患者两者在思想内容方面并没有什么区别。而至于为什么患者出现这些想法的频率更高，那是因为他们试图去逃避。举个例子。如果你今天开车出门，你知道自己一共看到了多少辆红色的汽车吗？你能确定自己是否看到了吗？除非这是你强迫症的焦点，否则你的回答应该是：我可能看到过红色的汽车，但我可能并没有意识到。现在假设我要求你明天开车出门，但要确保自己不去关注路上是否有任何红色的汽车，如果你照做了，你会发现自己会注意到路上几乎每一辆红色的汽车。回到思想层面，也是这个道理。你拼命地不去思考某件事情，但要做到这一点，你就必须保持警惕——你必须先甄别这个想法，"我必须确保自己不去想……"，但在这个句子说完之前，这个想法又回到了你的脑海当中。

询问非强迫症患者是否也有这样的想法并不一定能够得到有效的回答，因为他们并没有试图去避免这种想法，所以他们很可能根本没有注意到它们，就像你通常不会注意到路上的红色汽车一样。

在治疗这些常见精神强迫症时，我们的目标不是去阻止这些想法或是了解其意义，真正的治疗目标是学会留意这些想法，却不会因此产生焦虑，这才是正常的情况。

精神强迫症也被称为强迫性穷思竭虑（Pure Obsession，英文简称为Pure-O），指的是强迫思维和强迫行为都是完全处于精神层面的，没有行为层面的仪式或回避。许多精神强迫症患者都担心他们的问题没有具体的治疗方法，原因有两个。首先，他们认为自己的强迫症不涉及任何行为，因此也就没有任何他们可以做的暴露训练。

如果你担心的是这个，那么你应该感到高兴，因为你的想法是错误的。精神强迫症也有暴露：想象暴露。此外，尽管有些患者可能确实患有强迫性穷思竭虑，但其中或许也包含了一些行为，希望在自我评估的过程中你已经发现了。在有些情况下，你可能会因为担心引发强迫思维而选择避免这些行为，或是当你试图"解决"自己的强迫性恐惧时，你也可能会"冻结"自己，拒绝参与任何活动。

很多精神强迫症患者感到绝望的第二个原因是，他们从其他地方了解到，精神强迫症可能更难治愈。精神强迫症确实更难治疗，但远没有你想得那么严重。克服精神强迫症的关键是去了解为什么它们更难治疗。回想一下前面我们提到的，你所制订的康复计划越能让你沉浸其中，越不可避免，你的治疗就越有效。这就是为什么污染强迫症患者的治疗效果是最好的——因为他们可以彻底地污染整个环境，让自己别无选择，只能坚持治疗。

精神强迫症的潜在问题是它们是可以"随身携带"的——因为大多数的强迫行为也是处于精神层面的，所以无论你走到哪里，它们都会跟到哪里。这就意味着你有可能随时随地陷入强迫症的噩梦。前面我们所确定的暴露和反应阻止的方式，以及你每天花在应对强迫思维上的时间，这些都很难与全天候的仪式冲动相抗衡——回到广告活动的比喻，支持强迫症的对手拥有的是百事可乐的广告预算。但充分利用好治疗脚本，不间断地收听，或许你仍然有机会赢得这场竞赛。通过这种方式，治疗精神强迫症就像治疗污染强迫症一样，几乎也可以实现无处不在的、沉浸式的治疗体验。

当然，精神强迫症除此之外还有其他的问题，以及几乎所有形式的强迫症都涉及了精神层面的仪式行为。读完本章后，你应该就能够将这里的信息与你自身的情况对应起来了。

设计自我治疗计划时，你会发现克服精神强迫症最困难的部分还是回答那个问题：你愿意接纳不确定性吗？这个问题所包含的风险太大了，让人不敢贸然行动。我希望你能够去冒这个险，因为我相信这一定是值得的。虽然我不能向你保证，你最担心的噩梦一定不会成真，但我可以告诉你的是，你所面临的风险不会比其他人的更大。

最后，许多患者纠结是否要让家人一起参与到治疗当中。如果你已经跟你的家人描述过自己强迫症的情况了，那么寻求他们的帮助就意味着你要让他们知道他们能做些什么。家人的帮助或许会对你的治疗产生非常大的积极作用。至于他们该如何帮助你，可以具体参考本书的第14章——提供康复支持：超越暴露和反应阻止。如果你已婚已育且希望家人为你提供帮助，那么在让孩子也参与进来之前，请先与配偶协商沟通；如果你与父母同住并希望让家人都参与进来，那么在让弟弟妹妹参与进来之前，请先与你的父母协商沟通。

不过，有些患者可能会认为自己的强迫性想法内容太过尴尬或是羞耻，因此他们完全向家人隐瞒了自己的问题，或是只让他们知道其中的一部分。如果是这种情况，该让家人参与治疗过程吗？这是一个非常私人的问题。你相信他们能够理解你吗？如果让他们也阅读这本书，或是与治疗师进行一些联合会谈，会帮助他们理解吗？还是你仍然觉得太尴尬了？关于这个问题，没有标准的答案。你必须确定好（或做出最佳猜测）最适合自己的方法。如果你想要将部分或全部家庭成员排除在治疗计划之外，那么你将面临的最大的问题，就是如何保密你所有的治疗材料。

本章我们将重点讨论的精神强迫症有以下几种：

1. 暴力执念

2. 与性有关的执念

3. 亲密关系强迫症

4. 中性强迫思维

5. 有关强迫症的强迫思维

暴力执念

大多数暴力执念的形式是这样的："如果我刺伤了我的妻子怎么办？"或是"如果我把我的孩子扔出窗外怎么办？"这些想法通常伴随着三个主要的恐惧后果，可能独立存在，也可能同时出现。

1. 这些都是可怕的、堕落的想法，我希望它们停止。

2. 只有可怕的、堕落的人才会有这些想法，我是这样的人吗？

3. 有这些想法是否意味着我会采取行动？

这些想法的主要仪式行为就是分析和弄清楚情况，试图向自己证明这些想法没有任何意义。你会陷入无尽的困扰：也许我会杀了我的妻子，但我不想那样做；我不是那种人。但是为什么我会有这个想法？难道我内心深处有伤害她的冲动吗？我怎么确定自己不会伤害她？但我爱她啊！要想知道答案，你需要付出的努力是无止境的。

你可能会想出其他仪式行为来"保护"周围的人，例如说一些特定的短语来抵消自己的想法。当读到强迫症患者很少因为恐惧而采取行动时，你开始怀疑自己的想法是否真的属于强迫症的症状——如果是，你会感到宽慰，因为现在你知道自己不会伤害别人；如果不是，你肯定会担心。但如果你的想法确实属于强迫症，可你是个例外怎么办？你仍然会问自己："为什么我会有这些可怕的想法？"

曾经有人问斯蒂芬·金（Stephen King）[①]，为什么他写的书主题都这么可怕，他的回答很简单："是什么让你认为我有选择的权利？"他并不是暗示自己有强迫症，实际上，斯蒂芬·金在用他的方式诉说善与恶的问题，以及每个人内心深处邪恶的本质，这对他来说非常有趣。他选择这些作为故事的主题，是因为这对他来说是非常重要的问题，为了让故事更贴近现实，他必须把自己代入最邪恶的角色中，并努力融入这个角色，不管他是不是作家，他都会这样做。并且，这些问题也是所有人都感兴趣的。为什么这么说？因为他的书是畅销书，有着数百万的读者。

我们思考善恶的本质以及自己辨别的能力，都是为了更好地理解邪恶。在某种程度上，我们这样做是希望能够识别邪恶，从而在心理上感到安全或是保护自己免受伤害。再者，没有人是绝对纯粹的，因为在大多数情况下我们的感受都是复杂的，每个人都有过自认为不可接受的想法、冲动和感受，这也是生而为人的一部分。

[①] 斯蒂芬·金：美国畅销书作家、编剧，以写恐怖小说著称，最有名的代表作品是《肖申克的救赎》《闪灵》《危情十日》《魔女嘉莉》等。

上文提到的三个恐惧后果，每一个都有其对应的康复目标，要想解决暴力执念的问题，你需要一一接受这些目标。第一个目标已经是老生常谈了：治疗的目标不是要阻止这些强迫性观念的出现或减少其出现的频率，当你不再关注这些观念时，它们出现的频率确实会降低，但这并不等同于这些观念从未出现过，你需要下定决心学习与之共存。

这些想法对你意味着什么？确实，这些想法对每个人来说都再寻常不过了。例如，抱着一个小婴儿时，我们会想：他这么渺小与无助，要伤害他应该是轻而易举的吧？这种想法很正常。没有强迫症的人能够接受这种想法，甚至可能想：我可以把这个婴儿扔到墙上。但你不会听到他们这么说，原因有两个。首先是因为非强迫症患者不在意这些想法——这种想法转瞬即逝，他们根本没有放在心上。他们缄口不言的另一个原因是他们担心说出来别人会对自己有看法，尽管他们自己并不觉得这是多大的问题。如果你认为有这样的想法就是邪恶的，那么你治疗的目标就是变成跟我们一样"邪恶"的人。你可能会问我：你真的也有付诸暴力的冲动吗？答案是：是的。我的暴力冲动或许和你一样强烈，但请记住，我们每个人的感受都是复杂的，因此我们体内也存在着不准付诸行动的主张，也许这个主张的力量更强。如果你开始纠结自己的暴力冲动是否比常人更加强烈，那么为了治疗，你不得不接受它们确实有可能更强烈。

拥有这些想法是否就意味着会付诸行动呢？你我永远不知道。例如，我怎么知道今晚我是否会发疯——失去理智，拿起猎刀把我的妻子大卸八块？我的大脑现在还没有这个意识去计划这件事情，但根据定义，发疯本就不是按计划行事。那么要防止这种情况的发生，有没有什么我能做的呢？答案是没有。和你一样，我什么都做不了。我只能躺在床上辗转反侧，希望自己不会真的杀了我的妻子。如果我真的杀了她，我一大早就得处理现场，这简直是太可怕了，我的生活会被彻底毁掉，我会被罪恶感吞噬，我可能会进监狱，而你肯定也不会再相信这本书中的任何建议了。但我必须接受一个现实，即我有可能会杀了她，即使这个可能性并不大，我也没有办法百分百保证我不会这样做。我此刻不想杀她的感觉可能会阻止我采取行动，但这也是不能完全确定的。如果我今晚杀了她，第二天早上会发生什么情况？有两种可能。第一种，我恢复了理智，然后感到非常内疚。我需要被限制活动，最好是关在一个比较好的心理健康机构，因为我不知道发生了什么。从某种程度上说，我甚至需要原谅自己，因为我显然是疯了才会做出这样的事情。原谅自己并不意味着就不再感到内疚或悲伤，而是因为我理解了一件事情，即我的行为已经超出了控制，也意味着我必须想办法让生活重新回到正轨上来，无论是在心理健康机构里还是重获自由时。

另一种可能是，第二天早上我仍然处于疯癫的状态，毫无悔意。在这种情况下，内疚并不是问题。但如果想让接下来的生活好过一些，我就必须找到逃跑的方法，或是当被抓住时，想办法在监狱里过上不错的生活。

上述任何一种情况都不太可能发生，但不太可能并非不可能。我不担心这一点并不意味着我所面临的风险就比你小。如果遭遇了上述任何一种情况，我仍然会敦促你遵循本书所提到的建议；我只是强迫症专家之一，还有很多其他的强迫症专家，他们大多都会给予你类似的建议。你的目标，和全人类都一样，是学会接受事实，即你永远无法确定自己是否会将暴力想法付诸行动，即使你希望自己不会这么做。

我真的完全不担心这些暴力的想法吗？如果在你眼里暴力行为是很有趣的或是令人兴奋的，对这种想法你毫无疑虑，甚至想看看如果折磨别人，他们眼中的恐惧是什么样子的，那我可能更担心你有潜在的暴力倾向。另一个让人担心的点是：你是否非常确定自己曾听到某种声音或收到某些暗示鼓励你参与暴力？如果你曾实际执行过这些一直盘旋在脑海里的想法，那么你确实有重复这种行为的可能。如有上述任何一种情况，并且你从来没有质疑过自己，那么你必须寻求专业的帮助，遵循此处的建议对你毫无帮助，甚至可能起到相反的效果。而如果没有上述感受或相关病史，那么你的担忧就属于强迫症的诊断范围。但是，属于强迫症并不意味着你就不会付诸暴力，记住，治疗的目标不是让自己放心，而是去承担风险。我想表达的意思是，如果没有上述想法，那么你真正实施暴力的可能性会更低，你所面临的风险等级与我们其他人是一样的，但切记不是零。

想象暴露的治疗脚本将是帮助你克服暴力执念所引起的恐惧和焦虑的主要方法。需要录音的材料正是你不敢去思考的内容，准备脚本将是暴露的开始。在准备的过程中，随着时间的推移，你可能会创建一系列治疗脚本，不断更新细化使其包含更多有关恐惧后果的细节，更具画面感。因此，我建议你准备两个恐惧等级表，一个用于行为暴露，另一个用于想象暴露。随着治疗的进展，你将不断录制新的脚本，其中包含越来越多的更高级别的内容。

表12-1为山姆的想象恐惧等级表。他的暴力执念主要集中在伤害他的家人上，他不太担心自己会伤害家人以外的人。你会注意到表格中等级较高的项目往往更具体且更具画面感。想想你自己的暴力执念，以及你的恐惧等级表会是什么样子。对于有些患者来说，对暴力执念的生动描述也是其强迫症的一部分；而对于另一些患者来说，这种细节的描述虽然令人厌恶与反感，却不属于其强迫症症状之一。要想在想象恐惧等级表中找到等级较低的项目或许非常困难。例如对山姆来说，他的暴力执念涉及杀死他的妻儿，从恐惧等级表上来看，伤害儿子比谋杀儿子等

级更低，然而当他使用伤害这个词时，其程度并不轻。

对他来说，伤害仍然意味着杀戮，但伤害这个词对他而言相对温和一些。因此，对妻儿拳打脚踢的想法并不属于他的强迫症症状。如果是的话，他的恐惧等级表就应该包含一些他认为伤害较小的、等级较低的项目。

在接下来的几页中，我们提供了三个治疗脚本，用来说明治疗初期与后期脚本之间的区别。如果你还没有下定决心面对暴力执念，那么你应该选择第一个脚本。使用这个脚本也是帮助你下定决心去设计并执行治疗计划的一种方式。如果你已经做好准备了，那么可能就不需要使用这一脚本。

表 12-1　山姆的暴力执念恐惧等级（用于想象暴露）

项目	主观不适感
画面	
刺伤四岁的儿子并听到他尖叫	100
刺伤妻子并听到她尖叫	99
刺伤四岁的儿子	97
刺伤妻子	96
拿着一把大刀站在熟睡的四岁儿子身边	92
拿着一把大刀站在熟睡的妻子身边	90
想法	
杀死四岁的儿子	88
杀死妻子	87
伤害儿子	85

伤害妻子	84
画面	
刺伤陌生人	80
伤害陌生人	76
想法	
刺伤陌生人	72
伤害陌生人	70

脚本

为治疗暴力执念做好准备

我很难想象自己要让这些可怕的想法留在脑海当中，并且还不知道它们意味着什么，或是我是否会付诸行动。我似乎真的无法忍受自己有这样的想法，但我已经为此苦恼已久。看看我因此而失去的一切（此处插入成本效益分析表中的内容），只要这个问题继续困扰我一天，我就一天无法享受任何东西。这本书说如果我进行暴露训练，我也只能获得40%的乐趣，但这已经比我现在得到的要多了，尤其是当我避免类似（此处插入与上面相同的或是更多的成本效益分析表中的内容）的事情时。最糟糕的是，这本书说的是对的，要想获得100%的确定感，我毫无办法。所有的确定性都是幻觉，这个说法是有一定道理的。虽然我很讨厌这种感觉，但现实并不在乎我讨厌什么。每个人都讨厌不确定性。在生活的其他方面，我是可以接受这种不确定性的。我接受××（此处插入你接纳的不确定性，例如，你没有污染强迫症或不害怕被他人攻击）发生的可能性，这就是我需要对暴力执念所做的事情。我必须学习接受这些想法的存在，治疗听起来很可怕，但我现在的生活又何尝不是如此呢？看看最糟糕时候的状态，我真的很想活在当下，因为那才是正常人该有的生活。

　　要使用上面的脚本，我建议你大声朗读，并用录音设备录制下来，然后全天播放，以此来不断提醒你未来仍有希望。治疗暴力执念的过程必然会涉及不确定性，如果你尚未决定接纳这一点，那你可能需要跳过下面这两个脚本，因为它们可能会引起你的焦虑。

　　第一个治疗脚本适合暴露初期，其中对暴力执念的描述模糊而又笼统，这个脚本几乎适用于任何有暴力执念的患者，因为其中既没有具体的暴力类型，也没有指定的暴力目标。

脚本

暴力执念的想象治疗脚本（低级）

　　我无法确保自己不会伤害任何我所爱的人，伤害随时有可能发生，我能想到的最好的办法就是祈祷它不会发生，尽管我很清楚祈祷并没有任何实质性作用。如果我做了任何我所担心的事情，那我就必须应对相应的后果。我讨厌这些想法，但我必须学会接纳它们的存在。这就是为什么我现在正在听这个脚本并且服从所有的暴露训练。我要让这些想法无处可逃，即使这将把我推到崩溃的边缘，我也必须这么做，因为我现在的生活已经接近崩溃了。我必须牢记自己为什么要这样做，我希望能够享受生活，享受和家人在一起的时光。我现在的生活，除了痛苦，一无所有。如果我因为有这些可怕的想法而变成了一个可怕的人，那我也别无选择，只能成为一个可怕的人。虽然不知道最后会怎么样，但我必须试着做一个快乐的、可怕的人，祈祷自己不会将想法付诸行动。如果我拒绝接受治疗，我就是在破坏与孩子和配偶的关系，面对这种明确的伤害，我只能冒这个险了（他们可能因我所做的事情而受到伤害）。

你可能注意到了，上述治疗脚本并没有提到患者会造成的任何伤害。所有潜在的行为和恐惧后果始终是"可能"发生，而不是"一定"发生。选择这样的表达方式有两个原因。第一，你害怕的并不是你一定会伤害某人，而是你造成伤害的可能性。因此，采用"可能"的表述更贴近你真正害怕的事情。第二个原因又回到了所有强迫症的源头：治疗的目标是学会接纳不确定性。你要确保所有的脚本内容中都不能包含任何确定性，否则只会破坏暴露训练。要尽可能避免以下表达："我知道我不是真的要伤害任何人"和"这只是强迫症而已"。

在下面更高难度等级的脚本中，重点关注最大的恐惧后果是如何融入脚本，且同时确保暴力行为只是"可能"，而不是"一定"会发生的。

脚本 | **暴力执念的想象治疗脚本（高级）**

我没有办法真正保证自己不会伤害妻子和儿子。我只能接受这种可能性，就像其他人一样。我今晚就有可能失去控制并杀死他们两个。如果真的失控了，我可能会拿起刀，直接刺向还在睡梦中的小儿子，然后去找我的妻子，直接刺伤她，不给她留下任何反击的机会。之后我独自一个人的生活会变得很艰难——我不知道该如何承受这些。经历了审判，我知道自己做了我能想到的最可怕的事情，然后被关进监狱，终日郁郁寡欢，内心受尽折磨。但要想康复，这就是我必须接受的可能性，就算我失控刺死了他们，我也必须面对。

尽管采取了所有的仪式行为，但我从未感到 100% 安全，因为这些仪式行为从来没有真正证明过我不会杀了自己的儿子，所以我必须继续进行暴露训练，以及收听这个脚本。当脚本的内容开始让我觉得无聊而非恐惧时，我会开始担心自己是否真的会做这些事情，这是一个我要抓住的治愈机会。我希望能够活在当下，享受生活，而不是总担心会发生什么。我想要享受的东西太多了（此处插入成本效益分析表中的内容），我早就烦透了这愚蠢的强迫症。

尽管大部分的治疗都通过想象暴露进行，但强迫性恐惧中可能也包含行为成分，这些行为通常以场景或线索的形式出现，从而让你想起自己的暴力执念。通过这些年来患者的描述，我汇总了一份这些场景或线索的列表（表 12-2），这些是否也属于你的恐惧后果呢？

在准备治疗的过程中，请提前准备好一系列所需物品，租借或购买有暴力情节的电影和书籍。在你自己的脑海中，可能存在着这样一种恐惧等级，相比于《我为玛丽狂》①——一部大家几乎都不记得有暴力情节的电影，带有强烈暴力画面的电影《沉默的羔羊》②或许更让你感到害怕。有关暴力的书籍有：约翰·道格拉斯（John Douglas）和马克·奥尔谢克（Mark Olshaker）所写的《读心神探》（*Mind Hunter*），根据真实故事改编的关于连环杀手的书；托马斯·哈里斯（Thomas Harris）的《沉默的羔羊》；以及大部分斯蒂芬·金的书。收集一些暴力图片和新闻，并在卡片上写上一些惊悚的文字——治疗期间这些材料都可以放置在家里各个角落。对

---

① 《我为玛丽狂》（*There's Something About Mary*）：二十世纪末福克斯电影公司出品的喜剧爱情电影。

② 《沉默的羔羊》（*The Silence of the Lambs*）：一部改编自托马斯·哈里斯同名小说的惊悚电影。

于不方便放置的地方，可以使用红点标签。

表 12-2　暴力执念的恐惧等级示例

报纸

电视新闻

警方通报

暴力图片

看到与暴力相关的书

阅读与暴力相关的书

看到暴力电影（例如，看到碟片外包装）

观看暴力电影

任何红色的东西（如，血）

警察

儿童（作为潜在的受害者）

潜在的武器，包括小刀、剪刀、螺丝刀、锤子、枪和绳子

暴力相关词汇，包括死亡、杀戮、血、锋利、刺穿、炸弹、毒药、孩子、受害者

暴力相关场所或可能发生暴力事件的地方，包括商场、游乐场和警察局

治疗初期，你应尽可能将恐惧等级较低的物品遍布你所处的环境。当然，如果家里有孩子，那你肯定不能把刀随意放在周围，但你可以随身携带一把美工刀，以及和孩子们一起看电视时，你可以坐在边上用大剪刀剪优惠券。诸如《沉默的羔羊》之类的与暴力相关的书可以放置在

显眼的位置。

如果四处张贴有关暴力的词语（如死亡、枪支和谋杀）让你觉得太尴尬，那么你可以借助可靠的红点标签来提醒自己，每次看到红点标签，就想出五个与暴力相关的词汇。又或者，可以单独选取其中某个字母，例如用 G 代表枪支（gun）。随着治疗的进展，通过观看和阅读新闻、观看暴力电影及去之前刻意避开的特定场所等暴露方式，训练内容的等级将逐步提升。在暴露的过程中播放治疗脚本，还可以单独录制一段录音，专门包含你所逃避的词语，例如杀戮、致残、死亡、刀具、尸体、鲜血等等。

就算在患有强迫症之前，你本来就不是那类喜欢暴力电影或书籍的人，你仍然需要进行这些暴露治疗。治疗的目的不是改变你的娱乐品位（虽然如果发生这种情况也没关系），而是帮助你克服问题，就好比让你服用一种味道不太好的药物。

对于暴力执念，通常分析和弄清楚是其主要的仪式行为，患者可能还会借助其他精神上的仪式行为来分散自己的注意力，试图把这些想法赶出脑海，或者给自己一些心理安慰——这些想法没有任何意义，诸如在脑海里想一些"好"的词汇或计数之类的仪式。针对心理仪式所采取的反应阻止措施与行为上的仪式有所不同。就像我不能让你立马停止思考你的恐惧一样，我也不能让你停止那些可能已经自动执行的心理仪式。相反，我们的目标是将这些心理仪式化为背景。你可能无法停止精神上的仪式行为，但你也不必积极地去满足它的强迫症要求。心理仪式的反应阻止其实就是真正的暴露，这也是我建议你尽可能多收听治疗脚本的原因之一。如果不在公共场所，你可以大声背诵自己的治疗脚本或你刻意逃避的那些词汇。大声背诵这一行为会进一步干扰你自发的心理仪式。如果你所处的环境无法收听脚本，那么你可以随身携带一张脚本卡片以便随时随地阅读。

为了避免暴力执念所带来的恐惧后果，你可能还会采取某些行为上的仪式来中和恐惧。你也许会向他人坦白自己的想法，或者向他人寻求肯定，向他们保证你不会参与任何暴力行为。为了支持你的反应阻止训练，你可以让他们提供错误回答，例如"是的，我想你今晚会杀了我——你是一个非常暴力的人"。你可能还有一些其他神奇的仪式行为，例如移动仪式行为。在理想情况下，所有这些都应该纳入你的反应阻止措施之中。但如果一下做不到这么彻底全面，则可以尝试使用前面讨论过的转移和重塑焦点法来延迟仪式行为的发生。如果你暂时只设计了部分反应阻止计划，请确保仪式行为仅发生在等级表中尚未开始暴露的场景之中。

与性有关的执念

与暴力不同，性从某种形式上来看是我们生活的一部分。我们对性行为的看法及体验将直接决定我们如何定义自己。这些定义，虽然不一定是有意识的，但包括了我们对作为男人或女人的看法，对道德的看法，以及我们是否符合自己的道德标准。与性有关的强迫思维往往会导致患者质疑自己的身份与本质。这么重要的问题自然是你发挥创造力的目标，其恐惧后果与暴力执念的恐惧后果别无二致：

1. 这些都是可怕的、堕落的想法，我希望它们停止。

2. 只有可怕的、堕落的人才会有这些想法，我是这样的人吗？

3. 有这些想法是否意味着我会采取行动？

与其他所有精神强迫症一样，你恐怕很难相信这些想法的内容都是正常的，而真正的问题是你试图阻止自己去思考这些想法或去证明它们不属实。正如暴力画面通常不会被拿到台面上来讨论一样，某些关于性的想法也是如此——甚至有过之而无不及。毕竟，你可能会听到有人这么说他们的孩子："他让我很生气，我真想杀了他。"但如果有人说"我儿子太可爱了，我真想和他发生关系"，你一定会震惊不已。但是，不说和不想完全是两码事。

与性有关的强迫思维往往有以下三种：

1. 性骚扰他人的想法。 性强迫思维中性骚扰的目标通常是儿童。对于男性来说，还有可能包括强奸或骚扰女性的想法。上文中许多关于暴力执念的内容也同样适用于性骚扰方面的强迫思维，包括什么情况下该寻求专业帮助，主要判断标准有以下三点：（1）如果你坚定地认为骚扰他人或采取任何形式的暴力行为是一件很有趣且令人兴奋的事情，并且你希望自己能够实现这些幻想；（2）你内心有一个声音在鼓励你进行此类行为；（3）你曾经参与过这些行为。如果你有上述任何一种情况，那么本书的这一部分并不适合你，甚至可能对你和他人都有害。

2. 认为性欲是变态的或不可接受的想法。 这些想法与第一点的不同之处在于此处所想象的性行为都是自愿的。其中最常见的是有同性恋欲望的强迫观念，尽管你认为自己是并且想要成为异性恋。如果你也有这方面的问题，那么你的主要困扰和恐惧后果是一样的：我是同性恋吗？将同性恋归纳到这一类别并不是在暗示同性恋本身有任何问题——真正的问题在于你无法接受这种行为。相反，我曾遇到过一位年轻的女同性恋患者，她总是担心自己可能是个"直女"（异性恋），并且担心这会毁掉她的生活。她的强迫思维也属于这一类别，因为她无法接受异性恋的行为。同属这一类别的强迫思维还包括对其他不可接受的对象（例如动物）产生性欲。只要是你不想拥有的想法，就可以视为强迫观念，与这些想法本身无关。

3. 对他人行为的接纳范围更广，但放到自己身上似乎就是不道德的想法。这种强迫思维的典型例子是，一个已婚妇女发现自己被丈夫以外的男人所吸引，她认为自己不该有这种感觉。

这些类别形成了一种可接受程度的等级结构，大多数人认为性骚扰他人的想法相比于第三类更不可接受。不管你的强迫思维属于上述哪一类，你可能都会觉得自己的想法是恶心的或在道德上是不可接受的，有这些想法肯定不正常。分析和弄清楚是大多数患者所采取的最主要的仪式行为，用以揭露其恐惧后果的真面目。但是弄清楚这些与性相关的想法的意义与学习接纳不确定性的治疗目标背道而驰。在决定接受治疗之前，你需要了解一些有关性的事实。你错误地认为有性想法就一定意味着你有哪里不对劲。南希·弗莱迪（Nancy Friday）在她的开创性著作《女人的秘密花园》（*My Secret Garden*）中探讨了女性的各种幻想，她发现人类有各种各样的幻想，无论男女皆是如此，这些幻想会激发他们的"性趣"，即使在现实生活中他们无意或不想付诸行动。因此，有这些想法并不能证明你就会在现实生活中做些什么。

这就涉及性唤起的问题了。对于有些患者来说，他们就是单纯得无法忍受这些想法，但当发现自己没有被性唤起的时候，又会感到松了一口气。但还有些患者会时时监控自己的身体，关注自己是否有性唤起的迹象，仿佛性唤起就是一种证据，让他感到安心或烦躁的证据。你可能也猜到了，监控的结果就是关注生殖器的某种感觉，而在确定自己的感觉是否就是性唤起的过程当中，又会产生新的心理仪式。

这种监控方式的问题就在于，脑海中有性的想法或专注于身体的某个部位是很有可能引起某种感觉的。有关这一点我们可以参考其他类似情况，如果脑海中想着食物和吃东西，并且关注自己的嘴巴，那么你就有可能会分泌口水；如果脑海中想象蚂蚁爬过身体，你可能就会开始觉得自己浑身发痒，就好像真的有蚂蚁爬到身上一样。有些被强奸的女性受害者下体可能会分泌体液，甚至会经历性高潮，这些反应对受害者来说是极为可怕的，因为她们绝不可能因为性侵犯而产生任何愉悦的感受。因此，我们的身体对某件事情所做出的反应并不能直接证明这就是我们真正想要的体验。

最后，对于第三类强迫思维的患者来说，被配偶以外的人所吸引是很正常的现象。无论是已婚还是单身，你都有可能会觉得他人很有吸引力。更有甚者，随着年龄的增长，你可能会发现，有些年轻人就是比你的配偶更好看。不管你喜不喜欢这种想法，你的身体都有可能会产生反应。要想控制这种生理反应，其难度不亚于我偷偷溜到你身后，一把抓住你，并在你耳边大叫一声，却要求你控制住自己不要被吓到。一旦身体经历了性唤起，那么性欲就会随之而来。

所有这些关于性想法的事实都导向了同一个结论：你无法控制或阻止自己的想法与感受；而且你永远无法知道这些想法和感受对你而言意味着什么，或者你是否会采取行动。选择上述任何一种的结果，都是选择继续忍受强迫症的折磨，而且最糟糕的是，尽管你在仪式行为上花费了大量的时间，但你仍然对自己一无所知，你仍然没有办法确保自己最担心的事情不会发生。你只知道，很多时候你不会根据自己的情绪采取行动，你不会随意去亲吻那些你觉得好看的陌生人；被激怒时你也没有杀过任何人。你所能做的就是希望自己不会真的做出你所害怕的行为，同时接受现实：未来的一切都是未知的。

针对那个问题——你是否愿意接纳不确定性，上述每个类型的患者的答案都略有不同。如果你有性骚扰他人的想法，那么克服这个观念就意味着接受永远不知道自己是否会采取行动的事实。如果你不相信这种想法是正常的，那么你还可以多学习一项能力，即明知道自己在道德上有些堕落，但仍然能够快乐地生活，并努力接受自己也有好的一面。

如果你担心自己是同性恋（或者如果你是同性恋，害怕自己变成异性恋），那么你的目标就是接受自己是同性恋的可能性。这种形式的强迫症非常常见，通常被称为同性恋强迫症（Homosexual OCD，简称H-OCD）。如果你正处于一段异性恋的关系之中，你可能需要将目标修改为接受你是双性恋的可能性，并且去思考这将意味着什么。如果你已婚，某一天醒来发现自己是同性恋，那么你是否必须离开你的配偶？答案是否定的，你可以选择继续过异性恋的生活——只不过这不是最优选择罢了。有些患者可能会担心某一天醒来，突然意识到自己是同性恋，然后必须改变自己原有的异性恋的生活方式。我不能保证这种情况不会发生，但如果你以这种方式醒来，你或许会对自己的决定感到高兴——否则，你为什么要做出改变呢？

毕竟，异性对你来说还是有些吸引力的，而你对性反应的过度关注可能会影响你与伴侣的性生活。但如果因此就认为自己的性取向发生了改变，这种假设是错误的。不幸的是，焦虑感以及对性唤起感受／体验的过度关注反而会干扰性唤起。性唤起取决于有意识地去感受有关性的想法，无论是来自伴侣的还是来令人愉悦的性幻想。担心自己的性反应及自己是不是同性恋的想法／画面很显然都会干扰生理反应。与所有的强迫症症状一样，同性恋强迫症可能会影响性唤起，但这并不能说明你就不是同性恋或不会成为同性恋。在进行暴露训练时，你必须这样回答那个问题（你是否愿意接纳不确定性）：就算成为同性恋，那也比忍受强迫症要好。

如果你的性执念集中在那些你认为不可接受的对象上，或者如果同性恋在道德上对你来说是不可接受的，那么你对这个问题的回答将与第一类性骚扰患者的回答相同。

对于最后一类患者，其恐惧后果通常有两种：有这种想法的人是不道德的；或你并不是真正爱你的另一半。后者我们将在后续关于亲密关系强迫症中再详细讨论。对他人有性想法和有感觉是一种正常现象，如果你无法接受这一点，那么你的治疗目标就是接受自己在道德上是不完美的这一事实。无论采取什么方式，最重要的是你要让自己学会接受这些想法和感觉的存在，这样随着时间的推移，你就会慢慢适应这种道德上不完美的想法和感觉了。如果你的担忧主要在于不确定自己是否真的爱你的另一半，那么治疗的目标就是接纳这种不确定性。你可能会觉得这对你的爱人不公平，但我建议和爱人在一起时，先不要提及这些感受，除非你100%确定现在就想结束这段关系。

性执念的想象暴露内容需要尽可能详细，即使极具画面感的细节会让你感到不安，也应将其包括在内。与对待暴力执念一样，你可以通过调整各种细节来调节暴露场景的强度。此外，你也可以根据自己所想象的活动和情境来调节暴露场景的强度。

下面我们将通过一些示例脚本来进一步说明。如果你还没有决定接受治疗，你可能会发现这些内容太过露骨，远超你所能承受的范围，那么你应该考虑先跳过这部分；而且，你需要编写一个"为治疗性执念做好准备"的脚本，与前文中"为治疗暴力执念做好准备"的脚本类似。

脚本　**性执念的想象治疗脚本（低级）**

我看到儿子骑着自行车，脑海里就会不自主地浮现这种想法。我必须接受这种想法的存在，而不是安慰自己这都是假的。如果真的发生了什么事情，我会恨自己，但这是我必须承担的风险。我不知道我的身体是否产生了什么感觉，但这都不重要了。如果这些感觉意味着性唤起，那我也只能接受自己就是这样的人。我要努力适应这种感觉，这样至少不会让强迫症影响家庭关系。因为现在，我总是避开与儿子单独相处的时机，这已经成为我和丈夫之间的问题了。如果不克服强迫症，我将失去一切。至于如果这种感觉与强迫症无关，我可能会失去什么，那就等这种情况发生了再说吧。

脚本

性执念的想象治疗脚本（高级）

如果我正在给儿子洗澡，突然有强烈的性欲怎么办？假设这发生在我正准备洗他的生殖器官的时候呢？如果发生这种情况，光是用肥皂清洗它的想法可能都会让我兴奋。我可能会想，他才三岁，他根本不会知道我在做什么。但即使一切都有可能发生，我仍然必须直面强迫症，给他洗澡。我体内的性欲如果真的有这么强烈，那么所有一切都有可能发生，但他和我都不得不冒这个险，因为有可能我真的就是这种邪恶的人。有这种想法就已经够邪恶了，而我必须学会接纳这种想法（此处插入成本效益分析表中关于为什么你应该继续收听这个脚本的内容）。

脚本

关于"我是同性恋吗？"的想象治疗脚本（低级）

我在星巴克看着别的男人喝咖啡，他们中有些人在我看来就是同性恋，我不知道自己为什么会有这种感觉。如果我真的是同性恋，我必须决定，到底该不该继续将就着维持婚姻。我真的很想离开这家星巴克，但我必须继续留在这里，接受这些感觉的存在。

脚本

关于"我是同性恋吗？"的想象治疗脚本（高级）

我要重新开始使用公共厕所，我知道如果有人在我旁边使用小便池，我会注意到他的生殖器官。我的生殖器官甚至可能会产生反应，很可能是性唤起的感觉。如果我真是同性恋，那旁边的男人或许能看出来。我可能会突然意识到自己是个同性恋，然后试图让他知道。如果我们都是同性恋，那么我们就可以一起走进厕所隔间。只要我再次开始使用公共厕所，所有这一切就有可能发生，但我已经厌倦了受强迫症主宰的生活了，告诉我哪里该去或哪里不该去。我已经受够了。如果我会在公共厕所里变成同性恋，那就这样吧，那也比身处这个人间地狱要好。万一最后真的发生了什么，那就等发生了再想办法应对吧。

脚本

对他人产生性冲动的想象治疗脚本（低级）

我觉得柜台后面的那个男人很有魅力，有这种感觉可能意味着我并不真正爱我的丈夫。我必须带着对这个男人的好感继续留在这里。有这些感觉，我就无法成为我想成为的好人，但我必须接受自己的错误。至于我的丈夫，我只知道我今天不会离开他，而且我还不能告诉他，不然可能只会让情况变得更加糟糕。但这就是暴露。以我目前的强迫症症状来看，如果我再不好转，他就会离开我了。至少在现在这种情况下，选择权还在我的手里。

脚本

对他人产生性冲动的想象治疗脚本（高级）

我必须重新走出家门，到公共场合去，无论我的身体会产生什么样的感觉。如果我被其他男人激起了性欲，管它意味着什么，随它去吧。如果一觉醒来，我突然意识到自己不爱丈夫，那我就得好好想想该如何面对我们的婚姻和孩子了。如果决定离开，这是我必须考虑的问题。也许有这些想法是邪恶的，也许公共场合充满了太多的诱惑。男人这个物种似乎和任何人上床都可以，如果我发现自己对某个男人感"性趣"，并且我的性欲非常强烈的话，他应该会愿意和我上床。我们可以去某个小旅馆，这样我就能体验到一个陌生男人的手放在我胸前的感觉了（继续增加具体细节）。我不知道之后该怎么跟丈夫说这件事情，但除非这一切真的发生，否则我根本不必为此烦恼。我只知道，我必须让生活重新回到正轨上来，而不是一味遵守强迫症的规则。这些强迫症症状自以为保护了我的安全，但实际上它们只是把我关在了监狱里罢了。

在构建场景时，以假设的形式陈述你最担心的细节内容，以此来强调你的目标是冒险过上正常的生活。场景发生的地点可以从恐惧等级表中选取。在暴露期间同时收听脚本将有助于干扰任何自发的心理仪式，为继续暴露提供支持。

对于与性有关的强迫观念，内在暴露过程可能非常活跃。如果你想不到合适的恐惧等级内容，可以参考表 12-3、表 12-4、表 12-5 和表 12-6 所提供的示例。到目前为止，本书所提到的你必须做的事情大部分应该都是显眼的，包括张贴你所逃避的词汇或红点标签；如果有现实原因导致你无法做到（例如家里有一个 7 岁的孩子），张贴"洗澡""孩子""游乐场"等词应该没什么大碍，但你恐怕不想张贴"强奸"或"恋童癖"之类的词。如果某些地方或情况是你一直所逃避的，那么随着暴露的深入，你应该去这些地方。如果你的强迫观念是"我是同性恋吗？"，那么你可以试着去同性恋酒吧，以及去当地书店浏览关于同性恋的文学作品。

情色文学、图片和电影也可以作为暴露的一部分，这些材料在书店、音像店和互联网上应该都很容易获取。但任何儿童情色材料除外，因为这是非法的，不要违法获取。

如果家中没有孩子，那么你应将情色图片张贴在任何你可以看到的地方。我还发现有些患者会随身携带此类图片，这也是一种暴露方式。

表 12-3　性骚扰的恐惧等级示例

给孩子洗澡

看孩子的裸体

在公共场合看到孩子

看到某些词，包括"孩子""性骚扰""游乐场""恋童癖""强奸"等

去童装店看衣服，假装要买

关于恋童癖的新闻报道

电视节目中出现长相清秀的孩子

看到孩子的照片

你所依赖的仪式行为很可能与暴力执念非常相似，比如寻求肯定、坦白自己的感受，以及一系列魔幻仪式，诸如"如果我做了……，这就意味着我是个同性恋或恋童癖"。

表12-4　有关"我是同性恋吗？"的恐惧等级示例

同性恋色情影片

同性恋色情图片

同性恋色情故事

同性的裸体照片

同性的性感图片

看见同性的裸体，例如在健身房的更衣室里

近距离接触其他同性，例如在公共交通工具上

对于女性：观察女性的乳房

对于男性：观察男性的裆部

同性恋文学

特定词语，如"同志""同性恋""男同""娘娘腔""娘炮""攻受""蕾丝边""女同"等

表12-5　兽交想法的恐惧等级示例

阅读有关兽交的色情内容

兽交的图片

抚摸动物

看到动物的生殖器

被动物舔舐

听人们提及与动物发生性关系

看到动物

表 12-6　对他人产生性欲的恐惧等级示例

以下所有对象均指非另一半的异性：

被有魅力的人激起性欲

与有魅力的人交谈

靠近有魅力的人

看到有魅力的人的裸照

看到有魅力的人的照片

听到出轨的故事

特定词语，包括"性""亲吻""抚摸""出轨""离婚"

以及性器官名称等

亲密关系强迫症

很难计算我们的文化与个人生活有多少是围绕着长期的亲密关系、维持一段亲密关系或寻找一个爱的人而进行的。一段健康、充满爱的亲密关系，能够为我们的生活增添不少乐趣，因此我们常常觉得这种亲密关系是我们所需要的而不是想要的东西。许多强迫症患者乃至非强迫症患者经常错误地用一段亲密关系的状态来定义他们的自我价值。亲密关系如此重要，也难怪你的创造力、你的"危险探测器"会专注于此了。

有关亲密关系的强迫思维主要有两种形式。一种是强迫性嫉妒，患者终日担心他们所爱的人会离开他们、发生婚外情或单纯被他人所吸引；另一种被称为亲密关系强迫症（Relationship OCD，简称 R-OCD），在这一形式下，患者不确定他们是否爱自己的另一半，且不断地试探自己，试图弄清楚这一点。这两种形式的表现方式与治疗手段都大不相同。

如果你患有强迫性嫉妒，你会不断地去证明另一半对你的忠诚度。你的担心主要集中在爱人对他人的行为、想法和感受上，包括现在以及不远的未来，你甚至还担心他们留恋于过去的关系和感受。你会发现自己会想尽各种可能的办法检查你的另一半，从不断询问他们此刻 / 某个时间点在哪里，到查看他们的电子邮件和手机，再到跟踪他们。

此外，患者可能会对他们的伴侣施加诸多限制，例如他 / 她可以去哪里、允许失去联系的时间等等，其伴侣可能会仅仅因为看了一眼某个异性而受到指责或质疑。在通常情况下，与这些患者交谈时，他们会觉得自己有理有据。例如，当发现伴侣撒了个小谎时，他们就会得出结论：如果他们会在小事上撒谎，那么很显然他们也会在大事上撒谎。实际上，这往往没什么道理。现实情况是，伴侣在自认为是小事的事情上撒谎，其主要目的是避免大吵大闹——他们也在赌你可能不会发现。我并不是说撒谎是正确的，而是想指出这并不能证明背后还有更大的谎言或是更大的谎言将被掩盖。

在评估这类围绕伴侣行为的强迫症时，有些关键信息需要被纳入考虑。其中最重要的是：伴侣最近是否有已知的婚外情？已知的定义是双方都承认这是不忠的行为。如果背叛发生在过去的一年内，那么我们需要更多的信息，才能确定被背叛者的行为是不是强迫性嫉妒。大多数被背叛的那一方最初的行为方式与强迫性嫉妒患者的行为非常相似，这也是完全合理的，毕竟他们遭受了背叛与欺骗。如果他们想要继续保持这段关系，他们就会开始担心自己是否做出了正确的选择，这种冒险是否值得，以及出轨的伴侣会不会再次背叛他们，这些都是非常可怕的想法。他们想要的答案通常无解，例如为什么会发生这种情况，以及怎么知道这种情况不会再次发生。

如果这与你现在的处境相同，那么你可能有强迫性嫉妒，也可能没有；

你的某些治疗目标与强迫性嫉妒患者的相同，但所采取的步骤略有不同。你的焦虑和抑郁是可以理解的，但你同样可以向专业人士寻求帮助，帮助自己克服这种创伤。

随着事情的发生距离现在逐渐久远，对已知的婚外情（指的是双方都承认的不忠的行为）的疑虑程度和频率应该也会逐渐降低。随着时间的流逝，原本对背叛的正常反应可能会慢慢变成强迫性嫉妒。同样，无论你认为自己所经历的痛苦是否合理，寻求专业帮助以找到更好的应对方式仍然是一种非常明智的、对自己负责的办法。

对另一半的不忠，公开的行为或许严重程度会相对低一些，例如公开与异性调情（根据他人的标准判断，而非你的）或公开对他人有关性的评论（关于他们的外表或是想要与他们发生性关系）。伴侣的这种行为并不意味着你没有强迫性嫉妒，但是在治疗师的指导下，让伴侣改变他/她的行为是一个合理的要求。我之所以强调"在治疗师的指导下"是因为无论你对伴侣行为的感觉多么准确，受这种形式的强迫症的影响，你的感知很可能都是扭曲的。

无论你有什么证据，强迫性地去质疑伴侣的忠诚度，最终都会导致亲密关系的终结。对你而言，治疗的第一步是回答你个人版本的不确定性的问题：如果你永远无法100%确定伴侣是否爱你，或者他们爱你的方式并不是你想要的，你是否愿意继续与之生活？所有亲密关系间的信任从来都不是来源于事实，而是来源于有根据的猜测和希望。如果你无法接受这一点，那么你的伴侣所说的一切中唯一可信的就是承认自己有外遇——其他任何话都有可能是谎言。

为了保证简单易操作，我们接下来所讨论的暴露和反应阻止都将建立在已知婚外情尚未发生的情况下。收集你的仪式及逃避行为等相关数据，并创建恐惧等级表（如表12-7所示）。除了极少数情况，暴露并不需要与伴侣共同进行，故意让他／她盯着潜在的情敌看，对其外表评头论足，暗示他们比你好看，或是花时间和他们交谈。暴露训练真正需要的是你们两个人一起去公共场合，然后你试着容忍这样一个事实，即你的伴侣不可能看不见或永远不会注意到其他人。而在反应阻止措施当中，如果他／她无意中看向了某人，你不能责备他／她；你也不能质疑他／她在做什么，或者质问他／她是否认为另一个人比你更有吸引力。与之前的情况一样，你可以先从难度等级低的项目开始，逐步提升难度；在公共场合共进晚餐可能难度太高，不适合作为暴露的开端。

如果你一直强迫伴侣定期联络，或者当自己极其焦虑，就怕伴侣对自己不忠的时候就给伴侣打电话，那么你可以将这些行为也加入暴露训练当中。互相联络的间隔时间可以逐渐延长，包括规定的联络时间以及自然的联络。如果你每30到40分钟就必须联络对方一次，那么你的初始目标就可以定为50分钟。反应阻止最终会消除所有关于伴侣下落的问题，或是他对你的兴趣程度的问题。请注意，我目前所谈论的强迫性嫉妒都是建立在已知婚外情还没有发生的情况下。如果已知的婚外情已然发生，那么你的治疗计划还应该包括寻求专业的帮助，帮助你在克服强迫性嫉妒的同时，重建亲密关系间的信任。

这点似乎很困难，但你的目标是学会相信所有伴侣共同相信的东西——我们的伴侣需要我们且爱我们，因为很显然他们选择了我们，而不是其他人。我们不需要去寻找他们值得信任的证据；我们只需要等待，等待他们不值得信任的证据出现。恐惧等级结构最顶端的恐怕是想象伴侣和其他人在一起。如果这个"其他人"是你伴侣的前任，那么你甚至可以想象他们发生性关系。我知道这对大多数人来说都有些恶心，但对你来说，学会接受伴侣的过去很重要，你唯一能得到的保证就是伴侣此刻与你在一起。如果你担心的是伴侣将来与别人在一起，那么等到发生这种情况之后再去讨论可能更有意义。

表 12-7 强迫性嫉妒的恐惧等级示例

想象伴侣与其他人发生性关系

想象伴侣与其前任发生性关系

看到伴侣和异性说话

和伴侣一起看电影，电影中的演员很"养眼"

超过一个小时不知道伴侣在哪里

想知道伴侣爱自己多一点还是爱前任多一点

想着伴侣的前任

脚本

强迫性嫉妒的想象治疗脚本

我可以想象 Y 和他的前女友 X 躺在床上（此处插入你想象的细节）。每次一想起她，我就很没有安全感——我想知道他是否希望旧情复燃，是否幻想着和她在一起的生活。也许我只是个备胎。想到这些真的很痛苦，但我知道我不能质问他，因为无论他说什么，我都得不到我想要的确定感。我只能继续和他在一起，希望我在他心里是最重要的，即使我永远无法确定这一点。如果我继续追问下去，或是用这些规则逼他，那只会把他从我身边赶走，然后等我遇到下一个人，同样的问题还是会再次出现。如果我真的不是他最爱的人，而他也只是在骑驴找马的话，那么等到有一天我回家发现他和另一个女人在床上时再处理这个问题吧。即使有一天我会得癌症，我也不必现在就担心，同样的道理，一切等发生了再说吧——这对我来说可能是致命打击，但仪式行为并不能保护我。我现在拥有他，他说他爱我，我享受那些没有被真正的敌人（强迫症）所破坏的时光（此处插入成本效益分析表中的材料，以及你对这段关系的重视和享受）。

有关亲密关系的强迫思维中的另一类就是亲密关系强迫症。你怎么确定自己是爱另一半的？患者往往在他们是否真的爱另一半这个问题上深受困扰。亲密关系强迫症尤其具有破坏性。为了表现"诚实"，患者经常向爱人和配偶表达他们的担忧，说诸如此类的话："我不确定我是否爱你。""我不知道我对你是否还有吸引力。""我在街上看到一个人，我觉得她真的很漂亮。"许多亲密关系被这样的话语所破坏也就不足为奇了。有时亲密关系强迫症的患者会主动结束这段关系，然而，他们这样做并不是因为他们意识到自己不爱他们的伴侣，而是因为他们想要终结自己无休止的纠结和焦虑。令人惊讶的是——同时也值得庆幸的是——有许多亲密关系强迫症的患者及其伴侣能够认识到，这也是一种强迫症。

每段亲密关系都有起起落落，长期生活在一起的夫妻不会时刻保持激情与爱的感觉，夫妻之间总有互相激怒或争吵的时候。如果没有亲密关系强迫症，这些不会对亲密关系构成威胁；但如果患有亲密关系强迫症，你会对自己的感觉有一个预期，并错误地认为自己应该一直有这种对伴侣的担忧。在你看来，其他人似乎都知道他们爱自己的伴侣，然而你忘记了，"正常"人也经常使用"确定性"和"知道"等词，但这并不意味着他们所说的就是准确的。想想总统选举，许多共和党人和民主党人都确信他们党派的候选人才是真正适合统领国家的，而他们的对手简直就是一场笑话。确定感和了解的感觉并不能证明任何事情，非患者能够如此随意地使用这些词确实说明他们没有你那么焦虑，但没那么焦虑并不一定能够直接反映客观事实。

另一方面，你很纠结该做些什么——毕竟，这是你要共度余生的人，如果选错了，你恐怕就无法获得幸福了。如果治疗的目标不是去确定你是否足够爱另一半，从而保持对这段关系的忠诚，那么治疗能为你带来什么？治疗亲密关系强迫症涉及两个主要步骤。第一步是审视这段亲密关系，找出你认为与强迫症无关的任何行为问题／冲突；如果你确定自己还爱着另一半，你希望他／她改变什么？行为问题包括不断为非强迫症问题而争论，例如一个有很多要求、控制欲很强的伴侣，一个从不做家务的伴侣，等等。这些问题都有可能影响你的亲密关系强迫症，如有必要，可以向婚姻咨询师寻求帮助以解决这些问题。如果咨询师不了解亲密关系强迫症，请让他阅读这一章，这样他就可以根据自己的判断来区分强迫症与非强迫症问题了。

解决这些实际问题或许无法解决亲密关系强迫症的问题，但它会提高亲密关系的质量。对于有些患者来说，还没到解决强迫症问题的时候，这些其他问题就可能已经导致夫妻双方因为不可调和的分歧而分开了。要知道，有些夫妻即使彼此相爱，也仍然有可能无法生活在一起。如果你是因为这类分歧而分手，那么在下一段亲密关系中，你可能仍然需要面对亲密关系强迫症。如果你和伴侣之间的问题是可以解决的，而亲密关系强迫症仍然存在，或者亲密关系强迫症阻碍了你去识别强迫症以外的问题，又或者你觉得除了强迫症之外，其他都是"正常"的小问题，那么你就可以进入应对亲密关系强迫症的第二步了：为自己设计一个暴露和反应阻止的自我治疗计划。

同样，首先仍然是回答不确定性的问题。在亲密关系强迫症中，治疗目标应该是学习接纳这样一种关系，即你永远不确定自己是否足够爱另一半，或者你根本就不爱对方。对于大多数亲密关系强迫症患者来说，他们对此的第一反应是："那我为什么还要维持这段没有爱的关系？"

然而，这并不是一段没有爱的关系——如果你能确定自己不爱对方，那么你也就不至于患上亲密关系强迫症了。现实情况是：你可能不爱你的伴侣；不出意外，此时你想离开伴侣的唯一原因是想要逃避强迫症所带来的焦虑，但你又没有 100% 准备好离开。至于这种情况该如何处理，我的建议是，只要你不是 100% 准备好离开，或者不能 100% 确定自己不爱对方，那就先继续维持这段关系。

"我怎么能和一个我可能不爱的人在一起呢？"这个问题或许仍然困扰着你；如果除了他／她，外面有更好的人怎么办？对于每个人、每段亲密关系，都有可能存在着更好的选择。我们所有人都有可能正在将就，或对方并不是真命天子——无论非患者如何否认这一点。在通常情况下，试图完美地感受一种情绪，反而会干扰对该情绪的体验。还记得第 3 章中艾丽丝的问题吗？她想要自然的感觉，并将其与环境联系起来。跟你一样，她渴望以某种方式去感受，这恰恰让她无法体验到她想要的感觉。尝试去达到治疗的目标可能无法回答你最想得到答案的问题，但它能够让你享受当下你所拥有的这段亲密关系。现在你应该能理解了，接纳不确定性意味着你不能保证自己会永远想要维持这段关系，或者在某个时候，你不会突然发现自己不爱对方。维持这段关系是你为了克服强迫症而做出的决定，是为了更好地享受这段关系，以及希望这是自己做出的最好的猜测。

但这对你的伴侣公平吗？难道他们没有权利知道你可能不爱他们了吗？某一天突然离开难道就不会伤害到他们了吗？难道你不应该及时承认自己的感受和怀疑，好让他们提前做好心理准备吗？亲密关系强迫症患者经常告诉我，他们总是会跟伴侣坦白一切，努力做到诚实，不仅告诉对方他们的疑虑，还会告诉伴侣，他们是否看到了其他更有魅力的人，甚至将其与对方进行比较。要我说，这种坦白对伴侣而言才是不公平的，因为你很可能还爱着你的伴侣，而这个世界上总有那么一个人，他可能具备你的伴侣所不具备的优良特质，如果你的另一半不知道你有亲密关系强迫症，你的坦白只会折磨他而并非提醒。

重要的是要认识到，对于亲密关系中的每个人来说，爱的感觉并不是永恒不变的，世界上总会存在另一个更有吸引力的人；即使是在性爱的过程中，抱有对另一个人的幻想也是非常常见的。在这些感受方面，你和其他人并没有什么不同，真正让你与众不同的在于两个方面。第一，非强迫症患者知道自己不该跟伴侣说："亲爱的，我觉得那边那个女人比你更有吸引力"，或是"昨晚我们做爱的时候，我把你想象成了乔治"。第二，也是最令你苦恼的：非强迫症患者认为他们知道自己是爱着另一半的。在前文中，我提到过，非强迫症患者往往是非常心口不一的，而且他们通常不知道自己在做什么，他们可能会说自己永远不会吃地上的东西，但却有可能将掉在地上的笔放进嘴里。同样的，非强迫症患者可能总觉得自己是爱着另一半的，但如果你问他们是怎么知道的，或者这种感觉是否一直都那么强烈，他们或许也说不上来。此外，对于亲密关系并不圆满的人来说，他们对伴侣大部分的"爱"是一种幻想，想要的感觉就在那里，但深陷其中的人却非常痛苦。如果你能感受到自己对伴侣的爱，那这种感受一定是很舒服的——这点我们赞同，但拥有这种感受也不能证明什么。最终，无论是你还是非强迫症患者，你们都不想结束目前的亲密关系。

与其他精神强迫症一样，在亲密关系强迫症中，几乎所有的暴露都将通过治疗脚本进行。要创建治疗脚本，你可能还需要额外收集一些信息，除了现有已填写的表格之外，你还需要列出一份清单，关于你喜欢伴侣的哪些方面。这份清单的目的不是让你相信你还爱着另一半，而是帮助你去关注这段关系中美好的部分。创建这份清单时，不要刻意将注意力集中在判断这些事情的好坏上，这一点非常重要。

反应阻止则与任何你试图评估自己感受的方式，以及坦白忏悔的仪式行为有关。亲密关系强迫症患者有很多方法来评估和"测试"他们的感受，但你可能也发现了，这些并没有任何作用，其中最简单的就是看看自己能否感受到爱。就像前文所说的，一旦你想要以某种特定方式去体验某种感觉，你往往体验不到真正想要的。你可能会反驳说，你并没有想要以某种特定的方式去体验，相反，你只是想弄清楚自己是否有爱的感觉。这两者并没有任何区别；你越是想确定自己的感受，就越是感受不到你想要的。

亲密关系强迫症患者可能也会尝试列出伴侣的优缺点清单，来帮助他们确定自己的感觉。然而有时这种清单可能会暗示他们离开这段关系，并不会让他们更了解自己的感受。

亲密关系强迫症患者可能还会将他们的伴侣与其他人进行比较，以此来衡量自己的感受。你是否发现其他人更有吸引力或是更容易唤起自己的性欲？其他人身上是否具备你所喜欢的特质？或者，你是否担心自己会去关注其他潜在的对象，因为你认为如果现任是你的真爱，你是不会这样做的。或许在性爱的过程中，你的脑海里会突然蹦出对其他人的美好幻想。这些比较都是没有任何意义的，也不会对你有任何帮助。就像前文所说的，被他人吸引的感觉，甚至在性爱时想着其他人，这些都是正常的现象，并不能直接反映出你对伴侣的"真实"感受。

如果你的爱情"测试"包括在性爱时关注自己的性唤起和激情，那么这只会干扰你真正的性唤起反应。同样，我们无法确定性欲的减弱是出于你内心的焦虑还是因为缺乏爱。

如果你的仪式行为涉及任何形式的坦白与忏悔，无论是出于对感受的不确定，还是出于对他人想法的不确定，这些行为都必须全部立即停止。

你的"诚实"会伤害伴侣和你们的关系。我给"诚实"加上了引号，是因为强迫症会干扰你做出正常的猜测。虽然无法区分到底是强迫症使然还是你真的对这段关系感到不确定，但如果所有的不确定性都来源于强迫症，那么你所说的一切很有可能就都是谎言。其结果很可能是破坏了你原本良好的亲密关系，而这一切都是因为强迫症。确实，无论哪种选择都是有风险的；然而，考虑到你持续的焦虑和执念，你很有可能患有强迫症，因此我建议你先解决这个问题。强迫症的治疗是要求你冒险与一个不完美的伴侣永远生活在一起。试想一下：你找到了那位真命天子／女并且结婚了，但七年之后她／他发生了一场可怕的事故，导致他／她残废了，毁容了，再也不能自主行走了，虽然他／她不再是个完美的人了，但你大概率还是会留在他／她的身边，即使从理论上来说他／她不再是最好的，你们的生活也不再像以前那样浪漫美好了。或者举一个可能性更大的例子。结婚 30 年后，你发现另一半不再像刚结婚时那样有吸引力了，但你大概率也不会因此而离开。在这两个例子当中，你的伴侣都不再是完美的了，你们的生活也不再完美。这算是次优选择吗？这是否就像为了孩子和一个你喜欢但不再深爱的伴侣在一起？什么是爱？爱仅仅是一种感觉吗，是一种良好的亲密关系所带来的感觉吗？对于爱情的组成部分，我有自己的看法，但没有证据证明我的看法就是对的。我确定我爱我的妻子，这种感觉很舒服，但没有证据证明我不是在自欺欺人。如果我像你一样尝试寻找这些证据，我就无法活在当下，而是生活在一个幻想的世界里，将我所拥有的一切与不切实际的完美感觉进行比较。每个人的感觉都是多样且多变的，从来没有固定的模板，亲密关系也是如此，它可以很美好，但有时也会让人倍感压力。所以，你能做些什么呢？就像生活中所有的决定一样，这只是另一种猜测，我们每个人所能做的最好的事情就是希望万一猜错了，我们能找到纠正的方法，让生活重回正轨。

仔细阅读以下有关亲密关系强迫症的治疗脚本，并根据个人情况对其进行个性化修改。

脚本	尽管我很想确定自己对 Y 的感情，但我知道强迫症只会让我们俩受尽折磨。（参考暴露与反应阻止动机表，其中应该包含某一时刻亲密关系强迫症所导致的痛苦的场景，在此处插入你能回忆起的最痛苦的细节。）我很清楚自己现在还没有准备好离开 Y，所以我能做的最好的事情就是好好计划如何应对这些未知数。我知道这可能意味着 Y 并不是最适合我的人。我唯一能够自我安慰的是，非强迫症患者可能会认为自己的另一半就是"真命天子"，但这并不一定就是事实。我确定自己深爱着 Y，假设 Y 突然遭遇了可怕的事故或患上重病，我相信自己仍然会留在他的身边，尽可能地照顾好他，即便他不再是曾经那个 Y 了。很显然，随着年龄的增长，我们肯定不如年轻人那样面容姣好，但我们应该仍然不会分开。仪式行为只会给我们双方带来痛苦，我治疗的目标应该是学会去关注这段关系中美好的部分（此处插入你所创建的美好事物清单的具体内容）。我正在努力学习这样做，因为即使是在最美好的关系中，伴侣之间也不会一直保持着浪漫与激情，总会有对伴侣不满的时候。尽管我很想坦白自己的一切感受，但我要尽量表现得像没有强迫症的人一样——他们并不会告诉对方，他们是否想象过与另一个人一起生活会是什么样子。此外，我不知道我所坦白的到底是真相，还是我的强迫思维。我也许永远都不会知道，现在的选择是否只是"将就"，但我可以试着去享受现在所拥有的。如果某天我决定离开，我相信我们俩都会很难过，所有的伴侣应该都会如此吧。我必须努力生活并享受当下，而不是将现有的生活与想象的"真爱"进行比较。现在这个时候，

这样做对我来说才是最好的，希望对我的伴侣也是如此。

中性强迫思维

中性强迫思维是强迫症中最纯粹的一种。没有任何负面意义的想法、画面或感觉引起了你的注意，其恐惧后果则是这些东西将永远留在你的脑海之中。这种恐惧后果几乎所有形式的强迫症都会经历。一般情况下，我们不会去关注这种恐惧后果，因为相比于中性强迫思维，其他强迫思维所引起的恐惧后果显然更紧迫，而应对这些更明显的恐惧后果转移了我们对中性强迫思维的关注。

中性强迫思维的刺激实际上可以是任何东西，第 3 章中我们所提到的艾伦，他就被广告牌的画面折磨了两年。其他中性强迫思维的例子包括：任何你可能看到的图像，例如广告牌、人、建筑物或汽车；对某些单词、短语、广告歌曲或音乐的想法；身体的感觉，例如心跳、呼吸或轻微的疼痛。

尽管这种强迫思维所关注的焦点是中性的，但它仍有可能是最具破坏性的强迫症之一。造成这种情况的原因之一是，你觉得你所担心的后果仿佛已经发生了，也就是说，你担心这种念头会永远留在脑海中，从而毁掉你的生活，而确实只要这些念头一出现，你的生活就一塌糊涂。这种强迫思维所关注的都是一些无意义的主题 / 对象，这点让你变得更加沮丧。毕竟，每个人都曾有过这样的经历：一个想法或念头所持续的时间比想象中的要长。你所接触过的治疗师可能试图使用箭头向下技术来帮助你甄别这些想法背后的灾难，但你很难准确地定义这些灾难。如果这种情况发生在你身上，这并不代表你做错了什么或者你的强迫症更难治愈，这只能说明你的治疗师需要更多地了解这种形式的强迫症。前面我已经替你甄别了恐惧后果：如果这些想法继续下去，你的生活将被毁掉或你到最后忍无可忍。患者与非患者之间的区别主要在于强迫症的目标——患者们通常迫切地希望这些想法或画面消失。现在你应该意识到了，你越是努力想要将注意力从这些想法上移开，实际上你对它们的关注反而越多。非强迫症患者可能会觉得这些想法很烦人，但他们不会试图去摆脱它们。你的目标就是学会适应带着这种强迫思维生活。

听到这个，大多数中性强迫思维患者的第一反应都是感到绝望。如果你现在也是这样，你会心想：格雷森博士，你的意思就是我没有希望了，只能去适应和习惯这个问题了吧？但我并不是说没有希望了，也不是说你就必须接受现在所经历的痛苦。我们治疗的目标是帮助你建立"十分钟思维框架"，这点我们在接纳与承诺疗法中的正念部分讨论过，如有需要，现在可以重新回过头再看一下这部分，以唤起你的记忆。

现在我们来看看导致中性强迫思维如此痛苦的第二个原因。无论你采取了什么仪式行为来克服这种强迫思维，幻想一定是其中之一。在这种情况下，只要一出现这种强迫思维，你脑海中的某个地方就会冒出一个想法：如果不存在这种强迫思维，生活会变得多么美好。你将现在的生活与幻想的世界做比较——你可能还记得，我们所幻想的世界永远比现实生活更美好。因此，每当你注意到自己的强迫思维时，你就会幻想过上更好的生活，而这种幻想会使强迫思维看起来更加糟糕，这两种想法之间的对抗就会变成有史以来最痛苦的折磨。

你甚至可能已经开始避免参与某些活动了，因为你知道带着这些强迫思维你也无法好好享受其中，这样一来，你就慢慢地剥夺了生活中任何可能的乐趣，留下了更多的时间和空间来幻想更美好的生活。

很多患者还会犯一个错误，那就是将生活中的所有问题都归咎于自己的强迫思维。例如，如果在工作中遇到任何让你感到有压力的问题，你可能会认为强迫症就是罪魁祸首——如果没有这种强迫思维，工作问题就不至于让你如此困扰。尽管工作上的压力或许确实与强迫症有关，但这并不等同于强迫症就是造成压力的原因。为了更好地了解自己的压力，你应该开始每天做记录，记录下两到三个你认为被强迫症破坏的事件。

对于每个记录下来的事件，我希望你去设想你所经历的并不是强迫症的结果——从某种程度上来说，你的感受来源于当时发生的事情。或者换句话说，面对这件事情，你就应该有当下的这种感觉。带着这样的想法，这件事情的哪些方面可能会导致你现在的感受？确定了一些潜在的原因之后，如果同样的事情再次发生，写下你之后可能需要采取的措施。这种方式会削弱幻想的力量。强迫症虽然很折磨人，但它不必对你所拥有的每一次糟糕的经历负责。

你的治疗目标应该包含两方面：学习接纳强迫思维的存在，学习停止幻想。在理想情况下，这意味着每当你注意到强迫思维时，你就要提醒自己随它去吧，这就是治疗的全部。但现实情况是，这根本做不到。

为什么这么说？回顾一下污染强迫症。如果遭受污染，你会发现自己提前做好心理准备的暴露会比突如其来的暴露更容易应对。当面对突如其来的暴露时，惊讶之余，即使知道应该采取暴露和反应阻止措施，你还是会优先诉诸原本的仪式行为；而且，一旦开始仪式行为，就很难停下来了。精神上的仪式行为也是如此。污染强迫症的暴露与反应阻止之所以更容易进行，是因为环境的污染有时是不可逆转的，因此当发生意外污染时，你可能面临的是无法"修复"的事实，或是该意外污染可能处于恐惧等级结构中难度较低的位置，或许你早已做过比这难度更大的暴露项目了，这几个因素的综合作用提高了你采取暴露而非仪式行为的概率。毕竟，如果你都已经被公共厕所"污染"过了，突然碰到一个脏的烟灰缸，这时候你再去疯狂洗手可能就会显得比较愚蠢了。而对于中性强迫思维，当大脑有任何放松的时刻，强迫思维就会卷土重来，从而自动触发原先的反应：真不敢相信它又来了，又要毁掉我的一切；这种治疗根本没有效果，它又回来了……获得短暂的自由之后，中性强迫思维再次出现，你便会条件反射地产生中和反应，即幻想它永远不会再回来。不经意间，你就把自己的治疗目标重新定义为摆脱强迫症，而非与之共存。这种想法的再次出现让你充满了失望，甚至是绝望。

摆脱这种幻想的方法是让自己完全沉浸在治疗当中，这对于中性思维强迫症患者来说非常简单。你可以创建一个仅包含一个词的暴露脚本，这个词会让你想起自己的强迫思维，例如前文中的转移和重塑焦点法所提到的。如果像艾伦一样，你的强迫思维有关某个广告牌，那么这个词就是广告牌；如果你的焦点是呼吸，那么这个词就是呼吸；如果某一段音乐时不时地在你脑海中浮现，那么你可以将该音乐录制大约 15 秒作为暴露脚本。每次重复播放脚本的时候，可以设置 30～80 秒不等的间隔时间，这期间保持安静即可。设置这段沉默的时间是为了模拟猝不及防式出现。你可以持续不断地播放这个脚本。

由于这个脚本让你根本无法停止思考这一强迫思维，你最终只能放弃。收听脚本的同时可以尽可能多地参与其他活动，这点非常重要。你可以去看电影，戴着耳机并调低脚本的音量。你可能并不会每一次都听到完整的内容，但时不时地总会听到一些。你可能无法像平时那样享受这部电影，但这也是你治疗目标的一部分。与其说期望从生活中获得最大的乐趣，不如说你的目标是知足常乐。之所以这样做是因为一直以来，为了达到最佳享受状态——这也是你所幻想的一部分——你直接选择了放弃任何可能的乐趣。想象一下，有两个不同的人在同一个多厅影院里看电影，他们可以听到隔壁播放厅的声音，大多数人会觉得这很烦人，但仍然会继续享受当前正在观看的电影。观众 A 能够专注地看电影，尽管他只获得了 60% 的乐趣，而非 80%（我认为 100% 的乐趣太少见了，没必要去期待或希望达到）；然而，观众 B 将其全部注意力都集中在另一个播放厅的声音上，希望对方能安静下来，或者希望所有观众都可以离开这家影院。他的这种幻想减少了他所能感受到的任何乐趣。如果他离开了电影院，他就无法享受这部电影所带来的乐趣，然后接下来一整天都在哀叹自己去了一家多么糟糕的电影院，以及哀叹自己今天的运气多么不好。这就是你正在做的事情——要么直接把自己从任何强迫思维可能毁掉的事情中解脱出来，要么更多地将关注点放在强迫思维及其干扰程度上，而不是尽可能去获得你本可以获得的 60% ～ 80% 的乐趣。

你可能会反驳，或者"半准确"地告诉我，你别无选择，你也希望自己能够按照我所说的去做。我之所以说是"半准确"，是因为我所建议的引导注意力的方式是一项你可以学习的技能，而不是一个简单的决定。这听起来可能很难，但实际上你已经具备了做这件事的核心技能。试想一下另一种情况。这一次想象你正在一家电子产品商店里，你的眼前是一面挂满了电视的墙，突然间你注意到其中有一台电视正在播放你所感兴趣的节目，你便站到那台电视前观看了起来，尽管此时其他电视也仍然还在播放。突然间，好几台电视同时发出"重要通知！"，你转过头看了一眼，最终还是回到了眼前这台电视，因为上面的内容你更感兴趣，你仍然可以听到其他电视的声音，它们甚至可能会短暂地吸引你的注意力。假设你能够将注意力集中到你所选择的电视上，对你而言，你可能不会像在电影院里那样心烦意乱。为什么？电影院的场景之所以更容易让人心烦，是因为你觉得既然支付了电影票的钱，你就应该获得更好的观影体验，而不是还要受到其他电影的干扰。如果你就是这么想的，那么你只说对了一部分。对于你认为的在电影院里应该发生什么，以及在电子产品商店所经历的事情，这两个场景导致了两种不同的无意识决定。在电子产品商店中，你的决定是接受其他电视也在同时播放，由于你的

决定 / 想法与现实相符，因此没问题；而在电影院里，你的决定 / 想法与现实发生了冲突——另一个影厅的声音"必须"关闭或采取其他措施。不幸的是，这个"其他措施"就是你采取幻想仪式的证明，以及你无法更好地享受电影的证明。

这就是你经常无意中应对中性强迫思维的方式。你的治疗目标是学习建立"十分钟思维框架"，这点我们在前文接纳与承诺疗法中的正念部分讨论过。借助暴露训练，将注意力集中在当下你所能获取的任何乐趣上，无论是 2% 还是 70%，你就是在练习这项技能，即如何充分利用眼前的任何情况，而不是幻想从中抽离。

再想想其他可以让你完全沉浸在治疗中的方法。例如，你可以整晚播放脚本，这样的话你早晨醒来听到的第一件事就是这个脚本；你也可以使用红点标签作为对该强迫思维的额外提醒，将其贴在任何你可能会注意到的地方。

如果你还没有准备好完全沉浸于治疗之中，那么就从全天简短地播放脚本开始。不过，还有一点也非常重要，即白天你还要播放其他治疗脚本，这些脚本会提醒你为什么要用这种方式对抗强迫症，以及你治疗的目标到底是什么。

值得一提的是，还有另一种与中性强迫思维密切相关的强迫现象——由不那么中性（或看似不中性）的刺激所引起的强迫思维。不那么中性的刺激往往指的是身体上或感官上有轻微不适或异样的感觉，并且就像所有的中性强迫思维一样，患者觉得自己不应该出现这种感觉。这种症状也被称为感官强迫症（Sensory-Focused OCD，简称 SF-OCD），这种刺激可能来源于身体内部的感觉，例如耳鸣；也可能来源于外部行为，例如咀嚼。在通常情况下，患者对内、外刺激的反应截然不同。

患者对内部刺激的反应，介于臆想症与中性强迫思维这两种病症之间。与臆想症患者相同的是，这类患者认为此刻自己所面对的问题必须妥善解决。此外，臆想症患者担心的是身体的症状可能代表着严重的潜在疾病，而对于内部感觉驱动下的感官强迫症患者来说，其主要的恐惧后果是这种感觉永远不会消失。患者是有可能同时患有臆想症和感官强迫症的，因此在这种情况下，了解一些有关臆想症的内容或许也会有所帮助。

有关内部感觉驱动下的感官强迫症，其主要症状集中在呼吸、心率、肌肉感觉或是伴随着耳鸣的幻听（耳鸣是一种临床医学问题，应该由医生检查确诊。在某些情况下，耳鸣主要是由感染引起的，因此需要接受相应临床治疗。还有些其他形式的耳鸣，目前尚无治愈的方法）。

从以上这些症状中，你可以看到有些症状直接发生在正常的身体机能上，还有些是作为某些疾病的结果（耳鸣本身并不是一种疾病，它是一些疾病的症状）。臆想症与感官强迫症的共同点除了患者都渴望摆脱这种强迫性的想法之外，还有这两种病症所引起的反应都是极其严重和剧烈的。由于这些感觉持续存在，患者越是努力去逃避，这些感觉就越是不可避免。这类患者往往有着非常严重的焦虑和抑郁症，并且随着时间的推移，他们会逐渐失去生活的动力，因为只要他们一天不摆脱这种折磨，他们就觉得任何事情都是毫无意义的。

治疗的第一步是要学会接纳一种可能性，即你永远都会关注到这种感觉。这对你来说似乎是不可能的。但如果仔细观察耳鸣的人，我们会发现耳鸣患者通常有两类。一类认为耳鸣完全无法忍受，耳鸣似乎毁掉了他们生活中的一切，因为耳鸣的存在，他们时常变得非常抑郁；而另一类耳鸣患者虽然不喜欢耳鸣的感觉，但他们仍然享受生活，不受耳鸣的干扰。这两类患者的区别就在于他们是否存在幻想——第一类患者不断地将耳鸣时的生活与其幻想的没有耳鸣的生活进行比较。

耳鸣的治疗手段与针对中性强迫思维的治疗并没有什么不同。治疗师也会准备一个治疗脚本，与我们前文所述类似的脚本，其中就简单地包括"耳鸣"或"铃声"——用这些词语来帮助患者注意到耳鸣的存在。如果你也有耳鸣的问题，你可能并不愿意进行这种治疗，你会告诉我，我不了解耳鸣，这些声音都是真实存在且非常烦人的。你说得没错，它们就是真实存在且烦人的，许多其他问题也是如此，比如关节炎和背痛。问题的本质不在于它是否真实存在，而在于你花了多少时间来幻想它能够消失，却因此忽略了自己本该享受的生活。你仍然可以试着去享受生活，即便伴随着耳鸣或其他类型的强迫症症状，无论是奇怪的肌肉感觉、呼吸频率，还是任何其他感觉。

或许我应该告诉你，大约 8 年前，我也有耳鸣的问题。当时我打电话给我的主治医生，询问他我是否需要治疗，他的回答是不需要。当我知道自己再也无法感受到寂静的时候，这种感觉很奇怪，并且每次当我像现在这样讨论这个问题时，耳朵里嗡嗡作响的声音就明显要响亮得多。尽管如此，耳鸣并没有对我产生过多影响，我也没有幻想它会就此消失。能够享受寂静的感觉当然很好，但因为我知道耳鸣并不会影响我的生活，它也确实没有，所以我接受了它的存在，你也可以试着这样做。

对于焦点在外部刺激的感官强迫症，最常见的关注目标就是咀嚼声（如果是咀嚼口香糖，则情况更糟）。患者经常说，总有那么一个人，他的咀嚼声就是比其他人的更响；然而，即使在这种情况下，其他人咀嚼的声音也很烦人。尽管患者可能也会焦虑，但最常见的情绪反应是愤怒。有这类症状的患者仍在采用幻想仪式行为，但他们并非简单地幻想："如果 ×× 没有发生，生活会更加美好。"他们会补充道："……那些人怎么这么自私，完全不考虑其他人的感受。"患者可能会强烈地抨击这场"不愉快"的聚会，私下里自己一个人生闷气，或者避开其他活动，以免再遇到类似问题。在这些患者过去的生活中，通常都有那么一个兄弟或姐妹因为咀嚼声而被讨厌，患者总是无情地指责、折磨他们，抱怨他们的这种行为有多么粗鲁。而当这类患者结婚后，这个关注的对象就转移为家庭的新成员。感官强迫症患者通常也患有强迫型人格障碍（Obsessive-Compulsive Personality Disorder，简称 OCPD，详细内容参见后文中的强迫谱系障碍）。

很显然，外部刺激肯定不止咀嚼声。任何能够引起患者的愤怒，并且使之幻想其消失的噪声都属于这一类。这类患者的治疗过程与所有中性强迫思维的治疗基本一致。但是由于刺激来源于外部，这类患者还可以进行一些额外的暴露训练。我们治疗中心专门录制了咀嚼的声音，可以在我们的网站（www.FreedomFromOCD.com）上获取。患者可以下载此录音文件，或是找一个咀嚼声让你觉得无法忍受的人，让他为你录制一段咀嚼声。你必须经常听类似的录音，这点非常重要。你可以让你的家人尽可能频繁地咀嚼口香糖；随身携带口香糖，将其提供给同办公室的同事、公共交通工具上坐在你旁边的人，以及任何你所到之处遇到的人。请记住，暴露训练覆盖的面越广，治疗的效果就越好。你的治疗目标是学会生活在这样一个世界里——任何你想要避免的感官刺激永远都会是这个世界的一部分，以及尝试实现"十分钟思维框架"。毕竟，除了希望与愤怒，没有其他真正的选择。

有关强迫症的强迫思维

当你患有强迫症这个事实，其重要性超过了强迫症本身的形式时，就会出现有关强迫症的强迫思维。我们来看看比尔的案例。比尔是一个43 岁的男子，他告诉我他有无数个检查仪式行为，其中似乎都暗藏明显的灾难。例如，每当使用微波炉时，他都会被微波炉上燃烧的火焰图像所困扰，除非采取仪式行为，否则内心就会备受煎熬；晚上睡觉前，他会进行一整套完整的门锁检查仪式，这样他才不用担心门锁被人打开。比尔担心的事情似乎很明显，大家可能会认为比尔的暴露训练重点应该放在以下两个方面：使用微波炉可能会引起火灾；前门没有锁上，因此有人可能会闯入他的房子。比尔的治疗师确实让他采取了类似这样的暴露，但治疗效果并不理想，比尔的焦虑仍然存在。

真正的问题在于比尔对暴露的关注。确实曾经有一段时间，比尔的恐惧后果就是这些灾难，但现在情况已然发生了变化：比尔现在主要担心的是他的强迫思维会永远持续下去。因此，当治疗师试图治愈比尔对灾难的恐惧时，比尔则一直试图让这种强迫思维消失。对于比尔来说，治疗反而成为他阻止强迫思维的另一种仪式，他过去那些仪式行为的目的不再是预防灾难，而是阻止他的强迫思维。每当他遇到一种强迫思维时，他都会纠结于应该使用哪种方法来阻止这个念头——以前那些仪式行为，还是暴露？这两种方法都起不到任何效果，所以无论他尝试哪种方法，他的失败都会引发新的强迫思维，即他应该尝试其他技术。

当然，现在你应该意识到了，治疗的目标并不是让这些强迫思维消失。一开始，为了阻止自己逃避这些强迫思维，比尔按照本书所述制作了脚本循环磁带，但他很快就遇到了问题。他为自己的每一种强迫思维都录制了一盘磁带，因此他所需要的磁带数量很快就超过了他的管理能力。为了克服这个问题，我让他录制了一盘通用的磁带，上面很简单地写着"就是这个"，就像前文转移和重塑焦点法中所提到的"它"一样。"就是这个"指代了目前他心中所想的一切。如果等到中午，他的强迫思维发生了改变，那也无妨，"就是这个"指的就是他当下这个强迫思维。就像中性强迫思维一样，这类患者治疗的目标是学会利用正念（"十分钟思维框架"）将强迫置于背景当中，就像在那个电子产品商店里那样，强迫症就是那些其他的电视，而患者现在主要的关注点应该放到自己想要拥有的生活上来。

这些录音带让比尔能够从仪式行为中解脱出来，在听的过程中，他知道自己不可能消除脑中的这些强迫思维，因此他接受了它们的存在。他对此很高兴，但后来我们花了不少时间才找到一种方法来降低他对磁带的依赖。我们发现有两种方法可以帮助他继续推进治疗进程。第一个是使用红点标签，让红点标签遍布许多地方；第二个是逐渐延长录音中的停顿时间。一开始，"就是这个"磁带中录音停顿的间隔时间是 30～45 秒，后来这个停顿的间隔时间延长到了 45～90 秒。随着间隔时长的延长，我们还逐渐引导他短时间地暂停收听脚本。目前，他还在努力解决这个问题，但现在的他比之前积极了许多，并且已经能够享受生活了。

强迫性凝视

强迫性凝视是强迫症最令人惆怅的形式之一，这种强迫症的表现形式并不罕见，却很少有专业人士专门探讨，至于个中缘由，我也无法给出准确的答案。强迫性凝视的核心症状是一种一直盯着他人生殖器官或胸部的感觉。我发现有些患者实际上并没有这样的行为，他们往往都是担心自己会这样做；还有些患者则发现他们的眼睛确实一直关注着他人的生殖器官或胸部。与所有类型的强迫症一样，强迫性凝视的症状也可能千变万化、因人而异，有的患者只有在面对异性时才会有这个问题，而有的则可能是面对同性，甚至还有可能是面对任何人都有这个问题。

反复盯着他人的生殖器官或胸部甚至被当众抓包多少会让人感到尴尬甚至羞愧难当。这通常是大多数患者最主要的恐惧后果，而许多确实采取了这一行为的患者应该也经历过类似的后果了。强迫性凝视患者或许还有另一种恐惧后果，即担心这凝视背后的含义。（例如："我是个变态吗？"）对于这类恐惧后果，治疗的目标仍然是学习接纳不确定性，在这种情况下，不确定性指的就是患者永远无法确定他们的症状到底意味着什么。

在前文中，我曾举过一个关于在驾驶时注意到红色汽车的例子。在该例子中，当你在开车时，你可能会在没有意识到的情况下与数辆红色汽车交会而过，但如果我给你布置了一个任务，要求你在驾驶时尽量不要去看红色的汽车，最终的结果将是你会注意到每一辆红色的汽车。这就是为什么患者通常无法逃避自己的思想，因为逃避的前提就是先去想到它。不管你是否真的有凝视的行为，这种试图不去凝视的想法，以及为了不凝视所做的努力，都只会让你更明确地意识到自己想要逃避什么，从而让你更加关注自己所要逃避的东西，对于有些患者来说，这最终导致了更多的凝视行为。

强迫性凝视的患者通常害怕在公共场合与他人见面。这一症状对他们生活的干扰很简单，持续的焦虑使得他们总是努力低着头，或者借助其他方式尽可能地远离他们所害怕的东西。眼神接触对这类患者来说是件有风险的事情，因为这会导致向下看的可能性增加。在更严重的情况下，患者会避免外出，牺牲部分个人生活。

如果这是你的强迫症症状之一，你可能会想知道针对这一症状的暴露和反应阻止是什么样的。如果反应阻止指的是停止凝视行为，你会觉得自己一直以来都在尝试，却都没有成功。如果你仔细阅读了这本书，你就会意识到，反应阻止并不是指让你避免任何可能导致恐惧后果的行为；而另一方面，在公共场合进行暴露，公然盯着他人的生殖器官或胸部可能会让你陷入困境。针对强迫性凝视，我们治疗中心将其暴露的方式称为"偷窥暴露法"。

从行为上讲，你的目标是尝试偷偷去看任何你企图逃避的东西，并且尽量不要被别人发现。在这种情况下，会不会被别人发现仍然是件不确定的事情，但至少你正在积极尝试做些事情，这通常比什么都不做要容易一些。而强迫性凝视的治疗脚本则是用来帮助你提醒自己，为什么你的新目标是去偷窥，而不是逃避这个问题。

脚本 我知道我不想被别人发现我正盯着某人的隐私部位，但我必须冒着被发现的风险偷偷看。我不知道自己为什么有这么强烈的冲动要去做这件事情——部分可能是因为我害怕被发现，以及我总是给自己施加压力，让自己不要去做这种事情。因此现在每当我遇到问题时，我就会不自觉地产生焦虑和冲动，这完全是合情合理的。如果这些情绪和想法都能消失，那当然再好不过了，但这只是一种幻想——我只能退而求其次，偷偷看而不是企图完全不看。我仍然有可能会被发现，然后使场面陷入尴尬，但如果真的发生了这种情况，我会声称自己是无辜的，并且希望我能侥幸蒙混过关。

至此，强迫症所有主要的症状和表现形式都已经全部呈现出来了。你可能也发现了，自我治疗计划的内容可能主要来自之前某章的详细内容，或者需要结合第三部分所有篇章的内容做个整合。下一章我们将重点介绍其他与强迫症相关的疾病，我们称之为"强迫谱系障碍"。我们即将讨论的有广泛性焦虑症（Generalized Anxiety Disorder，简称 GAD）、强迫型人格障碍（OCPD）、臆想症以及躯体变形障碍（BDD）。我认为这些特殊的疾病实际上都是强迫症的不同表现形式，它们之间的共同点都是超价观念（Overvalued Ideation，简称 OVI），也就是说，患者相信他们的症状所带来的恐惧后果都是真实存在的。这种观念可能发生在任何形

式的强迫症当中，并且其特征可能因人而异。或许你会发现自己的某些担忧正符合这些疾病的定义，如果是这样，了解这些问题，并将其中所涉及的一些建议包含在你的个人治疗计划中，或许也会有所帮助。

FREEDOM FROM
OBSESSIVE-COMPULSIVE DISORDER

13

强迫谱系障碍：其他强迫症相关问题

强迫谱系障碍被认为在神经生物学上与强迫症有所关联，研究人员用来支持这一观点的证据有三个：（1）有这类谱系障碍的患者大多也患有强迫症；（2）用于治疗强迫症的 SSRI 药物似乎也可以用于治疗这些谱系障碍；（3）这些疾病的特征都是患者感觉自己无法控制自己的行为。强迫谱系障碍包括抓毛癖（Trichotillomania）、囤积癖（Hoarding）、强迫性赌博（Compulsive Gambling）、广泛性焦虑症（GAD）、臆想症、强迫型人格障碍（OCPD）和躯体变形障碍（BDD）。对于其中有些类型，患者的冲动被认为是满足其欲望的，也就是说这些症状对患者来说是愉悦且让人欲罢不能的，尽管最终的后果有可能是非常令人沮丧的，接受不确定性在这些类型中几乎没有任何作用，上述的抓毛癖、囤积癖以及强迫性赌博都属于这一范畴。

而对于其他类型，无法获得确定感所引起的焦虑是问题的核心，因此其治疗方法与你目前所读到的内容并无不同。广泛性焦虑症、臆想症、强迫型人格障碍和躯体变形障碍都属于这一类别，在我看来它们只是强迫症的不同表现形式罢了。他们都有一个共同特点，即超价观念。在这种观念的作用下，患者相信其症状背后的担忧是完全符合现实的。为了充分理解这个概念，我们就拿两位污染强迫症患者举个例子，他们之间的区别仅仅在于是否存在超价观念。

假设你没有超价观念——这种情况通常更为常见——你可能会担心触摸公共厕所的门把手从而感染疾病的可能性。无论暴露后采取了多少预防措施，进行"枪口测试"时（我会用一把枪指着你的头，你需要就自己是否会因为门把手而感染疾病给我一个最佳猜测，如果猜错了，我就会开枪），你的答案应该会与其他人的相同："可能不会。"你的焦虑感来源于你有可能感染疾病这个可能性。

现在假设你的强迫症因为超价观念而变得更加复杂，当被问及因为触摸了浴室门把手而感染疾病的可能性时，你的答案会变成肯定的。此外，你可能还认为自己所采取的包括洗手在内的一切仪式行为都是必要的。或许你只是希望自己可以更快地完成这些行为，或者只是想确定自己完成的步骤是否准确无误，但你完全不会质疑这些复杂仪式的必要性。

这两位患者都因环境中所有可能的污染以及烦琐的清洁仪式行为而深受折磨，但没有超价观念的患者希望的是自己能够找到一种方法来恢复正常的生活——没有焦虑、没有仪式行为，也不用逃避任何事情；而有超价观念的患者只想过上没有焦虑的生活，它们愿意继续遵循强迫症强加的要求——因为他们认为这都是合理的要求。

超价观念可能出现在任何形式的强迫症当中，但对于广泛性焦虑症、强迫型人格障碍、臆想症和躯体变形障碍来说，这是其核心特征之一，如果不妥善解决，治疗就无法取得成功，因为患者没有理由去放弃对他而言完全合理且有意义的行为。如果你有超价观念，可以重点关注在这些强迫谱系障碍中，我们是如何处理这一观念的。如果是其他形式的强迫症中包含这一观念，你可以根据个人情况，对本章所提供的建议进行修改，以适应个人的不同情况。

广泛性焦虑症

广泛性焦虑症相比强迫症最突出的区别就是过度担忧。这种担忧通常与强迫症问题不同，因为它所关注的是大多数人都认为"正常"的担忧——正常指的是在某个时间点，或许每个人都有过类似的担忧，但并不过度。类似的担忧包括个人绩效、社交互动、财务问题和家庭幸福等等。

第二个区别是广泛性焦虑症患者应对其担忧的方式。这类患者主要是利用分析或寻求安慰的方式来消除他们的担忧。在大家看来，这种方式似乎也是有道理的。我希望你回忆一下魔幻仪式行为，魔幻仪式与普通仪式的区别在于，在普通仪式中，其行为与强迫思维的联系更加明显，例如通过洗手来消除污染"是有道理的"，但作为魔幻仪式的数数和污染之间的联系就并不明显。然而，关于功能障碍的严重程度，无论是魔幻仪式还是普通仪式，都无法直接体现。同样，对于大众来说，花几个小时担心孩子在学校的表现似乎并不像花几个小时洗手那样不寻常，但最重要的是，广泛性焦虑症患者正试图利用仪式行为来获取确定性，从而中和他们的焦虑。

广泛性焦虑症和强迫症之间的第三个区别是广泛性焦虑症患者通常担心的点很多，而强迫症患者通常只会聚焦于一点。读到这里，你可能会立即意识到这种差异或许也是不准确的——很多患者都有不止一个强迫性担忧。此外，如果强迫症的症状还没有完全占据你的生活，你现在可能意识到自己或许也患有广泛性焦虑症，或者是在强迫症情况加剧之前确实患有广泛性焦虑症。

如果你也符合这种情况——同时患有这两种疾病，也不要太过担心，你完全可以放宽心，因为广泛性焦虑症与强迫症并没有太大的不同，除了广泛性焦虑症还须解决超价观念的问题之外，二者的治疗过程是基本相同的。

接下来我们来看看与广泛性焦虑症紧密相关的超价观念。对于自身的强迫症症状，你心里可能知道自己所做的事情是毫无意义的；当你明知道这些事情毫无意义但同时又感觉似乎有意义时，你便会感到沮丧。而广泛性焦虑症会让你觉得这些担忧都是真实的——我可能会真的失业；

我儿子在学校的表现真的不太好；我们结清了上个月的账单，但下一张账单马上就要来了——这种感觉让你觉得这些都是真实存在的问题，必须立即解决！

但这些不可能都是真实存在的。事实上，你所有的担忧都源于不确定性，因此你希望立即得到明确的答案。你所有的担忧都与潜在的灾难有关，这些灾难是你害怕面对，只想逃避的。这与强迫症有什么不同吗？并没有。而且这两者暴露的目标也是一样的：帮助你应对这一切成为现实的可能性。如果说广泛性焦虑症所担心的灾难确实更合乎常理，即更有可能成为现实，那么肯定地回答这个问题——你想要学习接纳不确定性，就变得更为重要了，因为生活在不确定性中，就意味着要去应对一切可能发生的事情，别无选择。就像强迫症一样，治疗成功就意味着你能够活在当下，并且去享受自己所拥有的一切，而不是总把注意力放在未来或过去，试图去解决那些无法解决的问题。或者换句话说，接纳不确定性不仅仅是强迫症患者需要做的事情，而所谓的正常人就能直接获取确定性，接纳不确定性对每个人来说都是更好的应对生活的方式，因此即便你克服了强迫症，你仍然不会恢复"正常"，实际上你会变得比正常人更好，因为大多数非患者在应对不确定性这件事情上并不如你！

前面你所学到的有关设计和实施强迫症治疗计划的所有内容都适用于广泛性焦虑症，只需稍作修改。有些患者可能会遇到的一个潜在挑战是，这两者的切换如此之快，以至于你可能还来不及设计一个针对特定问题的想象暴露计划，因为每当你有机会坐下来打算好好设计自己的治疗计划时，总会冒出一些新的困扰。如果遇到了这种情况，你可以尝试使用箭头向下技术，仔细盘点你所有担忧背后的恐惧后果。你可能会发现，有几个主题会以不同的形式不断重复出现，而这些普遍出现的主题就可以作为想象暴露的核心或焦点。例如，如果这个反复出现的主题是关于财务的，无论是没有足够的钱来支付账单还是失业，其暴露脚本的结尾都是一致的：如果最坏的情况发生了，你接下来会做些什么？如果你最大的恐惧后果是失去房子，那么想象一下你的家人将如何靠着低保度日。如果你相信自己总有一天会找到新工作的——即使不如你现在的工作——那生活又会是什么样子？这可能并不是你想要的结果，但如果真的发生了，你的生活终将以某种方式继续下去。你的孩子会因此而受苦吗？答案是肯定的，但之所以下定决心接受这样的变数是因为你根本别无选择。你不必去期待结果，但也不必感到恐慌，要相信自己有应对任何挑战的能力。

强迫型人格障碍

对于强迫症患者来说，最令人沮丧的经历之一就是听到一个非患者说："对于某某事情，我有强迫症。"如果你经历过这种情况，你肯定非常了解这种感觉，很想告诉那个人强迫症到底是多么痛苦和严重的一种疾病。当然确实不乏一些患者，在患有强迫症之外，平时都是思维清晰、逻辑合理、敬业爱岗的上班族。这些行为并不属于强迫症的一部分，而帮助他们克服强迫症也并不会让这些行为消失。这种强迫症在大众心目中的形象实际上是强迫型人格障碍的一部分。

患有强迫型人格障碍的人通常不会觉得自己有问题，他们对于处事方式有着非常严格的对错之分，认为只有白痴才会做错事。例如，如果他们认为罐装食品应该按日期顺序摆放，并且从大到小，标签朝前，那么罐头的摆放方式就必须如此。与强迫症患者不同的是，强迫型人格障碍患者可以在正常时间内完成他们的目标，而有排序问题的强迫症患者则需要花费数小时才能将罐头"合理"摆放。

强迫型人格障碍患者通常会执着于秩序感、完美感以及控制感。同样，对于所有这些，他们都能够遵守自己的规则，而无须过度的仪式行为。与强迫症患者纠结于不确定性不同，这类患者似乎绝对肯定他们的方式就是最好的，为此他们可以提供许多论据来支持自己的观点。在通常情况下，这些规则对他们而言甚至比活动本身更加重要。例如，在家庭度假时，这类患者会认为行程安排可能比真正的玩乐更重要，因此家人在旅途中总是匆匆忙忙的，永远不被允许长时间逗留在某个地方或某个活动中，或是临时改变计划去另一个更有趣的地方。

你可能会感到好奇，这与强迫症有什么关系呢？前面我们提到过，超价观念是强迫型人格障碍的核心组成部分。这类患者绝对相信自己的判断，他们的主要仪式就是幻想——他们不断地幻想整个世界都能够按照他们所认为的正确的方式运转，并且将他们目前的现实与那个幻想进行比较。还记得吗？幻想的背后是对现实的否认。这类患者强迫世界遵循他们的规则，这种想法终归是不切实际的，而对此他们的情绪反应不是焦虑，而是愤怒与沮丧，他们想不通为什么周围的每个人都这么愚蠢。因此，强迫型人格障碍患者通常都很难相处。他们会强迫甚至霸凌周围的人，要求他们按照自己的方式做任何事情；他们对孩子的期望也很高，有着几乎难以达到的标准，但在他们自己看来，这只是为了帮助孩子学习正确的生活方式罢了。

我曾有一位患者，准确地说她的母亲是一位强迫型人格障碍患者，她告诉我，在她 20 多岁时，她母亲曾对着她大喊大叫，导火索与做意大利面酱时切洋葱的方式有关，我这位患者切洋葱的时候切"错"了，切得块头太大了，不适合做意大利面酱。确实这位患者切洋葱的方法不是最合适高效的，但她享受这个按自己的方式切洋葱的过程。既然这里是她家——妈妈只是偶尔过来拜访——更何况她又不是餐厅的厨师，何必追求完美的洋葱大小呢？她真的有必要违背自己的意愿去做这件事吗？此外，意大利面酱是为她自己准备的，难道她没有权利决定自己要吃什么大小的洋葱吗？而这些都是强迫型人格障碍患者拒绝接受的论点。

强迫型人格障碍与强迫症之间的主要区别在于，强迫型人格障碍患者关注的焦点在于可实现的完美主义，而不像后者是为了获得绝对的确定性。然而，患有强迫型人格障碍并不意味着就没有强迫症。如果他们的生活发生重大变故——意外疾病、失业或离婚，这类患者也可能会产生难以承受的焦虑。当这种情况发生时，现有的强迫性症状会加剧，或者这种变故可能会引发强迫症的发作。

强迫型人格障碍患者很少寻求帮助；毕竟，他们坚持认为自己是对的。在大多数情况下，只有他们的生活遭遇了重大变故，或是其伴侣给他们下了"最后通牒"，他们才会来寻求帮助。而他们必须回答的问题是："你愿意永远生活在一个不完美的世界里吗？"按照他们的情况，这就意味着要让家庭成员做"错误"的事情，以及改变他们自己的行为。

我还有一位强迫型人格障碍患者，他是在妻子的胁迫下与我见面的，他在治疗的过程中告诉我："我发现正确性并不总是最重要的。"在他追求正确性的过程中，他几乎快要失去婚姻，而且他十几岁的孩子们都害怕他。他追求正确性的价值观与建立有爱家庭的价值观存在着冲突。治疗的目的是帮助他意识到问题的根源并不在于对错，而在于每个人对自己的行为有着不同的看法和行事理由，与他人生活在一起就意味着要做出妥协，虽然他可能不喜欢妥协，但他仍然可以继续坚持自己的观点。

强迫型人格障碍得到一定控制之后，搭配认知行为疗法，有助于进一步帮助患者放弃控制欲，更好地享受此情、此景、此刻。

臆想症

大多数人一听到臆想症这个词，脑海中就会浮现出一个画面：病人来回奔波四处求医，企图找到实际根本不存在的疾病。这实际上是对臆想症的一种误解；患有臆想症绝不意味着患者没有生病，或者，换一种说法，你可能生病了并且同时患有臆想症。这种对臆想症理解上的偏差导致了大量的误解，包括患者家属对症状的误解，以及专业人士在治疗过程中的误判，他们都企图说服患者其身体并没有任何不适，或是劝慰他们这一切问题都出在他们的脑海中。

如果说明明没有生病，却总以为自己生病了，这不是臆想症的症状，那臆想症到底是什么呢？臆想症实际上是强迫症的一种形式，臆想症患者大部分清醒的时间都在担心自己可能生病。患者可能有实际存在的症状，也有可能患有确诊的疾病。臆想症的核心症状是担忧并试图通过仪式行为来避免恐惧后果。这类患者主要有四种恐惧后果，前三种可能单独出现，也可能与另外几种互相结合同时出现，但最后一种只能与前三种组合出现。

1. 我得了什么病？

2. 有什么办法可以治愈呢？

3. 我可以做些什么来缓解症状吗？

4. 如果我导致其他任何恐惧后果真的发生了，那真是太可怕了。

臆想症治疗的目的不是让患者相信自己并没有生病，也不是让患者就此放弃向医疗专家寻求帮助。上述每一种恐惧后果实际上都是治疗前患者必须回答的那个问题的一种变体，且每一个问题背后都有其深层的含义。

为了知晓自己到底患有哪种疾病，患者往往认为只要自己有相应的症状，医生就能找出病症。但目前仍有许多疾病是无法诊断的，例如结缔组织疾病。就这类疾病来说，其症状可能要一段时间后才能发展到可以诊断出来的程度；或者有可能病情永远不会发展或变成任何严重的问题。如果你已经看过很多次医生，但他们都没有发现任何问题，那么你治疗的目标就不是接受自己是健康的这个事实，而是接受另一件事，即以目前的医学水平，你的问题尚且无法诊断，无法确定未来这个症状将如何发展。在这种情况下，可以使用以下"我的疾病可能还无法诊断"治疗脚本。

脚本　无论我多么想知道自己到底哪里出了问题，我可能都得不到准确的答案。我必须限制自己去看医生的次数，因为这几乎浪费了我所有的时间，而且我很痛苦，我完全没有办法享受自己的生活。如果知道自己到底哪里出了问题，感觉应该会好很多，但就目前来说，这只是个幻想。至于我自己在家里做的所有检查，都是没有任何意义的，我又不是医生。而且我很清楚，上次检查过的问题仍然会继续存在，并不会因为我有或没有再次检查而消失，我真的不相信它会神奇地消失。

很显然，你希望自己能够防止疾病的恶化。但对于许多疾病而言，无论是否确诊，预防几乎都是不太可能的。同样，无论你做了什么尝试，很多结缔组织疾病仍然会继续发展。对于自己实际上什么都做不了这件事，大部分人都会觉得很难接受。但幸运的是，对大多数人来说，症状的发展并不代表确诊，因为并非所有疾病的病情都会进一步发展，甚至有可能根本无法确诊。针对这种情况，以下"我所患的疾病可能会愈发严重"脚本将为暴露训练提供支持。

脚本

　　我害怕自己患上了一种可怕的且病情还在不断发展的疾病，尽管我也不想这样，但目前的医学水平显然还无法解释我的症状。我认为这些症状肯定意味着什么，但我的感觉并不一定准确。我需要接受这种风险，即有可能会发生非常可怕的事情。一旦确诊，我觉得自己可能会自杀，因为我恐怕无法接受这种疾病所带来的结果。不过我现在尚且没有到那么严重的程度，所以即使我真的患有严重的疾病，我也仍然可以活下去。不管以后病情会发展到如何难以忍受，以后的事情以后再说吧。

　　没有人喜欢受苦，因此你希望所有这些令人不安的症状都能消失，这是件很自然的事情。然而医生的能力有限，你希望自己能够得到正确的诊断，并接受更好的治疗，但事实上，这只不过是一种希望和一种可能。还是回到结缔组织疾病，在获得最终诊断之前，大多数患者首先要接受对应症状的治疗。也就是说，医生会先尝试针对你每一个不舒服的症状进行治疗，而不是去治疗你潜在的疾病。如果某个时刻你得到了准确的诊断，会发生两件事：你会同时升入天堂及坠入地狱。升入天堂——因为诊断证明你没疯，你的身体确实出现了问题；坠入地狱——现在事实证明你确实患有严重的疾病。对于大多数这类疾病，一旦确诊，其治疗手段就不会发生改变，医生仍然会根据你当前的症状对症治疗。"我的症状可能永远无法缓解"治疗脚本或许适用于此。

脚本

　　我所遭受的不适可能无法治疗，现在我的注意力全部集中于此，因此无论现在情况如何，我都使其变得更加糟糕了。有些疼痛与我的恐惧无关，我还应付得过来。有时候我可能会短暂地忽略它们的存在，即使我仍然能感受到疼痛。既然没有其他缓解症状的方法，那么我需要学习用不同的方式来对待身体的不适。

医生也会犯错误，时不时地我们确实也会听说类似的事件，尤其是在互联网上，有些患者多年来遭受了许多不必要的痛苦，直到遇到了一位出色的医生，给他们做出了正确的诊断。如果没有尽全力而导致自己遭受多年不必要的痛苦，你又将如何自处？你需要找到一种与自己和解的方法，因为无论你做了多少，你都几乎不可能得到绝对准确的诊断。超价观念就是在这里发挥了作用。对你来说，这并不是什么"疯狂"的污染问题——这关于真实的疾病和真实的症状，但似乎没有人理解。你对周围很多人的看法都是对的，但对自己的理解却是错误的。超价观念指的不一定是你是否生病，而是关乎你的信念——这是一个"真实存在的"问题，所以一定是有办法找到答案的。以下"我尽力了"治疗脚本将在这方面的治疗中给予你帮助。

脚本　　我发现自己无休止地进行身体检查，并不断向他人寻求保证。我必须找到一种合理的方式来解决这个问题，这就意味着我要接受许多我不喜欢的想法。我必须接受现实，即总有做不完的检查或是某个检查总有可能出错，我要么选择像现在这样继续生活在地狱之中，要么选择学会承受风险。可悲的是，不管我做了多少检查，我的精神和身体状态都没有得到任何的改善。这一情况总该有人知道答案，无论这点对我来说多么重要，但现实情况就是尚无定论。相比于继续约医生见面以及在医院与家两点一线之间奔波，我选择让自己的生活每秒钟都在担心中度过。如果真的没有什么问题，那我不过是浪费和失去了一些时间；但如果真的出了什么问题，除了浪费和失去的时间，我还失去了康复的机会。

你需要准备的最后一个脚本需要包含这样一个场景，即你的医疗恐惧成了现实。在创建这个病情逐渐恶化的脚本时，需要包含以下三类内容。第一类很明显：描述让你感到无法承受的症状，并详细描述如果你最担心的事情真的发生了，你会有什么样的感觉。可以做些假设性的陈述："如果事实证明我确实患有……疾病，那么我会……"如果要让自己的情况好过一些，你必须学会如何应对这些症状，将这些应对方式也添加到上述陈述当中，即脚本中需要包含的第二类内容。要面对自己所害怕的疾病，这个过程可能会非常困难，所以你想象中的应对方式要能够反映出你为此所付出的努力，以及要承受这一切的困难程度，开头可以这样写："一旦确诊，离开医生办公室后我会做些什么？"你可能会说，自己一定会崩溃。显然你肯定会很失落沮丧，但你会在大马路上就崩溃还是回到家之后再崩溃呢？你会打电话叫家人来接你吗？到了家之后你又会做什么呢？那天晚上你会吃晚饭吗？你会直接忽略孩子，还是试图给他树立一个好榜样？那天晚上你会睡觉吗？第二天早上你会吃早餐吗——迟早还是要吃东西的。我希望你能够考虑到所有具体的细节，因为生活并没有因此而停止。在你的想象当中，确诊的那一刻，仿佛整个世界都静止了，然后你的想象也随之停止了，就像其他人一样。但现实情况是世界仍然在运转，接下来仍然会发生一些事情，而我希望你想象一下该如何应对。我有一位非常聪明的患者曾经说过："你做不了你想不到的事情。"想象一下该如何应对并不意味着你就一定会面临这样的情况，但提前预想一下能够提升对你有利的概率。

仔细想想所有的细节。如果你担心自己会被轮椅所束缚，那么你可以这样想："当我不能走路的时候，我希望我能有足够的力量去找到一种坐着轮椅也能好好生活的方式。我知道当别人看着我时，我会觉得很尴尬，但我想让自己的每一个时刻都变得更有意义。假设在电影院里，无论我是坐在影院的座位上还是坐在轮椅上，都不会影响这部电影的好坏。"最后但也是最重要的一点是，脚本中的内容要包括提醒自己进行暴露训练的原因："我必须继续暴露训练，即使所有这一切都有可能发生，因为这些担忧，我几乎彻底失去了生活的意义，我想要充分利用当下（此处插入成本效益分析表中的内容）。"

你目前所经历的大部分焦虑与痛苦并不是医疗症状所导致的，真正的罪魁祸首是你的担忧——你的强迫症。我想起了我的一位患者苏西，她的一生几乎都在担心自己会在失明中度过。她告诉我，她经常会盯着某个物品一直看，以确认自己的视力是否正常；她会闭上眼睛，摸摸自己的眼皮，确认眼球是不是没事，做完这一步之后，她又会担心自己刚刚是否伤到了眼睛；她每天要花上好几个小时盯着镜子，检查自己的眼睛和视力。当然，她也给医生打了很多电话，预约了很多次门诊。大约 15年前，在找我进行治疗之前，她患上了一种非常严重的疾病，她被诊断为患有遗传性痉挛性截瘫（Hereditary Spastic Paraplegia，HSP），这是一种罕见的遗传性疾病，致残性极高，严重者最终可能死亡。此外，在某些遗传性痉挛性截瘫的病例中，患者可能还会出现失明症状。可想而知，苏西强迫症的严重程度在那段时间达到了顶峰，不是因为这种疾病可能导致她身体残疾，而是因为她对失明的极度恐惧。几年后，苏西才找到了我，接受了强迫症的治疗。多年后的今天，如果你问起苏西，她会告诉你，尽管现在她无法正常工作，遭遇了婚姻的失败，生活无法自理，因走路太困难而不得不借助轮椅，但目前是她有史以来最幸福快乐的时光，因为她已经完全战胜了强迫症并恢复了理智——如果她的疾病发展到这种程度，她愿意接受失明的结果；而且至今为止她仍然没有失明。

　　毁掉你生活的不是疾病，而是你对强迫症无理要求的屈服——你试图依靠无数个仪式行为来消除自己的担忧；你无数次地拜访或致电医生和专家们。在你所有的仪式行为中，有些是超价观念给你制造的错觉，让你觉得这些行为都是合理且必要的。而且，有几次与医生的会面，尤其是那些没有进行新测试的会面，你明知道医生所说的都是基于之前的谈话，在这种情况下，与医生见面不是为了真正的诊断，而是为了寻求安慰，或者是你希望医生会告诉你一些新的东西。医生或许仍然无法给你准确的答案，但你拒绝接受这种可能性，并且坚持继续询问，幻想得到不一样的答案，就像赌徒们希望老虎机下一次能够给他们带来财富一样。

　　寻求他人的肯定是另一种你可能滥用的仪式行为。我之所以说"滥用"，是因为你会向他人寻求肯定，但又不相信他们。你为什么要相信他们呢？他们又不是医学专家——这是你否定他们的绝佳理由，但这也是一开始你就没有必要问他们的绝佳理由。超价观念无法证明这种仪式行为是否正确，因为这与真正解决潜在的医疗问题无关。这种所谓的肯定充其量就像瘾君子的可卡因一样——很快就能起作用，但你需要不断再来一次。

　　你可能有各种各样的自我检查仪式，例如，对自己的身体进行视觉上的检查，触摸身体的肿块，测试肢体感觉（这里还有疼痛感吗？四肢是否能够正常活动？视力如何？），或者测血压或脉搏。你脑海中的超价观念试图为此正名，但其大部分还是为了寻求自我肯定，而不是真正的医疗监测，毕竟你总不能指望身体上的肿块在一个小时内就发生什么变化吧？频繁的检查只是满足了你的胡思乱想——你担心这些症状最终会导致什么疾病，然后你试图接受医生的说法，这一切都只是为了反驳医生也可能出错的事实。

　　最后，你可能会保留一些你认为有必要的仪式行为，以此来缓解自己的症状，尽管它们可能根本没有任何医学依据。其中有一些仪式行为可能也没有什么坏处，例如服用某些维生素；还有些行为可能对缓解你的症状没有什么帮助，但却属于良好的健康习惯，包括定期锻炼或遵循健康的饮食习惯等。在治疗的过程中，你仍然可以继续保留这些行为，只要这些行为的执行方式根据医学判断是安全的，且你不会强迫性地对此进行仪式化。举个例子，如果你会定期锻炼，那么漏掉一天可能并不是什么大问题，但如果你觉得任何一天都不能漏掉，并且想尽一切办法以锻炼为核心来安排你的生活，那么这就是个问题了。除此之外，你的某些仪式行为也可能是有风险的——比如针对肠道问题进行多次灌肠，实际上这种行为可能会对肠道造成永久的损害，无论这种仪式行为能够给你带来多少心理上的慰藉，它都不值得你冒这个险。完成这些行为之后，你感觉上的变化可能会进一步为超价观念提供证据，证明这些行为是正确的。对此，你需要确定通过这些行为你想达成什么目的，并准备好相应的脚本来提醒自己你为什么要放弃它们。

臆想症患者大部分的暴露训练都集中在精神层面。你最好能够每天都收听治疗脚本，有可能的话最好不要间断。恐惧等级结构应该能够体现不同项目所对应的不同医疗严重程度，且能够反映出反应阻止的逐步实施。与其他强迫症的治疗一样，反应阻止与暴露几乎是不可分割的。不做检查是暴露的一部分，但更重要的是，反应阻止不能只是一种被动的行为，即不做任何事情。所有的反应阻止措施都应伴随着积极主动地收听、阅读或思考你所创建的脚本。我个人更倾向于借助收听或阅读的方式来帮助患者集中注意力，防止他们进行精神上的仪式活动。

在设计治疗计划时，可以将仪式行为分为两类：（1）涉及医务人员的仪式行为，例如会见和致电医生及医院；（2）不涉及医务人员的仪式行为，例如自我检查、向亲友寻求肯定、心理上的研究分析等。你可能会觉得第二类还需要再细分为两类：你认为在医学上有必要的部分，你承认只是为了减少焦虑的部分。这些分类将成为你实施反应阻止措施时的重要参考。

最困难的是第一类，涉及与医务人员接触的。我是在建议你不要再给医生打电话，或者你应该停止为自己所面临的医疗问题寻求答案吗？我并不是这个意思。但如果你想摆脱这种担忧的折磨，你就必须制定相关规则，限制自己联系医生的次数，以及采取任何你认为有必要的医学自查。

针对臆想症的反应阻止指南：

1. 除非医生另有要求，否则症状没有明显变化时，不要打电话给医生。

2. 如果你曾经常寻求二次诊疗，且医生的说法大多一致，那么除非使用完全不同的诊断技术，否则不要进行二次诊疗。

3. 症状自查的频率不应超过医生的指示，包括每天或更频繁地检查肿块、身体机能、生命体征等。只有在两种情况下可以进行这种检查：在你没有特意去关注的情况下，你的感觉发生了变化或者肿块大小发生了变化；或是医生已经给你制定了检查的时间表。你可能会发现遵循检查时间表更容易实现，因为这张表格的制定可以循序渐进，尽管你应该知道完全不检查比只检查一点点更加容易做到。正因为如此，要成功地遵守这张时间表，请尽量在时间有限的情况下进行检查，例如在晚餐前或出门前，以及任何会迫使你以最快速度完成检查的时段。在进行此类检查时，应始终在检查之前、期间及之后收听若干分钟的治疗脚本。

4. 虽然理想的目标是你能够找到自己愿意冒险去信任的医生，但一开始你可能会执着于针对症状进行新的测试或治疗。次要目标是学会应对这些测试期间自身的担忧。最终，你的根本目标应该是未经医生同意，不得进行任何新的测试。

5. 如果你无法阻止自己查阅相关疾病的信息或向他人寻求更多有关你现状的信息，请远离互联网。当你第一次被诊断出有问题时，互联网可以为你提供大量丰富的信息；但如果你的问题已经持续了很长时间，那么再多的搜索也可能只是徒劳，或会引发无数新的问题，导致更多的担忧。远离互联网可能会让你错过一些重要的事情，但想想你花费在搜索上的时间，牺牲这一小部分如果能换来更好的生活，那这应该还是值得的。如果你做不到这样，那么请试着将互联网搜索规定为每月仅进行一次。

克服臆想症的过程或许很可怕，你可能会觉得自己是在拿生命冒险。你脑海中的超价观念及焦虑感会联合起来告诉你，每一步都是至关重要且合理的。如果你能够遵循上述指南并结合本书中的其他建议实施治疗计划，你就不需要杜绝与所有医生的接触或停止寻找缓解症状的方法，你需要做的只是限制这种接触，这当然不是没有风险的，但这至少为你争取了一些时间，让你有机会享受生活。

躯体变形障碍

对于那些没有躯体变形障碍的人来说，这种疾病似乎非常神秘，因为他们看不到患者所看到的丑陋或不完美之处，或者说即使他们注意到了一些不完美之处，那也是微不足道的。在某种程度上，躯体变形障碍患者也是如此——他们关注于自己的不完美，但对别人的丑陋之处并不关注。每当我介绍两个躯体变形障碍患者认识时，他们总是会对对方说同样的话："你有躯体变形障碍，我很丑。"

在前言部分，我们提到了梅兰妮，她治疗之前的经历足以证明躯体变形障碍会给生活带来毁灭性的影响。她每天出门前都要花好几个小时确认自己的发型是否得体，且常常无法让自己满意；她会在镜子前待若干个小时，盯着自己的头发，或者干脆躲在床上好几个小时，希望自己一死了之。因为躯体变形障碍，她失去了生命中宝贵的 15 年。她最大的恐惧后果就是变得丑陋，她最关心的就是她的头发。对于大多数躯体变形障碍患者来说，虽然丑陋可以发生在任何地方，但他们所能感知到的缺陷大多集中在脸上或者头上。就像梅兰妮一样，他们的恐惧后果也是担心自己变得丑陋，与此同时还伴随着许多其他恐惧后果，其中大部分都围绕着社会排斥。如果你患有躯体变形障碍，你可能会觉得自己的不完美意味着没有人愿意与你结婚，没有人会真心地想要与你做朋友，甚至有可能你已经丑陋到所有人都注意到了，也许你的存在就会给人带来痛苦。

我清楚地记得我和梅兰妮的第一次会面。两周前她刚出院，住院的原因是自杀未遂。她之所以能够活下来，是因为她的母亲及时发现了她。她坐在我的面前，泪流满面，充满了绝望。

梅兰妮：（抽泣）我知道你帮不了我，根本没有人能够帮我。我长得太丑了，无论你说什么都无法改变这一点，也无法改变我的想法。

我：如果改变长相是让你变得更好的方法，那么你是对的，没有人帮得了你。但幸运的是，情况并非如此。我不会试图改变你对自己长相的看法——不是因为我同意你的观点，而是因为这并不是你克服这个问题的方式。

由于躯体变形障碍也涉及超价观念，因此我知道梅兰妮是打心底里认为自己真的很丑。她对此没有任何的不确定。就像臆想症一样，治疗的重点在于外表在多大程度上支配了她的思想。我告诉她，她治疗的目标是学会生活，不管她长相如何。她并不喜欢这个说法，但这与过去 15 年来她所听到的任何说法都不一样；尽管如此，她仍然持怀疑态度。

梅兰妮： 你不明白。长成这样，我要如何享受生活？这根本就不可能，每一天、每一分、每一秒我都带着这副长相。

我： 你喜欢看电影吗？

梅兰妮：（对这个问题感到困惑）喜欢。

我： 那能请你给我解释一下，你的长相和看电影有什么关系吗？一旦关了灯，无论你是美是丑，好电影仍然是部好电影。

梅兰妮立刻明白了这一点——她的长相并非支配了一切。但她所要面对的远不止这些，因为在她看来，她的外表确实剥夺了她生命中大部分的快乐。然而，这只是一个开始，她愿意承认自己的错误就意味着希望，即使希望渺茫。

躯体变形障碍的治疗目标是学会享受生活的全部，无论你实际长相如何或你认为自己长相如何。你可能会觉得自己很丑，但明知道自己很丑还能正常享受生活，这种想法听起来就不太可能。然而你没有意识到的是，喜欢自己的长相才是不那么正常的。大部分人对自己的长相都是不太满意的，他们可以准确地告诉你自己脸上的缺陷是什么。当他们说自己看起来还不错时，他们指的其实是自己看起来要比平时好一些。无论男女，第一次约会时都要额外做些准备，尽管两个小时之后他们的发型不会保持原样，他们的衣服也不会平整如初。许多没有躯体变形障碍的女性出门前都必须化妆，或许她们也患有躯体变形障碍，但处于社会可接受的水平。

　　我们大多数人对自己的外表不满意是有原因的：我们看待自己的方式与看待他人的方式是不同的。当我们看别人时，我们看到的是一个整体——也就是说，我们看的是他们一整张脸；但当我们审视自己时，我们会关注局部。这就是为什么自己脸上的疙瘩看起来比别人脸上的更明显。你对脸上的细节更加关注，导致这些细节在脑海中印象也更加深刻。如果你也按照这种方式解构他人的长相或外表，那么任何人在你眼里恐怕都是丑的。事实上，我还见过反向躯体变形障碍患者，他们在爱人或配偶身上发现了不完美之处，随后便不断地沉溺于这些不完美，无法将其从脑海中消除。这类问题我们将在后文中再进一步讨论。

　　大众普遍相信自己的眼睛所看到的，以及很清楚自己看到了什么。然而事实证明，视觉与听觉并没有什么不同。想想你喜欢听的歌，你喜欢没完没了地一直听吗？是否存在某个时刻，你是完全没有心情听这首歌的呢？所有人都一样，有时候我们可能根本没有心情听自己喜欢的歌。但为什么会有这种情况呢？这首歌曲并没有发生任何改变，改变的只是你的心情。视觉也是如此。我们可能今天喜欢某样东西，但明天又不喜欢了；十年前看起来很时尚的东西今天看起来可能就很愚蠢；那些当选年度最性感的人的男女演员们在前一年也并不是最性感的，是因为他们发生了巨大的变化吗？还是公众对他们的看法发生了变化？

　　最后是有关个人品位的问题。假设让一百个人来评判你的长相，可能其中有些人会很喜欢你的长相，而另一些人则不喜欢。至今为止我还没有遇到过所有人都一致认为漂亮的人。试想一下，如果你是男的，且你长得很像本·阿弗莱克（Ben Affleck）[①]；如果你是女的，且你长得很

---

① 本·阿弗莱克：美国著名男演员，代表作品：《消失的爱人》《珍珠港》等。

像格温妮斯·帕特洛（Gwyneth Paltrow）[1]，但如果你觉得他们俩都很丑——而你的理想型是汤姆·克鲁斯（Tom Cruise）[2] 和卡梅隆·迪亚兹（Cameron Diaz）[3]，这该怎么办？你对自己的看法与其他人对你的看法完全不同。

你可能很确定自己是如何看待自己的外表的，但你无法确定其他人会怎么看。我曾经有一位女性患者，她是布鲁明戴尔百货店（Bloomingdale's）[4] 的签约模特，同时还是一名长跑运动员。她曾坐在我面前，跟我抱怨她的腿有多粗。我可以看到她的腿，而且众所周知，布鲁明戴尔百货店很少签约体型比较丰满的模特。我猜如果你见到她，你大概率也会赞同我对她的评价。我知道我是不可能说服她其实她的腿已经够细了，所以我连尝试都没有尝试。我也并不是要说服你，你对自己外表的看法是错误的。但是，也许你也赞同，并非每个人都会认可你对自己的评价。如果你有机会接触到其他躯体变形障碍患者，那就尽量去接触吧，在这个过程中你将体会到站在争议另一端的感觉。接受这种可能性为你的治疗计划提供了两个目标：学会享受生活，无论你长相如何，无论这点对你来说多么莫名其妙；接受现实，即其他人对你的外表可能有不同的看法。

你可能认为这对于患有躯体变形障碍的人来说是很好的治疗目标，但可能并不适合像你这样的人——真正面目狰狞的人。你错了。如果你来找我，即使你经历了意外导致毁容或畸形，我仍然会鼓励你走出家门，继续生活。在我看来，如果你真的毁容了，我认同走在路上人们可能会盯着你看，愿意和你约会的人会变少，但我会告诉你，你仍然需要学会

---

① 格温妮斯·帕特洛：美国著名女演员，代表作品：《莎翁情史》《钢铁侠》等。

② 汤姆·克鲁斯：美国著名男演员，代表作品："碟中谍"系列、《壮志凌云》等。

③ 卡梅隆·迪亚兹：美国著名女演员，代表作品：《我为玛丽狂》《霹雳娇娃》等。

④ 布鲁明戴尔百货店：美国著名的百货商店品牌，是美国梅西百货（Macy's Inc.）旗下的连锁商店。

面对这种情况，尝试走出去并且享受生活。

即使毁容了也要享受生活，这个想法对梅兰妮产生了很大的影响。她有一个朋友就失去了一条腿，但这位朋友的婚姻非常美满，她会在夏天穿短裤，在沙滩上穿泳衣——她选择用一条腿去享受最好的生活，而不是放弃和逃避生活。这也是梅兰妮愿意接受我的治疗建议的另一个原因，她希望这个方法对她也有效。

这个方法对你来说可能也是有效的。就像所有的强迫症一样，由于逃避和仪式行为，躯体变形障碍偷走了你大部分的生活。你所采取的仪式行为可能包括出门前大量的准备、经常照镜子检查自己的妆容以及寻求肯定。不确定性并非作用在你对自己外貌的看法上——你对自己的不完美毫不怀疑，而是作用于你希望自己能够成功隐藏这些不完美，有时候你甚至可能觉得自己可以藏得住。因此让自己又快又完美地出门并不是一个合理的选择，因为你总会不断地发现自己的缺陷。你的治疗目标不是让自己看起来完美，而是要看起来比刚开始时更好，但那是在治疗之后了。在治疗期间，让自己的外表保持不完美的状态或许会更好。治疗主要包含三个层次：出门准备的速度很快但不完美；完全不做准备；让自己的外表变得更糟。想想这该如何应用到化妆当中。第一个层次是快速化妆，但可能存在一些瑕疵；第二个是不化妆就出门，或者如果你想循序渐进，那就逐渐减少使用某些产品；最困难的就是故意"用错"化妆品。

你会发现镜子可能是你最大的敌人。照镜子的冲动可能是无法阻挡的，有时是想看看自己是否妆发"得体"；还有些时候，你自己可能也说不上来你到底想要达到什么目的。举个例子，假设你一整天都在观察自己的不完美之处，你还在家的时候都没有试图隐藏或修复这个不完美，那现在又为什么要时不时地检查？你知道自己不喜欢这个样子，但如果早上 11 点的时候你觉得自己看起来很糟糕，难道等晚一点它就会自动变好吗？很显然你并不相信自己会变得更好看。因此，当你有照镜子的冲动时，请及时提醒自己这一点。

对于镜子问题，最好的处理方法就是把家里所有的镜子都遮住，这可以用报纸来实现。但如果你还没有准备好彻底放弃所有有关镜子的仪式行为，你可以在某一面镜子上留出边长一英寸左右的正方形角落，这面镜子最好是你不经常使用的镜子。越是使用不便，越是能帮助你抵抗仪式行为。这样做能够帮助你更好地接纳自己的不完美，而不是让你更准确地了解自己的外貌。在做外出准备的时候，记得收听治疗和暴露脚本，以帮助自己抵挡仪式行为的诱惑。

暴露脚本的内容应包括所有恐惧后果都成真的可能性。所谓可能性，我的意思是脚本应该采用假设性的措辞："如果我真的像我想象中的那么丑，那么当我经过时，每个人都会盯着我看，他们都会注意到我的鼻子有多大。"相比于"我很丑，鼻子又很大，每个人都会对我指指点点"，我认为前者会有更大的帮助。

为了克服向他人寻求肯定这个问题，请告知周围所有知道你患有躯体变形障碍的人，让他们不要对你的外表做出任何评论，也不要回答你针对外表所提出的任何问题。

你需要进行的行为上的暴露主要是前面讨论过的，在不完美的状态下到公共场合去——不完美、不做准备以及故意"犯错"。你的暴露等级结构需要包含你要去的各个场所，走在空旷的郊区街道上可能比在光线充足的商场里更容易做到（如表13-1所示）。

治疗的过程并不简单。梅兰妮发现，当她做好心理准备的时候，她是可以不"得体"就出门的，她也不在乎。有时候经历过几轮这样无忧无虑的日子之后，她就觉得自己或许可以尝试"正常"地摆弄头发，而不用使其变得完美。但在治疗初期，她发现自己一旦尝试这样做，她就又会陷入原先的强迫思维，定在镜子前，不敢出门。

表 13-1 躯体变形障碍的恐惧等级参考

借助下列物品隐藏瑕疵才能到公共场合去：

帽子

某些服装

太阳镜

化妆品

下列物品不达到完美就不出门：

服装

发型

妆容

指甲 / 指甲油

避开以下地点：

会看到异性的地方

人来人往、光线充足的地方

光线充足、人与人之间距离较近的地方

人群中

现在——大约两年后——她可以快速解决发型问题了，在外面淋了雨反而会让她充满喜悦，头发会变得乱七八糟，但她根本不在乎。在病情最严重的时候，只要天空有一丝丝要下雨的迹象，她就绝对不会出门了。在我们最近一次会面中，当她想到自己克服了多少困难时，她总结了自己的进步以及重获自由的感觉，由衷地感慨道："成为正常人真好。"

并非所有的躯体变形障碍患者都会将注意力放在自己的外表上。在前文中我也提到了反向躯体变形障碍。反向躯体变形障碍患者的关注点在于伴侣外表的一些缺陷——从体重、痣或雀斑、身材的不匀称到真正意义上的毁容。一般情况下，患者会说他们满脑子想的都是那些不完美之处，而这种想法会干扰所有的事情。注意到了吗？这与关于强迫症的强迫思维是多么相似。患者可能会觉得问题在于对"不完美"的想法，其恐惧后果是自己对"不完美"的关注将毁掉一切。因此，治疗的目标应该是学会接纳不完美。暴露训练主要就是通过录制的脚本及其他提醒，来尽可能避免任何引起反向躯体变形障碍的情境。

除了长相之外，躯体变形障碍患者可能还会关注身体的其他方面。例如，有些患者总觉得自己的身体某处散发着臭味，也许是腋窝，也许是口腔或者其他地方。由于超价观念也是症状之一，因此你对这种气味的存在深信不疑；然而尽管有这种信念，但你仍然会经常检查确认其是否存在。与上文的情况一样，治疗的目标不是让你确信自己身上没有异味。如果没有人直接抱怨（感觉到有人微微转过头、捂住嘴等都不算，抱怨的人必须用清晰的语言直接说出来，连递给你一颗薄荷糖都不算），你会认为他们只是比较友善而已，我同意这也是有可能的；但只要他们没有抱怨，你就必须表现得正常一些。你不能经常进行除臭，不能试图避免靠近其他人，以及为了隐藏气味做任何其他的事情。查看一下你自己的暴露与反应阻止动机表及成本效益分析表，相比屈服于强迫症所失去的一切，由你身上散发的气味所直接导致的损失有多少？

你可能会问，如果真的有人告诉你你身上有异味，你该怎么办。如果真的发生了这种情况，你可以跟对方解释说这是你一直以来都有的问题，但很不幸的是，目前并没有治疗的方法。如果你愿意，你甚至可以道歉，但你仍然必须继续生活下去，仿佛自己没有异味似的。从长远来看，这一定比被强迫症支配的生活容易得多，也更令人满意。

　　如果超价观念是你强迫症的症状之一，那么治疗的目标并不是说服你你的观点是错误的；相反，治疗的目标是让你决定自己要在生活中承担哪些风险。你已经看到了超价观念是如何影响本章所提到的四种不同的疾病的。对于广泛性焦虑症患者来说，恐惧会成为现实的想法只会加强接受治疗目标（灾难确实有可能发生）的必要性；对于强迫型人格障碍患者来说，他们要学会接受生活在一个不完美的世界中，并故意做"错误"的事情；对于臆想症患者来说，他们必须接受自己可能患有一种医生都无法治愈的疾病；对于躯体变形障碍患者来说，他们必须学会接受自己丑陋的现实。那么你必须接受什么呢？接受之后，你就可以追求真正的治疗目标了：学会放下执念，痛快地生活。

　　至此第三部分也接近尾声了。你已经充分了解并掌握了设计治疗方案的工具，如果一直以来你都只是停留在阅读上，那么现在是时候回过头去开始着手设计自己的治疗方案了。你可能会想跳过一些步骤或尝试走捷径，毕竟按我要求的那样经常收听治疗脚本是一件非常令人头疼的事情。你可能认为自己会不断提醒你所需要知道的一切，也许你是对的，但如果你的方式不起作用，出于你自己的利益，请慎重地重新考虑一下，而不是草率地下结论，认为自己无法康复或者认为这种治疗对你无效。强迫症可能已经控制了你很长一段时间，虽然治疗可能相对较快，但确实需要付出努力，如果康复这么容易，相信你早就做到了。请反复参照本书前几章的内容，尝试全方位地执行这个治疗计划。如果你目前没有服用任何药物，可以考虑咨询相关医生，看看是否有必要将药物添加到你的计划之中。

　　整个治疗的过程就是重构与重建你的个人生活。第四部分我们将重点探讨如何支持整个康复过程。第 14 章——提供康复支持：超越暴露和反应阻止——我们将重点介绍如何借助帮手及互助小组来支持你的康复。最后一章——康复后的生活，我们将专门讨论康复后会发生什么，在这一章中，你会发现一些帮助你维持治疗效果的工具。

FREEDOM FROM
OBSESSIVE-COMPULSIVE DISORDER

第四部分

康复及后续

14

提供康复支持：超越暴露和反应阻止

无论为这个康复计划投入多少时间和精力，你都无法做到尽善尽美，因为生活中还有其他的责任与压力会分散你的注意力。有时在执行治疗计划的过程当中，你会感觉非常辛苦，会很想屈服于内心的冲动——有时候你也确实会付诸行动。因此，你需要不止一种方法来帮助你度过这些艰难的时期。拥有不止一种方法意味着，如果其中一种方法失败了，你可以尝试另一种。治疗脚本就是用来度过困难时期的一种方法，而另一种方法就是建立一种支持体系，当你需要额外帮助时，可以依靠的支持体系。

　　最常见的支持体系很显然是由你的家人以及你所信任的朋友组成的，他们能够经常见到你，而且只要你有需要，他们就能随时出现。另一个潜在的支持体系是强迫症互助小组，或者你也可以自己组建一个强迫症互助小组。家人、朋友及互助小组，这三者的支持方式各有利弊。

　　在将家人和朋友纳入支持体系之前，我希望你认真思考一个问题：有多少次你明明什么都没做，他们却指责你有强迫行为？如果你和我所接触过的大部分患者一样，你的答案应该是：经常。他们对强迫症的不了解往往会令你感到沮丧，因此你必须帮助他们充分了解你的强迫症以及他们可以做些什么来为你提供帮助。现在我希望你能考虑一下另一个问题：有多少次他们确实准确地指出了你的强迫行为，但你却矢口否认？根据我的经验，这个问题的答案应该与第一个问题相同：经常。

　　如果你真心希望他们能够为你提供帮助，那么你就必须改变这种行为。当你谎称自己并没有采取强迫行为时，你的不诚实就是他们无法信任你的原因之一。诚实不仅能够让你重新获得他们的信任，而且能够防止你悄悄地采取强迫行为——避开他们采取仪式行为对你的康复并没有任何好处，诚实地告诉他们才会对你的康复有利。

如果你的强迫症症状对家人和朋友来说很明显，那么不要说你强迫他们做任何事情了，光是看着你这样他们就已经非常痛苦了。我记得我有一位强迫症患者，她的女儿曾告诉我她与母亲发生过一场激烈的争吵。有一次，她的母亲冲她尖叫道："你根本不了解我的感受！"女儿也提高了音量回答说："你说得对，我们确实不知道你是什么感觉，但你也完全不了解我们的感受！"这样的回应让她们两人都感到十分意外，之后她们才冷静下来，开始了真正的沟通讨论。

你的家人肯定是爱你的，并且他们也看得到你的痛苦，他们迫切地希望自己能够为你提供帮助，但同时他们也是无助的，因为他们并不知道该如何帮助你。屈服于你的强迫症症状似乎是他们唯一能做的，因为一旦他们试图抵抗，你需要面对的痛苦似乎就太大了，以至于你可能根本无法承受。你和他们想要的东西是一致的——康复，这样你就站在同一条战线上了，他们或许也是你想要康复的原因之一。

为了帮助你，你的朋友和家人首先需要充分了解强迫症，知道你需要他们做什么和不做什么，以及在帮助你的时候具体应该怎么做。关于了解强迫症，你可以让他们阅读本书的前几章，然后你们可以就此展开讨论，帮助他们将你的感受与他们在书中读到的内容对应起来。如果他们无法阅读本书，那也没关系；你并不是想把他们都变成强迫症治疗专家。你可以尽你所能向他们解释你的强迫症，表 14-1 提供了一个小练习，可以帮助非强迫症患者更好地了解患有强迫症是一种什么感觉。

表 14-1　了解强迫症体验的小练习

如果你是强迫症患者的家人或朋友，那么现在请先停止阅读，并且拿出纸笔。你可能很想继续读下去，但鉴于你对自己所爱的人存在诸多疑问，现在花几分钟的时间来亲身体验一下，难道不是更有意义吗？如果你身边就有纸笔，那么在继续读下去之前，请先完成第 1 步。

第 1 步：在纸上写下"我想要"，然后在后面写上你深爱的人的名字。在继续阅读下去之前，请先完成这一步！

第 2 步：在阅读第 3 步之前请先完成此步骤。回到这张纸上，在你所爱的人的名字后面写上"痛苦、折磨地死去"。再次提醒，完成这一步之后才能继续阅读下面的内容。

第 3 步：你写下来了吗？如果写好了，你想把这些内容都划掉吗？你会对此感到不舒服吗？如果你的答案是肯定的，那么我想问的是：为什么呢？这些只是写在纸上的一些文字而已。你可能会说这件事情看起来就很可怕，但写下来或者看到这句话会让这种感觉更真实吗？你是在暗示，如果写下来，这件事情就有可能发生吗？如果不是，那为什么看到这句话被写在纸上会让你感觉更糟糕？我已经把这个想法植入你的脑海当中了，无论有没有写下来。如果你没有将这些内容写下来，我不理解——难道你不想更进一步地了解你所爱的人吗？接下来我们来到第 4 步。

第 4 步：写好这句话后，你愿意把这张纸放进你的钱包里吗？如果不愿意，为什么？你可能会说有人可能会看到，那么我想问："有多少人会看到你钱包里面的东西？"

第 5 步：如果这个小练习让你感到不舒服了，那么你就已经尝到了强迫症的滋味——对你而言这些可怕的想法已经不仅仅是文字而已了。你和你所爱的人之间的区别就在于，再过几个小时，你就不会再为此而苦恼了；但对于你所爱的人来说，这就是他们的生活，他们全天候生活在这种痛苦之中。如果你对此完全不为所动，那么恐怕我无法帮助你更好地了解患有强迫症是一种多么可怕的感觉，但你仍然可以阅读本章接下来的内容，继续遵循相关指导，为你所爱的人提供支持。

强迫症患者的朋友和家人最需要了解的是第二部分：他们应该做什么和不应该做什么。

他们的第一个任务就是要成为一名"啦啦队队长"，随时为你加油鼓劲。很多时候，家人以及一部分朋友都以为治疗很快就能取得进展，他们总是能够迅速地指出哪里做得不够好，或是还有多少努力要付出，而忽略了患者实际已经取得的一些成果。当他们这样做时，会让你觉得你的努力都是徒劳，那为什么还要这么费劲地尝试呢？如果他们真的想要为你提供帮助，他们就需要停止这种消极观念，他们的任务是关注你的成功，无论多小的成果，他们都应该为你欢呼喝彩（如表 14-2 所示）。

家人和朋友必须支持你的治疗，这就意味着他们要帮助你应对暴露期间的焦虑，而不是给予你肯定——你所担心的事情肯定不会发生。你要告诉他们你想听什么："我知道这真的很难，亲爱的，但你一定可以做到的。想想你为什么要接受治疗。我就在这里，一直陪在你身边。"

表 14-2　支持者指南

❶ 做一个鼓励者——关注患者的进步并为之喝彩，不要纠结于失败或还未完成的事情。

❷ 提供支持但不提供保证。

❸ 不要质疑患者，从而破坏暴露训练。

❹ 如果有可能，你也可以加入暴露训练，前提是获得患者的允许，但注意过犹不及。

❺ 鼓励患者完成计划好的暴露目标，但不要过分唠叨或催促其完成更多。

❻ 指出你注意到的错误，在鼓励患者继续执行该计划时，语气要温和，切忌咄咄逼人。

❼ 不要试图成为一名"反强迫症警察"，这样是没有用的。

如果你有经常向他人寻求肯定的问题，请告诉这些支持者们，面对这种情况，他们该如何回答你。举个例子，如果你患有肇事逃逸强迫症，且经常让配偶向你保证，你应该没有撞到任何人，当你对他们提出类似寻求肯定的问题时，请指导他们这样回答："这真的太令人难过了，我想你可能确实撞了人，现在婴儿的尸体也许还躺在商店到这里的路上。"如果这样的回答反而让你感到安心，因为你确信他们并不会真心这样回答，那么请让他们给你一个完全不相关的回答，例如："我想知道今天会不会下雨。"这样的回答无法给你带来任何保证，因为你都无法确定他们是否真的听清楚了你的问题。

即使他们不喜欢你正在执行的暴露措施，他们也不应该劝阻你，不应该暗指你做得过分了，或根本不必这样做。如果他们这样做了，那么他们就不适合成为你的支持者。在理想情况下，他们应该像我和我的同事们对待强迫症患者一样，我们会做任何我们要求患者做的事情。这20多年来，每周总有几次我会和患者一起进行暴露训练——用手去摸马桶、摸垃圾箱里的垃圾，然后不洗手就直接吃东西。如果你的支持者愿意和你一起进行暴露训练，那将对你的治疗产生非常积极的作用。但是，未经你的允许，他们不可擅自进行暴露，其暴露程度也不应超出你的允许。

在暴露阶段的初期，你要让他们了解你想要实现的最低要求，这样，他们就知道你大概想要暴露到什么程度了。他们应该鼓励你去实现你的目标，但不应该絮絮叨叨或轻视你的努力。他们也不应该强迫你做超出计划的事情——决定权在你的手中。如果你没有成功地实现你的目标，那么他们的任务就是继续支持你，并鼓励你明天再次尝试。

当你无法继续坚持反应阻止措施时，支持者的存在可能尤其重要。在理想情况下，当你遇到困难时，你会告诉他们，这样他们就可以帮助你。但不幸的是，有时候你会在违反计划时被他们当场发现。发生这种情况时，他们应该语气温和地提醒你关注自己的目标。他们也可以在现场为你的暴露提供帮助，或者暗示你尝试使用延迟技巧或治疗脚本来阻止仪式行为。如果你拒绝，你们双方都会感到失望。这种时候，与其继续唠叨你或怒其不争，他们更应该让你一个人待着。在让他们参与你的治疗计划之前，你们所有人都必须达成一个共识，即支持者的角色并非"反强迫症警察"。

如果你的家人和朋友能够遵循这份指南，那么他们将帮助你度过那些艰难的日子。也许你认为强迫症是你自己的问题，不应该成为家人的负担，更不要说让他们支撑你度过整个治疗过程了——你错了，强迫症并不只是你一个人的问题，当你深受强迫症折磨时，你的家人也是如此。在极端情况下，你可能会强迫他们参与你的仪式行为，以适应你的强迫症症状。

即便在最好的情况下，他们也只能看着你受尽折磨，迷失在你的仪式活动中，而不是和他们一起享受生活。因此，帮助你就是帮助整个家庭；如果他们愿意帮助你，请接受他们的帮助。

有时，无论你的家人为你提供了多大的帮助，你仍然会感到孤独，因为他们并不能真正理解你的感受。你可能会希望有个人能够真正了解你正在经历的事情，并且可以与之倾诉。根据你居住的位置，你可能会发现你的愿望已经实现了，在你家附近可能就有一个强迫症支持小组。

在全球范围内，强迫症支持小组的数量已成倍增加。你可以通过电话或网络联系国际强迫症基金会，了解你所在地区附近是否有强迫症支持小组。加入这些互助小组之后，你可能会发现自己终于能够摆脱那种任何人（包括家人与朋友）都无法理解的孤独感。在我们的支持小组中，当新成员终于遇到了真正了解他们感受的同伴时，他们总会充满惊奇，彻底松一口气，因为他们看到的任何一个成员都与常人无异——他们并没有大叫着："看看我，我是强迫症患者。"支持小组从成员之间的分享与友情中汲取力量，茁壮成长。

许多支持小组所做的仅仅局限于分享而已。有些小组成员可能只是每个月碰面一次，互相之间讨论一下与强迫症相关的话题。还有些小组可能会讨论患有强迫症所面临的考验和磨难等。甚至有些小组实际上非常"负能量"，讨论也会逐渐变成"比惨大会"，即大家的话题主要集中在强迫症有多可怕以及药物的副作用上。

如果足够幸运，你所在的地区附近可能会有一个 GOAL 小组。1981 年，我与盖尔·弗兰克尔（Gayle Frankel, 强迫症患者, 国际强迫症基金会费城分会前主席）一起创办了 GOAL（Giving Obsessive-Compulsives Another Lifestyle, 意为给予强迫症患者另一种全新的生活方式）。GOAL 小组创立的初衷是发展一种新的互助模式，而不仅仅是为患者提供一个见面的地方。我们的目标是通过创建小组，帮助患者们控制自己的强迫症。现在，40 多年后，全国上下许多强迫症支持小组都已经参考 GOAL 小组的模式，调整以适应不同的情况。国际强迫症基金会也在我们为其所开发的网站上发布了 GOAL 小组操作手册（GOAL Manual），以此来支持 GOAL 小组的活动（访问 www.ocfoundation.org，并在搜索框中输入 "goal manual"，或访问本书的网站 www.FreedomFromOCD.com）。

如果你所在的地区附近没有强迫症支持小组，你可能有兴趣尝试自己组建一个，以此来帮助自己及其他患者。如果你家附近有支持小组，但不是 GOAL 小组，或许你想让小组成员了解什么是 GOAL，看看能否将小组的形式转换为 GOAL 小组。下面我们简单说明一下如何成功地运营一个 GOAL 小组。

我们治疗中心的 GOAL 小组是由国际强迫症基金会费城分会与我们治疗中心联合创立的项目。我们每两周会碰一次面，这种见面的频率足以让小组成员为彼此提供稳定的支持。我们将活动分为以下三个环节：主题讨论、目标规划及自由交流。经过实践，我们发现这样的安排效果非常好。其中每一个环节都实现了不同的功能，从而能够满足每个参与者的需求。

在向新成员介绍完我们的活动流程等相关信息后，我们就会继续讨论当晚的话题。活动开始之前，互助小组的负责人会先选定一个与强迫症相关的话题，供大家讨论。在本章的结尾，我们附上了过去所有我们讨论过的话题列表。选定某个话题可以让所有成员的注意力都集中到这个问题上，进而分享他们对强迫症不同方面的看法。如果没有固定的话题，整个小组的注意力往往就会集中在某一个成员的问题上，从而无法兼顾到其他人。

主题讨论结束后，活动就进入主要环节：目标规划。这个环节的设置目的非常简单：要求成员们制定自己在下一次碰面前可以完成的行为目标。这个简单的环节将大家的碰面变成了一件充满希望的事情，每位成员的成功都能为其他成员带来喜悦和鼓舞（如表 14-3 所示）。

表 14-3　GOAL 支持小组的目标示例

对于污染强迫症

❶ 触摸会议室中被污染的物品，把其带回家并污染你的房子。

❷ 触摸被污染的物品后，不洗手就吃东西。

❸ 将采购的杂货放在一边，不要清洗。

对于检查强迫症

❶ 周一按照"错误"的方式关闭炉灶，然后离开家。

❷ 保持灯亮着或水龙头滴水的状态。

对于肇事逃逸的恐惧

❶ 在放学时段开车经过学校。

对于排序强迫症

❶ 翻转橱柜中的食品罐，使标签朝后，且将罐子大小不一地排列，随意摆放。

❷ 按照"错误"的方式折叠毛巾，将其歪歪扭扭堆成一叠。

对于强迫思维

❶ 制作暴露脚本，且每天听一小时。

　　为了使目标的作用最大化，你需要遵循一些规则。首先，你所制定的目标要具有可行性，而不是假大空的、根本做不到的，这点非常重要。

每个人，尤其是新成员，一开始都很容易选择模糊的目标（"我会少洗手"）或太大的目标（"这一周我都不会采取强迫行为"）。第一个目标的问题是：你怎么知道你是否成功了？假设你有一天做得很好，但接下来的六天都做得很糟糕，那你算是失败还是成功呢？第二个目标不仅模糊，而且过于巨大，如果通过这样一个简单的决定，你就能让自己停止强迫行为一周，你就不会有强迫症了。

行为目标的制定要求非常具体。更合理的洗手目标应该是："本周二和周四下午2点30分到3点之间，我只做家务，不洗手"或是"周二和周四，我会用手去触碰垃圾桶，污染厨房，半个小时内不清洗，接下来的那一天都让厨房保持被污染的状态"。目标越具体，你就越容易判断自己成功与否。在正式开始治疗计划之前，你可能尝试过面对和控制自己的症状。我遇到的大多数患者都曾尝试过在治疗计划之外正视自己的强迫症，在通常情况下他们能够获得短暂的成功，有些是几分钟，有些是几天。如果你和他们的情况一样，那么你会在获得短暂成功之后，很快又回到原始症状，然后你会误以为自己是个失败者，误以为自己永远无法控制自己的行为，或永远无法缓解焦虑，误以为自己从此对强迫症无能为力。实际上，忽略自己这期间的些许成功才是你最大的失败。当你将自己的目标细化时，你就知道什么时候应该为自己的成功而骄傲了。

目标选择指南：

❶ 目标必须具有可行性且具体。

❷ 不要选择大到无法实现的目标。

❸ 及时清楚地量化自己的成果。

❹ 目标必须是积极主动的，选择一些"活人"才能实现的目标。

❺ 选择你一定会做的事情，而不是你尽力去做的事情。

如果你选择的目标是积极主动的——或者换句话说，选择"死人"无法做到的事情，你将获得更大的成功。众所周知，"死人"绝对是世界上最擅长不强迫自己去洗手的人。而消极目标往往更难实现，也更不容易实现行为上的改变。

最后也是最重要的原则就是选择一个你可以实现的目标，而不是你想尝试去实现的目标。成功不论大小，无论你的强迫症有多严重，每一次目标的达成都是通往成功之路上不可小觑的一步。随着时间的推移，在互助小组的支持下，你将逐渐建立自己的根本目标并完成整个治疗计划。

目标规划主要分为两个部分，对所有成员都是如此。首先，每个成员都要先汇报自己上次制定的目标成功与否或在执行过程中所遇到的问题。其次，他们将选择新的目标，或是寻找不同的方式来实现他们之前未能实现的目标。这应该是一种完全不同的方式，毕竟你上次没有成功，如果这次实现目标的方式没有发生改变，你又怎么能指望它成功呢？

改变目标最直接的方法就是将其缩小，或许第一次迈出的步子太大了。也许对于新成员来说，第一次尝试就计划触摸公共厕所的马桶，再回家污染家里的一切，这个目标就是太大了；更合理的目标应该是先触摸房间里的电灯开关，再慢慢污染家里的一切。

　　另一种改变目标的方法是考虑创设一个情境，这样你就不会失败。情境的创设有各种各样的方式，在通常情况下，你会在互助小组的支持下完成这项任务。例如，当你遇到问题时，你可以打电话给其他成员；或者，当你准备实现目标时，可以让其他成员现场见证。

　　有些成员可能想尝试在没有任何支持的情况下实现他们的目标。对于这类成员，可以让他们制定一份协议，如果他们在下次碰面前未能实现其目标，那么他们接下来就要接受团队的支持。

　　由于 GOAL 只是一个互助小组，而不是集中的或个性化的治疗项目，因此有可能有些小组成员并没有像你这么有动力。如果遇到这类伙伴，请尊重他们的感受，你可以鼓励他们制定目标，但不要给他们施加压力。随着时间的推移，那些原先比较抗拒的成员或许也会注意到，恢复得最好的成员恰恰是那些治疗最积极的成员，就像你正在努力做的那样。

　　完成 GOAL 的目标计划之后，大家就可以开始自由交流互动了。成员们甚至可以带些零食和饮料到现场，这种非正式的社交活动可以让小组成员们像朋友一样互相交流，继续讨论当晚的话题（非正式地），或者只是单纯地享受其中。这一过程有助于培养小组成员的集体感与信任感，这对一个团队来说至关重要，因为你们所有人都将互相依赖、互相支持，共同实现自己的目标。

　　自己独自实施治疗计划也是可行的，但这会非常困难。如果你可以得到家人、朋友和强迫症互助团体的支持，那么我建议你还是充分利用这些支持。在你与强迫症斗争的过程中，尽可能地使用一切你所拥有的武器，因为你的目的是阻止强迫症控制你的生活并重新拥有自由。强迫症是一个残忍无情的敌人，它会随时随地伺机而动，因此当你获得自由之后，你还必须努力地维护这份自由。他人的支持或许也是你用来维护自由的武器之一。但你可以做的远不止于此。下一章我们会专门探讨康复之后的生活中你可以做些什么以及需要做些什么来防止强迫症卷土重来。

GOAL 小组讨论问题示例：

1. 作为一个独立的个体，除了是强迫症患者之外，你还有什么其他身份？

2. 生活中或是在治疗过程中，你是否自我否定过？如果是，一般是什么时候，以及你是如何发现自己在自我否定的？你的家人同意你的看法吗？你的治疗师同意你的观点吗？

3.（季节性问题）假期快到了，我们都认为假期会伴随着一些额外的压力。每年的这个时候，你能预测一下自己可能会遇到什么问题吗？以及要如何应对，才能使其对自己有利？

4. 当你在进行暴露和反应阻止训练时，你"污染"了周围的人，却没有提前告知他们，你会因此而感到愧疚吗？你会如何处理自己的情绪呢？

5. 有关病情反复的系列问题一：当你的病情反复陷入困境时，你会使用什么技巧来帮助自己？你觉得哪些技术应用起来很困难？

6. 有关病情反复的系列问题二：上周的问题主要在于，为了防止病情反复且保持治疗成果，你都采取了哪些措施以及没有采取哪些措施。上周讨论结束后，本周你是否做了某些改变？如果没有，为什么呢？如果有，你都做了什么呢？

7. 小组讨论：你的强迫症触发因素是什么（例如，过度疲劳及各种各样的压力）？

8. 你有没有跟别人谈论过你的强迫症？如果有，这个人是谁，以及你们是在什么情况下提及这个话题的？有没有谁是你不愿意与之谈论这个话题的?

9. 本周对你来说最困难的一件事是什么?你是如何应对的呢?以后再遇到类似问题,有没有其他不同的处理方式呢?

10. 对于你内心的恐惧/强迫思维/强迫行为,你觉得自己对治疗师、互助小组以及你自己是否足够坦诚,你会如何评价自己:

    a. 非常坦诚(我知无不言,一旦有新情况出现或是病情反复了,我都会立即提出来)。

    b. 基本坦诚(在大部分情况下我都如实告知他们了)。

    c. 选择性坦诚(我会避免谈论我还不想做的事情)。

    d. 不够坦诚(我很谨慎,并没有将我所有的强迫症问题都开诚布公)。

11. 你应对强迫症的方式对实现自由生活有什么帮助或是伤害吗?

12. 明年这个时候你想去哪里?你负责组织行程的哪个部分?你打算怎么去那里?尽可能具体些。

13. 50岁的大卫·鲍伊(David Bowie)接受 Total TV 杂志采访时说"我很高兴自己最终接受了现实,即寻求确定性就是通往精神错乱的道路。我很高兴自己能够建立这一新的认知,这弥补了我无法获得确定性的遗憾。"对于他的言论,你有什么看法?

14. 前几次小组会议中反复提及"接纳"是克服/应对强迫症的重要组成部分,这个概念非常重要,但从很多方面来说也非常难以理解。既然你出现在这里,很显然你知道自己患有强迫症,那么:

    a. 对你而言,什么是接纳?

    b. 你如何确认自己是否接纳(即接纳的标志是什么)?

    c. 接纳的过程是什么样的?

15. 有关幻想的系列问题一:对于事物的存在方式,你有相关的"幻想"吗？这影响了你生活的哪些方面？

16. 有关幻想的系列问题二：两周前我们讨论了幻想和目标，我们得出的结论是，这两者都有可能让我们对自己有更好或更糟的评价，现在我们继续两周前的讨论：

a. 在对强迫症或生活的幻想中，哪些幻想让你的生活变得更加艰难了？

b. 你有哪些现实目标可以激励自己？

17. 有关幻想的系列问题三：在最后两组中，我们讨论了要让现实生活达到幻想中的标准，只会带来痛苦。那么你知道如何放弃这些让人痛苦的幻想吗？你放弃它们了吗？如果没有，为什么呢？

18. 奇迹的形式多种多样，大多都出人意料。大的奇迹往往很明显，但有时候重要的奇迹却并非显而易见。寻求治疗感觉就像一个奇迹；发现治疗对自己有效可能是一个奇迹。那么问题来了。要发现奇迹，你往往不得不选择冒险，或是挑战自己的信仰。在过去的两周里，你是否接受过这样的挑战？如果有，结果如何？你是否遇见了一个小小的奇迹？如果没有，又是为什么呢？

19. 加入互助小组后你有什么收获吗？互助小组在哪些方面为你提供了帮助？如果互助小组解散了，你会怀念大家吗？

20. 你第一次意识到自己有问题是什么时候？你是如何知道这个问题还有名字（强迫症），以及有针对这个问题的治疗方法的？了解之后，你都做了什么？

21. 如果强迫症是一种生物、动物或某个人（现实中或神话中的），你觉得它会是什么或是谁？为什么？有什么方法可以将这个想法应用到你的治疗中吗？

22. 迷宫是一种利用错综复杂的方式连接各个通道的东西，很容易让人迷路。你对强迫症有这种感觉吗？谈谈你对强迫症的感受，以及你是如何应对这种情绪的？

23. 在提及暴露技巧时，治疗师经常让你接受焦虑的存在。为了忍受焦虑，你都做了哪些尝试？

24. 关于强迫症，有哪些问题是你愿意回答的？如果这就是今晚的问题，你会给出什么答案？

25. 本周你向强迫症屈服了吗？在屈服之前，你有没有想过，按照治疗的要求，你应该做些什么？如果有，有没有什么方法可以提高你遵循治疗要求的可能性？如果没有，记住这些要求是否会对你有所帮助？你要如何去记住它们呢？

26. 在一个团队当中，有些人总会去关注那些做得不太好的成员，并以此为借口认为治疗无望，从而直接放弃，而从不关注那些做得好的成员，以他们为榜样鼓舞自己。你属于哪一种？这种方式对你有什么作用？你还想继续吗？

27. 当你有强迫行为的冲动或是你马上就要屈服于强迫症时，你会花多少时间思考，按照治疗要求，最好的方式是什么？跟我们分享一下你的经历，那些你遇到困难但没有花时间去思考治疗步骤的情况。没有这样做的原因是什么？

28. 有关另一个人的系列问题一：如果没有强迫症，你可能是一个完全不同的人。你的性格会有什么不同（不包括你在生活中会做哪些不同的事情）？你希望有哪些不同之处？你不想看到哪些变化？

29. 有关另一个人的系列问题二：如果没有强迫症，你可能是一个完全不同的人，因此你的生活可能也会与现在不同。你的生活会有什么不同（不包括你本人会有什么不同）？你会从现在的生活中失去什么？在你渴望的另一种生活中，你会拥有什么？对于一些你所渴望的东西，真的是强迫症阻止了你拥有它们吗？

30. 以下哪种感觉更强烈：你对强迫症从你身边夺走一切的仇恨，还是对不屈服于强迫症可能造成的后果的恐惧？哪种感觉控制着你的行为？你对第二个问题的回答是否与第一个问题一致？

31. 如果换位思考，你会做些什么来帮助你身边的人治疗强迫症？

32. 强迫症是否破坏了你的亲密／重要关系？如何破坏的？你能将其作为部分治疗的动力吗？

33. 你在治疗中的责任是什么？你对自己的治疗负责了吗？这对你有什么意义吗？

34. 当团队中的某个人达成了一项特别艰巨的目标时，你有什么感觉？这会激励你更加努力吗？你是否有团队意识？

35. 海伦·凯勒曾说过："安全感主要是一种迷信，在自然界中并不存在，人类这个群体也从未体验过。从长远来看，避免危险并不一定比直接暴露更安全。生活就是一场冒险，否则将毫无意义。"你赞成她的说法吗？理由是什么？根据回答，你是否做到了言行一致呢？

36. 我们总是在谈论克服强迫症的好处，但克服强迫症也有坏处。如果你没有强迫症，你会失去什么？这样做值得吗？如果强迫症最终康复，你失去了什么？这值得吗？

37. 托马斯·爱迪生在发明出灯泡之前经历了许多次失败，当被问及此事时，他回答说："我没有失败，我只是发现了10000种行不通的方法。"对于这句话，你有什么看法吗？

38. 有没有什么方式能够让"爱"发挥作用，帮助你克服强迫症？为什么或者为什么不呢？如果你的回答是肯定的，那么"爱"将如何帮助你呢？

39. 强迫症影响了你生活的哪一部分是你选择不去处理或忽视的？

40. 你会与非患者分享关于你的强迫症的信息吗？这样的分享能给你带来什么吗？你能想出任何关于分享的原则吗？

41. 在与强迫症斗争的过程中，你认为你所取得的最大的成功是什么？在强迫症治疗和康复的过程中，你曾经或仍然面临的最大的困难是什么？这两者并存的原因是什么？

42. 有时你可能会认为，自己的症状、想法、感受以及仪式行为都是有意义的，并且你相信它们很有可能就是真实存在的。在这种情况下，你是如何激励自己的？

43. 信任与治疗这两者有什么关系？它们与强迫症的治疗又有什么关联呢？

44. 什么时候（如果有的话）可以随遇而安？为什么？你的答案是基于强迫思维还是健康思维？

45. 当你遇到一个自认为了解强迫症，但实际上根本不了解，还仍然坚持要给你建议的人，你会怎么办？如果你还没遇到过这种情况，试想一下如果遇到了你会如何处理？

46. GOAL 小组这种患者座谈会的形式使得这个团体与众不同，这也是它享有盛誉的原因。你认为 GOAL 的核心是什么？你是否充分利用了 GOAL 的座谈会呢？如果是，在选择目标时，你都遵循了哪些准则？如果你没有遵循任何准则，为什么不呢？

47. 如果你患有强迫症，你的孩子也极有可能患有强迫症，了解这点之后，你能为孩子们做些什么呢？

48. 想象一下，你最担心的恐惧后果昨天真的发生了，且无法挽回，你会如何应对？（自杀不在选择范围内。）

49. 要克服强迫症，你就必须接纳不确定的生活，但接纳也意味着你会失去一些你想要的东西。如果接纳不确定性，参与暴露与反应阻止治疗，放弃强迫症，你会失去什么？如果接受了治疗，除了强迫症，你还失去了什么？

50. 如果强迫症会说话，它会对你说什么？你会怎么回答？你的回答对谁有利，是你还是强迫症？

51. 你喜欢不确定性的哪一点？为什么？

52. 除了摆脱强迫症，还有什么事情会让你感到快乐？你觉得这种快乐是可以实现的吗？

53. 暴露是直面恐惧的一种行为，那么暴露能够成为表达爱的一种方式吗？除此之外，暴露还能是什么？为什么呢？这会对你的治疗有帮助吗？为什么？

54. 如果你必须拥有一组不同的强迫症症状，你会选择什么？为什么？

55. 强迫症从你身边夺走了很多东西，也让你觉得自己失去了很多。你是如何面对这些损失的呢？

56. 做一个奴隶有什么好处？拥有自由又会有什么问题呢？关于你的强迫症，这二者哪一个更能反映你的态度？

57. 你是否过分在意别人对你的看法？这对你的强迫症有什么影响吗？

58. 我们常说，与强迫症对着干、对其发怒、与之抗争是件好事，但这是一项艰巨的任务。你可以将强迫症想象成一个站在你面前的人，你想怎么反驳就怎么反驳它。

59. 无论你多么努力地与强迫症做斗争，意想不到的情况还是会时常发生，最终可能导致你屈服于强迫症。你能找出任何让你觉得特别难以抵抗的情况吗？你能做些什么来帮助自己加深对这些情况的记忆吗？

60. 有没有哪个重要的家庭成员或是朋友对你的强迫症或治疗的反应让你倍感不安？对此你做了些什么？

61. 虽然生活中的大部分事情都是无法控制的，你也无法拥有你想要的一切，但如果连想都不敢想，你更是不可能做得到了，这是不争的事实。你怎么看待这句话呢？

62. 责任指的不是你应该做什么，责任指的是一步步采取措施完成你想做的事情。这与你在生活中处理强迫症的问题有什么关联吗？

63. 一个好的目标有哪些特点？

64. 接纳不确定性是什么意思？你有没有接纳过不确定性？这对你的康复有何影响？

65. 莎士比亚在《哈姆雷特》中写道："这荒芜的花园，本应开花结籽，却被自然中这些粗鄙难看的东西所独占……"强迫症之于你的生活，是否也是如此呢？

66. 既然生活中的不确定性是不可避免的，那么除了克服强迫症之外，接受这个事实还有什么好处？

67. 你是否成为自己想要成为的人？与强迫症做斗争会帮助你变成那个人吗？如何将这个信息应用于治疗呢？

68. 为什么是我？你有没有问过自己这个关于强迫症的问题？问这个问题有什么坏处吗？如果有，具体是什么坏处呢？

69. 强迫症干扰了生活的方方面面，而且往往在你屈服的时候，你会忘记那些痛苦的经历。鉴于这一点，你愿意跟大家分享一下，强迫症最让你尴尬的一次经历吗？如果不愿意，你能自己回忆一下这段经历，并具体描述这段回忆将如何帮助你对抗强迫症吗？

70. 我们并非受制于恐惧，而是受制于对恐惧的逃避。这句话对你来说适用吗？如果适用，具体谈谈如何适用。

71. 你在生活中经历过哪些与强迫症无关的、重大的不确定性或悲惨的事情？你是如何应对的？比起应对强迫症，你觉得应对这些更容易还是更困难？你更愿意面对哪个？

72. 有时候，我们很多人都觉得带着强迫症一起生活还不如一死了之——那为什么我们不选择暴露训练呢？

73. 研究表明，暴露和反应阻止的治疗方法是有效的。这里所有成功克服强迫症的人都使用过暴露和反应阻止疗法。你下定决心尝试这种方法了吗？如果还没有，你找了什么借口呢？

74. 如果我们自己不作为，任何人都无法让我们的病情好转，而且，我们这个小团体也在互相给予支持和鼓励。你希望互助小组如何帮助你，以及具体如何实现呢？

75. 当被问到五岁的生日愿望是什么时，我的儿子乔希说他想成为一名电影明星。我们跟他解释说，他应该选择一些更实际的愿望。至于你的强迫症，这个季节你想要什么礼物？就像乔希一样，你也得选择一些更实际的东西，而不是希望自己突然痊愈或获得确定感。

76. 对于在互助小组中或者治疗中取得的成就，你会多久表扬自己一次？对你来说，肯定自己过往的成功是容易的还是困难的？还是说你只会专注于更多有待完成的工作？

77. 如果患有强迫症是一件会令你非常生气的事情，怎么办？这对你的康复计划是有利还是有害？

78. 强迫症经常在脱口秀、电影和电视节目中出现，对于强迫症的这种表现方式，你有什么感觉？你希望公众知道或了解强迫症的哪些方面？

79. 如果不进行仪式行为，可能会发生什么灾难？如果你屈服于强迫症，可能会发生什么灾难？你更愿意选择哪一个，为什么？（"两个都不选"并不在选择范围内。）如果你更愿意屈服于强迫症，你为什么出现在这里？

80. 患有强迫症对你来说公平吗？为什么公平或为什么不公平？你对强迫症的态度在治疗中起了什么作用（如果有的话）？

81. 除了强迫症的症状之外，强迫症最让你害怕的是什么？

82. 如果治疗师跟你保证，在治疗过程中某个未知的时间点，你所有的强迫思维及仪式行为都会消失，你愿意去尝试治疗师所建议的所有的行为目标吗？你需要多少保证？

83. 这个周末你都承担了哪些风险？这对你的生活和强迫症有什么影响？如果这个周末你没有冒任何风险，那么明天你会面对什么风险？

84. 当你将现实与幻想进行比较时，就会产生自我否定。这种否定是如何阻碍你克服强迫症的？

85. 哪种情绪最能描述你的家人对你及强迫症的反应？在强迫症发作期间，哪种情绪最能描述你对家人的感受？

86. 强迫症太糟糕了！人们常说逆境可以帮助我们学到很多东西。虽然我不是很喜欢这个说法，不过我认为我们仍可以从逆境中体会到一些东西。既然被逆境所困，我们不妨尝试从中收获些东西。强迫症的痛苦教会了你哪些积极的事情？

87. 弗洛伊德曾说过，生命中最重要的三件事分别是爱情、工作和娱乐。为什么娱乐很重要？娱乐对于对抗强迫症有帮助吗？

88. 信心可以有很多种形式，你可以对自己、对他人，或对更高的权威有信心。信心对你的康复有影响吗？它是如何帮助你面对你所害怕的不确定性的？

89. 为什么要冒险？冒险在哪些方面帮助了你？请注意，我们问的是冒险是如何帮助你的而不是如何伤害你的。本周你承担了哪些风险？

如果本周你没有承担任何风险，那么规避风险对你产生了哪些危害？

90. 在《沙丘》（Dune）① 中，弗兰克·赫伯特（Frank Herbert）写道："恐惧是心灵杀手。恐惧是带来彻底毁灭的小小死神。我要直面我的恐惧，让它从我身上穿过去。当一切逝去，我将打开心眼看清它的轨迹。恐惧所剩无几，唯我独存。"你对这段话有什么看法？

91. 想象一下，如果你被诊断出患有一种非传染性的致命疾病，只能存活两年，那么面对强迫症时，你会做出哪些改变？在生活中，你还会做出哪些改变？如果这些变化对你而言都是积极有利的，你还在等什么呢？（自杀不在选择范围内。）

92. 你们中的许多人都希望自己能够获得确定感。当一些所谓的正常人说自己很肯定的时候，实际上概率也不是100%。当概率不可能达到100%或实际上就是100%确定时，你的治疗目标还是最终获得确定感吗？你的回答有多少是符合现实情况的，以及能否反映出你康复的概率呢？

93. 你认为自己是乐观主义者还是悲观主义者？这对强迫症有什么影响吗？

---

① 《沙丘》：美国科幻巨匠弗兰克·赫伯特的著名科幻小说，科幻小说史上的必读经典。

FREEDOM FROM
OBSESSIVE-COMPULSIVE DISORDER

15

康复后的生活

当我和妻子刚搬进我们的新家时，花园里长满了杂草，我们花了两三天的时间才把所有的杂草都除掉，然后开垦土地，添加肥料及表层土壤，接下来才能种植我们想要的花卉和灌木丛。第二年，这个花园看起来就很漂亮了，但并不是这样就万事大吉了。新的植物需要不断修剪，且需要更多的肥料，以及如果我们不干预，杂草就一直蓄势待发，随时随地卷土重来。你的生活就像一个花园，而强迫症就是你必须时刻提防的杂草之一。

克服强迫症不像是治疗脓毒性咽喉炎^①，一旦康复就不会复发。完成康复治疗后，你仍然需要继续应对强迫症问题。先不要感到绝望，我并不是说你仍然要面对治疗前所经历的那种毁灭性的焦虑。有很长一段时间或许强迫症会完全脱离你的生活，你甚至有可能会想，当初自己怎么就任由这些恐惧摆布了。然后强迫症就又回来了。

在成功地击败强迫症后，你可能会认为一次小小的病情反复应该不会把你怎么样。一旦出现反复的迹象，你相信自己一定会立即重启康复计划，这也正是你应该做的。但这件事情的难点在于，病情反复往往是突然发生的，你可能毫无心理准备。当突然受到症状的袭击时，你会感觉自己好像回到了一切的起点，过去的一切都被重新激活了。因为你的焦虑仿佛就是一根导火索，唤起了与强迫症相关的其他所有感觉——仪式行为的冲动、抑郁和绝望。你会觉得好像治疗并没有什么效果，还不如直接放弃。

---

① 脓毒性咽喉炎：由链球菌导致的咽喉部感染的常见疾病。

　　事实上，恢复仪式行为似乎是你最好的选择了，因为如果暴露和反应阻止没有效果，那么你能做的就只有拼命尝试，企图通过仪式行为夺回内心的平衡。这种绝望的心情驱动你重拾仪式行为，一旦你屈服了，你就会重新陷入过去强迫症的折磨，面对永无止境的焦虑和仪式行为。在我们治疗中心，我和我的同事们总会提醒患者们提防这种情况，这样当它真正发生时，患者可以对自己说："当初格雷森博士说我可能会有这种感觉时，我并不相信。但现在我内心的每一个细胞似乎都在尖叫，说治疗对我而言没有任何效果，让我还不如直接放弃。还好格雷森博士提醒过我这一点，也许他指的就是现在这种情况。如果我能重启治疗计划，也许真的还有希望，即使我觉得不可能。"

　　与治疗计划一样，康复维持计划也分为以下三个步骤：了解问题、自我评估、实施计划。第一步——了解问题指的是了解复发的原因和形式，以及如何应对。

　　关于强迫症，你已经了解了，维持某种状态所需要的因素与可能引发该状态的因素有所不同。对于你的康复计划，这就意味着在克服强迫症的过程中，你不必一一解决所有导致强迫症症状的环境或心理因素。当你接受治疗时，你的强迫症就已经"形成了自己的生命"。这并不是说那些触发因素就不重要，处理这些因素可能会在其他方面对你有所帮助，但对于克服强迫症而言，并没有什么帮助。这一说法也适用于康复之后，即你通过设计和实施强迫症康复计划实现了康复，但维持计划仍需要不同的步骤。

　　上面这几段所表达的意思是复发是正常的现象。研究发现，任何短期之内发展并维持的行为都会面临持续的变化。想想你认识的人当中，有多少人是尝试过减肥、戒烟、健身、戒酒或自律，且从未半途而废或反复从头开始的。真正的问题不在于复发，而在于复发的程度。

　　试想一下夏洛特，一个身高 158 公分的金发姑娘，在节食并成功减掉多余的体重之前，她超重了大约 90 斤。假设节食成功后她的体重反弹了，增加了 5 斤，我希望她能立即恢复节食，因为减掉 5 斤总比减掉 50 斤容易。但无论是 5 斤还是 50 斤，夏洛特随时可以重新开始节食，减掉多余的体重。这期间中断节食的时间仅仅决定了她再次减肥时需要付出多少努力。你也一样，从每次洗手 5 分钟的轻微复发中恢复，总比 5 小时要容易。

　　由上面的内容我们知道，复发是必然的。复发是因为治疗并不会取代或消除过去已经习得的行为——治疗只会与之竞争。你所有的感受和行为都是受到某些线索和情境的触发，而这些线索及情境与你过去习得的那些行为有关。举个例子。有个酗酒者接受了一个住院戒酒计划，那里消除了导致他喝酒的所有诱因。他经历了戒断，从而消除了生理上的饮酒冲动，并且远离了所有饮酒的环境诱因，例如酒吧、与配偶争吵以及看到一罐啤酒等。等到治疗结束时，和大多数酗酒者一样，他会说自己完全没有了喝酒的冲动。但是接下来会发生什么呢？他回到了一个有酒吧，有可以与之争吵的配偶，以及酒精随手可得的环境当中。在康复的前三个月内，酗酒者中有 50% 会重新开始酗酒。

　　你的生活环境中包含越多治疗前诱发强迫症的因素，你所面临的强迫症冲动和感觉就会越强烈，也就是说，你会更容易复发。永远不复发是不可能的，但让强迫症永远无法再主宰你的生活是有可能的。在我们治疗中心，我发现恢复得最好的患者是那些接受复发的患者。对他们来说，复发是一个危险信号，警告他们需要加强维持工作；而对于那些不接受复发事实的患者来说，复发被视为失败的标志和放弃的理由。

　　要克服强迫症，你必须接受的现实是——你永远不可能获得 100% 的确定感；而为了维持你的治疗成果，你必须接受复发的必然性。你不必喜欢上复发这个事实，甚至当复发发生时你可以讨厌它，但你必须找到一种能够让自己快速恢复的方法。你对复发这一事实的否定将转化为你屈服于强迫症的态度和借口，无论你付出了多少努力。

表15-1列举了部分患者常用的借口，这些借口都是患者选择采取仪式行为而非继续暴露和反应阻止治疗时所使用的，看看这些借口中有没有你也使用过的。

当强迫症症状复发时，试着记住你脑海中的想法。如果很难记住，你可以参考方框中的这些想法。写下你曾使用过的借口，如果下次你再使用相同的借口，想想你可以怎么办。

表15-1　屈服于复发的理由*

❶ 我永远不会复发。（这种过于自信的否定会让你第一次复发时彻底崩溃。）

❷ 这个仪式行为我只做这一次。（归根结底这还是一种否定——你又回到老虎机式的赌博了。你真的只做了这一次吗？）

❸ 凭什么就我有这个问题，这太不公平了／我永远都摆脱不了这个问题了。（这是事实，但因为不公平就拒绝面对复发的事实，是没有任何帮助的。）

❹ 这是完全不同的模式。（你正试图允许自己复发，复发的后果真的值得你这样做吗？）

---

*改编自盖尔•弗兰克尔的13种借口模型，该表主要用于识别患者屈服于复发症状的借口。

❺ 我不能再这样下去了 / 我不能再这样做了。（与强迫症做斗争的过程确实非常艰难，但与屈服于强迫症的无理要求而产生的痛苦相比，可谓是小巫见大巫了。）

❻ 我觉得太累了 / 压力太大了 / 受不了了等等。（无论你现在感觉多么不堪重负，屈服只会让你感觉更糟糕。）

❼ 为什么我的家人必须再经历一次这种情况？（相比于接受你所有的旧规则和要求，他们宁可再次经历暴露训练。）

❽ 干脆让我一死了之吧。（你试图让你的家人假装他们并没有注意到你的复发，这样你就可以继续屈服于强迫症了。你会让他们任何一个人半途而废吗？）

❾ 我感觉太好了。（也称为屋顶漏水综合征，Leaky Roof Syndrome——在雨天，漏水的屋顶是修不好的；然而在晴天，当大家可以去户外享乐的时候，谁又愿意去修屋顶呢？感觉好或坏都不能作为延迟暴露的借口。）

仔细观察复发的情况，你会发现一般是以下两种情况之一：不知不觉慢慢地渗透或是突然间复发。慢慢渗透这种情况一开始一般都是无意的。举个例子。假设你有污染强迫症，你允许自己"违规"洗了一次手，你洗得很快，甚至没有再洗一次的冲动。为此你真的有必要再重新进行一次暴露吗？在康复之前，你每天要洗手 3～6 个小时，而现在，在几乎没有症状三个月后，你复发了，你只洗了 1 分钟。每次洗手 1 分钟并不属于强迫症的症状，尤其是在没有其他冲动或诱惑的情况下，因此你不会用暴露来回应这次复发。

假设下周这种情况再次发生了。每次 1 分钟的仪式行为似乎也算不上什么问题，即使是所谓的正常人，每周肯定也有这种 1 分钟以上的仪式行为吧？真正的问题是：你什么时候才会认为这是个问题？

要了解到底发生了什么，请仔细思考并比较过去与现在控制你的行为的触发因素分别有什么不同。治疗前，每当出现污染强迫症的症状时，你的反应是焦虑及采取洗涤行为；接受治疗之后，康复计划教会你利用暴露和反应阻止来应对这些感受。在那 1 分钟里，选择洗手而非进行暴露实际上加强了原先的认知。此外，在接受治疗之前，采取仪式行为就意味着重复该行为，因此，你这 1 分钟的洗手行为就会导致轻微的重复的冲动。这些可能还不足以让你完全复发，但你的这些行为都是在为复发搭桥铺路。最终，反应最强烈的就是你练习最多的。

第二种复发一般是突如其来且非常剧烈的，通常发生在应对意外情况的时候。如果你的强迫症症状集中在消防安全方面，那么看到火灾新闻或是邻居的房子被烧毁了，都有可能会引发你的强迫思维。此时，焦虑感和仪式行为的冲动就像洪水一样朝你涌来。这种恐慌的状态会触发另一种感觉，这种感觉曾经与这种情绪的冲击有关——你会感到绝望。这种感觉仿佛让你回到了康复前的那些日子，那些你对强迫症无能为力的日子。你曾经成功地击败了强迫症的事实似乎也变得不太真实了。我提前提醒你提防这一点，那么当你遇到这场噩梦时，你至少还会有一线希望。希望你不会就此放弃，不会将糟糕的几小时——甚至是糟糕的几天——变成持续数月的症状复发。

维持计划的目的是降低复发的频率，并在复发时及时处理。为此，你必须先确定复发的诱因，然后制定并实施相关方案来应对这些触发因素。有些触发因素是非常明显且易于识别的，通常是一些你在康复之前难以应对的情况，且时不时地会引发强迫性冲动。例如，如果你有暴力方面的强迫思维，那么新闻中特别暴力的消息可能就是你的诱因。

然而，触发因素还包括一些更适合采取仪式行为的线索和场景。因此，对于很多患者来说，相比于在公共场合，在家里会有更多的触发因素，使其更有可能屈服于强迫症的冲动。当你开始罗列这些诱因，涉及你的情绪状态和其他生活事件时，你真的能分辨出是什么导致了你更容易屈服于原先的强迫症吗？就像生活中其他一切事物一样，答案是不确定的，但是你可以做出一些合理的猜测。识别这些触发因素不需要你对自己的心理进行深入的分析，相反，你只需要记录复发前后发生的事件即可。复发时你生病了吗？今天你选择了放弃，而昨天你并没有放弃，这两天有什么不同吗？

为了帮助你更好地分析这个问题，本章末尾有两张自我监控表，这两张表格都已经过调整以供康复后期使用。表 15-3 是空白的，你可以自行填写；表 15-4 罗列了几个不同患者的诱因示例，用以说明具体如何填写。

触发因素的表格一共有七列。对于时间和主观不适感一栏相信你已经很熟悉了，事件栏（危险信号栏）做上了额外的括注，用来强调你正在尝试识别的是更有可能引发仪式行为的因素，无论这些触发因素是否与强迫症直接或间接相关。原先的仪式行为一栏变成了应对方案栏，在这一栏中你可以填写仪式行为的替代方案。其余三栏可以用于进一步细分你的危险信号，它们分别代表了三个不同的维度，大体描述了触发因素在生活中的作用。这三个维度分别是内部 / 外部、可控 / 不可控、可预测 / 不可预测。了解这些危险信号是如何影响生活的将有助于你更好地想出应对方案，满足自己真正的需求。

内部 / 外部维度是指触发因素属于心理 / 生理因素还是环境因素。心理 / 生理上的触发因素通常最能反映出你当下的感受以及你对该感受的反馈。这种触发因素通常需要你在某些方面保持相对较好的状态（例如，获得足够的睡眠、学习新的应对方法、服用药物等等）。一些触发因素如表 15-2 所示。

表 15-2 触发因素示例

内部 / 外部维度

内部

情绪（例如抑郁、焦虑、自卑或感觉良好）、经前综合征、过度疲劳、受伤、慢性疾病、强迫症治疗药物

外部

换工作、新婚、搬家、升职、毕业、离婚、家庭或人际矛盾、财务问题、恐惧等级表上的项目等

可控 / 不可控维度

可控

由于未能照顾好自己而过度疲劳，社会性焦虑，亲密关系不佳，不自信

不可控

经前综合征、慢性疾病、离婚、家庭成员去世

可预测 / 不可预测维度

可预测

经前综合征、亲戚到访、慢性疾病、婴儿出生、面对曾经的高风险场景（如公共厕所）

不可预测

车祸、突发疾病、配偶出轨、死亡

其中有一种极易导致复发的内在情绪需要特别关注——感觉良好。鉴于你治疗的目标之一就是努力让自己感觉更好，因此你可能会觉得很奇怪，为什么感觉良好会让你有复发的风险。康复后的患者常说一切明都进展得很顺利，但突然之间他们就又陷入了强迫症的冲动之中。以我的经验来看，这种情况并不少见。为什么会这样？答案很简单：状态好的时候，你往往就会停止练习预防复发的措施。这就意味着当你面对强迫症冲动时，由于缺乏练习，你无力招架。

外部因素往往指的是环境压力。虽然每个人对压力的承受能力是不一样的，但研究发现，所有的变化，无论是积极的还是消极的，都是会产生压力的。此外，所有的问题，无论是医疗问题还是心理问题，都会因压力而恶化。为了应对压力，你可能需要在生活中做出重大的改变，但这反过来又会产生更多压力。

下一个要考虑的维度是危险信号属于可控还是不可控事件。可控指的是你可以采取相应措施来"修复"这种情况；而不可控指的是你必须想办法最大程度地减少该事件对你的影响。

最后，有关可预测／不可预测的维度。可预测事件是可以提前规划的，这样你就可以预先做好应对准备。通过对复发情况的分析，针对之前让你措手不及的各种触发因素，下一次你便可以提前做好准备。但生活永远不是100%可预测的，总会发生意外，因此不可预测的情况才是你最大的危险源。制订预防复发计划的目的就是提升你迅速利用暴露来面对意外情况的概率，而不是让恐惧乘虚而入。

预防复发是一件非常个人的事情，因为维持治疗成果需要你关注自己生活的方方面面，需要仔细检查你的生活状况，这点非常重要。触发因素表将帮助你识别仍需注意的强迫症触发因素及其他有待关注的生活问题。

维持治疗成果主要有两种干预措施：一种是降低有症状行为发生的可能性；另一种是让无症状的生活变得更有价值。在大多数情况下，第一种主要是对康复计划中已完成的事项进行拓展，例如创建一个完全沉浸的暴露和反应阻止环境，从而让自己几乎没有复发的空间。第二种措施对你而言或许是个陌生的领域——创造一个你永远不想离开的新生活。

有很多种方法可以让你从强迫症手中夺取更多的领土，从而缩小其活动范围。有关这点，你可能想知道自己能否摆脱反应阻止而过上"正常"的生活。尽管暴露和反应阻止应该始终作为你新生活的一部分，但总有一天你要做的事情会越来越少。等你不再这么在意的时候，就说明时机到了。例如，等你不再那么关注洗手时，你就可以开始洗手了。

保留触发因素表的目的是充分了解你的强迫症触发因素，以便你提前做好准备应对任何突发状况，先发制人总比坐以待毙更好。

下面我们来谈谈可预测的触发因素。如果每次公婆来访你都倍感压力，在明知道这点的情况下，那么你应该在他们来之前就做好准备，而不是之后。如果你患有污染强迫症，那么请在他们来的前一周就开始暴露，即使你当下没有任何症状。这样等他们来的时候，你已经恢复了暴露的习惯，因此他们所带来的压力就不那么容易导致你复发了。

如果你的某些生理周期也是可预测的，例如经前综合征或季节性抑郁，那么请在进入这些周期之前采取措施。如果可能，请咨询医生，看看是否应该在这些高风险的脆弱时期增加药物剂量，或者添加些其他药物。

这种准备就像去吃自助餐之前先饿个几顿，而不是吃完之后再节食。同理，在风险发生之前，你就应该知道自己将处于什么状态，而不是发生之后才去想办法恢复。

你应该养成一个习惯，每次出门前都想想自己可能会遇到哪些挑战。如果你要出去吃饭，哪些东西会被污染？如果你要去看电影，你是否会看到任何可能引发暴力或性强迫思维的画面？这样做不是为了避免这些情况，而是为了提前创建治疗脚本，帮助你面对即将遇到的任何事情。你应该保留这些治疗脚本并定期收听，以便牢记你的长期目标。

红点标签仍然是个不错的选择，你可以将它们放在任何对你而言属于高风险区域的地方。随着时间的推移，你会慢慢习惯它们的存在，每当看到一个红点，你就当作自己的强迫症已经复发了或是即将复发，从而花些时间进行暴露和反应阻止训练，即使不需要。通过这种方式，你实际上是在练习在突发状况下进行暴露，这样当你真正需要时，你才更有可能进行暴露。

不要完全舍弃暴露和反应阻止训练。如果你有暴力强迫症，那么至少始终让自己的视线里有一张描绘暴力的图片；如果你有污染强迫症，那么你的房子应该始终受点污染。保持暴露和反应阻止的习惯就像在你的生活与强迫症之间竖起一道屏障。在这种情况下，你所面临的困境就好比一个戒酒的酗酒者，如果已经戒酒了，那么去酒吧就属于复发；如果允许自己一天喝两杯啤酒，那么多喝一杯就属于复发——这似乎没什么大不了的，但与根本不喝酒相比，他的这三杯酒让他离复发越来越近。

不要自欺欺人；对自己的问题轻描淡写，以此来逃避复发的事实是很正常的，但这也是你不知不觉慢慢复发的原因。家人和朋友此时将成为防止这种情况发生的有力保障。当他们发现问题时，你的大方承认不仅会帮助你远离强迫症，还会加强你们之间的关系。如果你所在地区有GOAL小组，那么每个月参加 1～2 次互助会，可能也会有助于防止复发。参与互助会对于应对不可预测的触发因素大有帮助，在小组的帮助下，你通常能够控制强迫症。

如果你遇到了需要采取类似仪式行为的特殊事件，请在事件结束之后再进行暴露。例如，如果你受到了辐射，那么遵循清洁的建议是完全合理的，但另一方面，你要及时进行暴露，以防这种真实情况不会成为强迫症的复发机会。

最后，为复发多准备几个预案。你可能已经到了可以简单地忽略冲动并继续前进的阶段，如果一切顺利，那么你可以不采取进一步措施；但如果仪式化的冲动开始变得越来越频繁或强烈，或者你采取了仪式行为，那么你就需要一个备选计划。与你的支持者谈谈或寻求互助小组的帮助。如有必要，请重新实施你的暴露计划。

接下来走向康复后的第二目标：让无症状的生活比患有强迫症时的更好。你可能会觉得这个目标很奇怪——无症状的生活肯定会比有强迫症时好吧？这个问题因人而异。我曾遇到过一些患者，除了患有强迫症之外，他们几乎没有其他生活上的问题，对他们来说，康复就意味着能够享受家庭生活，提高工作效率，并有空闲的时间去享受长期被忽视的爱好。如果你属于这类患者，那么你可能需要改善部分强迫症以外的生活，但这可能并不是你最重要的任务。

但如果你的强迫症已经让你足不出户8年，以至于你没有稳定的工作，也几乎没有任何社会关系，那么你将面临许多其他问题。克服强迫症本身并不能解决这些问题——只是让你有机会正视它们。面对这些问题可能会让人感到不知所措和恐惧。事实上，现在在应对强迫症似乎是两者中相对更容易的，因为我可以准确地告诉你如何摆脱强迫症，但我无法告诉你如何处理职业或社会关系。

大多数患者都面临的一个相关问题是：克服强迫症后多出来的空闲时间该如何利用。康复之前，如果你所有的时间都被仪式行为所占据，那么经历短暂的"自由蜜月期"后，如何规划这些空闲时间或许是另一种压力。时间上出现了一段空白，如果你不及时填补，那么强迫症就会乘虚而入。你要做的是去学习如何规划以及追求生活目标，而不是空想。

　　建立意义非凡且令人满意的生活也许是你需要实施的最重要的维持治疗成果的策略。如果你还有其他问题，无论是婚姻还是自尊问题，都要努力去解决。你在强迫症上浪费了太多时间，以至于现在暂时无法获得安定的生活。你正在努力创造一种有价值的生活，因此任何复发的苗头都会成为一种警醒，让你立即采取暴露措施，因为你打心底里清楚，自己永远都不想再回到原来的状态了。

　　在理想情况下，当强迫症的冲动出现时，你会有些许不安。你不会若无其事地忽略这种复发的苗头，但也不会走入另一个极端——责备自己的失败，让自己不如放弃。你需要培养的是一种介于否认和自我谴责之间的平衡的反应。生活中充满了压力和意外，因此不可避免地会产生某些冲动，有时你甚至会屈服，但这都无伤大雅，因为没有人可以完美地完成维持计划，这甚至都是不可取的，更不用说可能了。

　　恭喜你终于来到了新世界。不过这只是目标的一部分，毕竟如果你不充分利用它所提供的一切，那么来新世界又有什么意义呢？一段美好的旅程充满了无限可能，我希望接下来你可以探索出最适合自己的一条道路。

表15-3 触发因素表（用于识别危险信号及提前准备）

时间	危险信号（事件、压力源等）	内部/外部	可控/不可控	可预测/不可预测	应对方案（暴露/红点标签）	主观不适感

表15-4 触发因素表示例（用于识别危险信号及提前准备）

时间	危险信号（事件、压力源等）	内部/外部	可控/不可控	可预测/不可预测	应对方案（暴露/红点标签）	主观不适感
8:00	突然看到早间新闻	外部	可控	可预测	在电视上贴红点标签，确保观看	
10:30	同事讨论新闻中的枪击事件	外部	不可控	不可预测	找机会切换话题	
17:15	开车回家路上冒出暴力观念	内部	不可控	不可预测	本周开车时新播放暴露脚本	
	暴力观念	内部	不可控	不可预测	随身携带小刀	
	暴力观念	内部	不可控	不可预测	使用红点标签提醒自己进行一些小型的暴露	
20:00	看电影时后面有人咳嗽	外部	不可控	不可预测	下一次，在出门前做好心理和行为上的准备，预先污染自己；如果朱夫注意到我的不适，让他提醒我进行暴露	
	随着万圣节临近，出现祈恶的想法	内部	不可控	可预测	用万圣节无装饰房子、听暴露脚本，提前开始看恐怖电影	
	熬夜看电视后感到更疲劳脆弱	内部	可控	可预测	不要看晚间新闻，改为听收音机或阅读	

附 录

治疗脚本

　　为方便你参考，对本书中出现过的脚本，我们均进行了调整，最终汇总在本附录中，我们按照脚本的目的与主题进行了重新排列，并非与正文中出现的顺序一致。在创建脚本的过程中，建议你囊括多个主题，而非仅仅使用其中一个。下列脚本示例均已按照不同的主题拆分及编写，因此你可以直接选择你喜欢的脚本编号，将它们整合在一起，形成一个适合自己的、合理且连贯的脚本。为了保持脚本之间的语句及逻辑通顺，你可能需要添加诸如"以及"、"但是"和"因为"之类的词。

　　在本附录中，你应该能够轻松找到自己目前的康复计划所需的脚本和材料。除了针对你自己的强迫症之外，你还能够在脚本中找到一些有关其他强迫症症状的材料。例如，试图保护他人免受伤害只是徒劳，针对这一点，应对污染恐惧的"我不会让强迫症获胜"脚本就同样适用。暴露与反应阻止动机表中的大部分内容都可以添加到任何一个脚本中，或者可以根据需要将它们整合在一起。最后，本附录还包括书中各种非脚本部分的主题，我标上了页码，以便你翻找查看，例如"婚姻的隐喻"，帮助你确定自己做出的决定正确与否。

通用脚本（适用于自我治疗计划）

关于知道、确定或做出正确决定的不可能性

1. 逻辑无法改变感觉，也不会带来确定性：比萨的隐喻（第 014 页）

2. 逻辑无法改变感觉，也不会带来确定性：科学解释（第 022 页）

3. 确认你的决定是对还是错：婚姻的隐喻（第 068 页）

4. 枪口测试 #1：如何做出猜测（第 015 页）

关于药物在康复中的作用

1. 药物与学习的相互作用：百忧解的副作用示例（第 053 页）

2. 药物的作用方式：酒精的隐喻（第 054 页）

支持康复的能力

1. 你在日常生活中的能力（第 006 页）

2. 枪口测试 #2：仪式化是一种选择（第 028 页）

3. 你过去的经验并不能预测未来：我儿子骑自行车上山的隐喻（第 084 页）

4. 克服面对不确定性的恐惧：《屋顶上的小提琴手》的隐喻（第 070 页）

我不会让强迫症得逞（第 155 页）

1. 我已经受够了你对我生活所做的一切。

2. 你动不动就出现，试图毁掉我所做的一切。

3. 看看顺从于你对我的生活造成了什么影响，我此刻坐在这里焦虑不安。

4. 因为你我已经失去太多了，我不会让你再从我这里拿走任何东西。

5. 你尽管放马过来吧，反正我不会再听你的了。

6. 我一直在逃避你的威胁，但看看我现在的样子，我绝不会再重蹈覆辙！绝不会再向你屈服了。

7. 你以为你还能让我的焦虑更严重吗？尽管放马过来吧，我不会让你得逞的。

8. 我会打败你的，我会学会应对生活给予我的一切，因为和你一起生活后，我知道了什么叫地狱。打败你之后，我就能够坦然面对生活给予我的任何事情了。

9. 因为听了你的话，我失去了太多。

10. 这就是为什么我现在正在听这个脚本并坚持完成所有暴露训练。我要让你无处可逃。如果这会将我推到悬崖边，那我也会接受，反正我已经几乎就在悬崖边了。

11. 事实上，我正在破坏我与孩子和伴侣的关系。这种伤害是毋庸置疑的，因此即便他们因我而受伤，我也必须冒这个险。

关注自己的成功（第 154 页）

1. 今天我做 ×× 成功了。如果我不觉得这是一个很大的进步，我就忘记了遵循打败强迫症最重要的规则之一——祝贺自己。

2. 不管今天还发生了什么，我做 ×× 的时候已经成功了。这每一小步都为成功的大目标打下了基础，我要再接再厉——开展更多的暴露和反应阻止训练。

3. 我今天所做的一切让我走上了我想要的道路。

承担风险的原则：三屋原则（第 196 页）

1. 没有人能保证你家永远不会着火，也没有人能向你保证这不会是你的过错。你在接受治疗时，甚至就有可能发生火灾。在我们治疗中心，我告诉患者，就算发生火灾，我也希望他们能够继续暴露，即使火灾就是由暴露引起的——忘记关灯导致火灾，或是某一次没有检查炉灶，导致不仅炉灶开着，而且炉灶附近有易燃物，足以烧毁房子。我之所以要求你这样做，是因为火灾总有可能发生，而我们必须找到继续治疗的方法。

2. 如果在开车的时候，因为在关键时刻切换电台而不小心撞到了行人，我该怎么办？我一定会感到非常内疚，但我必须想方设法应对这种内疚。所以如果你烧毁了你的家，我仍然会要求你继续治疗。

3. 现在假设你按照我的指示烧毁了第二套房子。你简直倒霉到了极点，但我仍然会敦促你继续接受治疗。如果你烧毁了第三套房子怎么办？如果你真的烧毁了三套房子，那么我们确实有必要讨论一下你需要做哪些检查以及更加小心。请记住，这三套房子分属于三个不同的区域。如果你烧毁了一个街区，那只算一个！这就是三屋法则。

关于强迫症对家人影响的提醒（第 181 页）

1. 随着孩子们长大，我会失去他们的尊重，且不得不忍受这种想法，即他们可能会告诉朋友他们的母亲（父亲）有多疯狂。

2. 丈夫（妻子）现在还和我在一起，但如果他／她离开了我怎么办？最糟糕的是，按照他／她目前的生活方式，如果他／她离开了我，他／她仍然有可能会感染肝炎（此处可替换为你的恐惧后果），而我所有的仪式行为只会让我失去他／她的尊重和陪伴。

今天的辛苦是为了明天的幸福（第 161 页）

1. 也许我无法完全享受 ××，也许我只能获得不焦虑时 60% 的乐趣。

通过延迟和继续反应阻止训练，我正在与强迫症做斗争，并朝着不必再担心仪式化的方向努力。

2. 我需要记住如果我不与强迫症做斗争，将来我只会错过更多，而不仅仅是眼前可能会错过的东西。

支持污染暴露和反应阻止（第 155 页）

1. 我不会再清洗（此处可替换为你的强迫思维）。事实上，我会做更多的暴露。也许我会因此而生病（此处可替换为你的恐惧后果），但那又怎样？至少我能摆脱你。平静地生病（此处可替换为你的恐惧后果）总比你让我待在地狱里更好。你就看着我暴露吧！

2. 你以为让我的家人生病就能阻止我了吗？那你就去做吧，我不会再受你的威胁了，至少我还能充分享受和家人在一起的时光。

支持反应阻止（第 027 页）

后天习得因素如何导致仪式化：赌博的隐喻。

借助延迟技术支持反应阻止（第 160 页）

1. 无论多难，我都能让自己坚持几分钟。曾经受外界环境所迫，我也延迟过几次，虽然很艰难，但我可以让自己做到。

2. 过去我是否最终采取了仪式行为并不重要，因为任何延迟的练习都会增强我未来延迟仪式化的能力。

3. 至于延迟之后要做什么，我会等延迟结束后再做决定，我要这样做的其他原因是……

仪式毫无作用：确定性是不存在的（第 262 页）

1. 最糟糕的是，治疗原理是正确的——我不知道如何才能获得确定感。所有的确定性都是幻觉，这个说法是有一定道理的。虽然我讨厌这个说法，但现实并不在乎我讨厌什么。每个人都讨厌不确定性。对于生活的其他方面，我都接受了这一事实。我接受 ××（此处插入你所接受的不确定性）发生的可能性。

2. 我接受 ××（此处插入你所接受的不确定性）发生的可能性。这就是我需要对（此处插入你的强迫思维）所做的事情。

3. 保证我所爱的人不会受到伤害——这点我无能为力。伤害随时可能发生，我能想出的最好的办法就是希望它不会发生，即使明知道这种希望根本无济于事。

仪式毫无作用：我无法真正保护任何人（第 157 页）

1. 知道亲人可能会死于 ×× 是非常痛苦的，我希望这永远不会发生。然而，我知道死亡并不在我的掌控之中。事实上，这种恐惧——他们可能死于 ××——掩盖了另一个更深层的恐惧和真相：我无法真正保护我所爱的人，他们有太多受伤害的可能了。除了防止污染（此处可替换为你的强迫思维），我还要在其他方面为他们的健康负责。我的汽车是否保养得当？在开车出门之前，我是否彻底检查了车辆？我是否已尽一切可能保护我的家人免受火灾的伤害（此处可替换为一个不属于你的强迫思维）？虽然我尽量确保自己不去污染（此处可替换为你的强迫思维）他们，但我真的尽全力了吗？是否还有其他更好的办法可以保护他们？我不在他们身边时，难道我就不用确保他们不会接触到环境中任何潜在的危险了吗？

2. 事实上，我只是想保护他们免受与我的强迫性恐惧有关的伤害，即便是这样，我也无法穷尽一切可能。我是自相矛盾的，但这是件好事，因为我的内外越是一致，说明强迫症就越严重。在尝试接受他们可能会因我的暴露而受伤的过程中，我也在努力接受事实，即我无法像我想象中的那样保护他们。我需要做这些暴露训练，直到我接受现实——我唯一可以拥有家人的时候就是和他们在一起的时候。当他们不在我身边时，我所拥有的只是对过去的美好回忆，以及将来能见到他们的希冀。因为强迫症，我甚至无法拥有当下。

3. 如果我想尽我所能地享受与他们在一起的时光，我就要努力学会接受失去他们的可能性。这就是为什么我必须进行暴露，让每个人都面临这些风险。

4. 最可悲的是，无论我在仪式上花费了多少时间，经历了多少痛苦，我依然没得到我渴望的安全感。

仪式毫无作用：我的仪式行为对污染强迫症毫无用处（第 182 页）

1. 看看我所采取的仪式行为，它们真的达到了我想要的目的了吗？我是否 100% 遵循了自己的要求，还是说有些地方我跟非患者也是一样的？我的家人呢？我不能一天 24 小时看着他们，所以我不知道他们是否执行了我要求的仪式行为。退一步说，即使他们带进房子的东西与我无关，我又为什么不用对此负责呢？我就不能更细心一点吗？我就不能事后好好地清理一番吗？

2. 事实上，我所担心的污染物可能已经在家里了，所以我必须采取比现在更多的仪式行为才能确保安全。但这样工作量太大了，即使对我来说也是如此。而且，我永远无法获得 100% 的确定感。因此通过暴露来适应当前的污染和风险水平是我唯一真正的选择。

3. 如果因为我的强迫症，家人离开我了怎么办？那将是我的错。最糟糕的是，按照他们的生活方式，如果他们离开了我，他们仍然会感染肝炎（此处可替换为你的恐惧后果），而我所有的仪式行为只会让我失去他们的尊重和陪伴。

仪式毫无作用：我的仪式行为对检查强迫症毫无用处（第 196 页）

尽管我在仪式行为上付出了所有努力，但我仍然处于危险之中。由于楼里还有其他租户，这栋建筑随时可能发生火灾。最重要的是，即使是我，也无法检查所有的东西。我的冰箱就插着电，炉灶也连着电源——我认为这是我拥有的最危险的电器了。我不会每晚都去地下储藏室检查，那个地方总让我联想到火灾。我已经在承担这些风险了。我必须通过这些暴露才能变得更好。我知道增加仪式行为并不会让这栋楼变得更安全，所以我要学会接受火灾发生的不确定性，并遵守"三屋原则"。

仪式毫无作用：我的仪式行为对臆想症毫无用处（第 316 页）

1. 我一直在检查，不断地寻求肯定。我必须为自己的健康问题找到一种合理的解释，这就意味着我要接受许多我不喜欢的想法。

2. 我必须接受总有做不完的检查或是检查有可能出错，我要么选择像现在这样生活在地狱里，要么选择学会接受风险。可悲的是，不管我做了多少检查，我的身体和精神状态都没有得到任何改善。

3. 不管我多么坚持地认为，这个问题一定有人知道答案，但现实就是目前没有。

4. 每一秒钟我都在担心，倒不如干脆约个医生或是接受现实。

5. 如果没有什么问题，看看我浪费了多少时间；如果真有问题，看看我又浪费了多少时间，以及我可能永远失去了康复的机会。

暴露困难时期的支持脚本

支持选择强迫症的暴露（第 224 页）

我的暴露就是做出"错误"的决定并冒着错误的风险。这样做感觉不太对，我可能真的做了错误的决定。如果发生这种情况，我必须想办法面对这些错误的决定，因为我已经没有办法做"正确"的决定了，甚至不做决定就是一种决定。到目前为止，我经常默认选择"不做决定"，看看这对我有什么影响（此处插入成本效益分析表和暴露与反应阻止动机表里的内容）。

支持排序暴露（第 233 页）

1. 尽管我喜欢整洁干净的房子，但我不得不承认，保持这种状态需要花费太多时间了，即使有人帮忙。想象一下这段时间我可以用来做些什么有趣的事情，相信这也是我的家人希望看到的。

2. 我的感受是什么？我喜欢什么？这些问题我都知道答案，但看看我都失去了什么（此处插入成本效益分析表里的内容）。

3. 现在我知道酗酒者被迫戒酒是什么感觉了，虽然他们本来就不应该喝酒。我的秩序可能会被毁掉，但我的房子并不会因此而变得一塌糊涂。

4. 选择改变可能感觉会很混乱，但事实并非如此，它并不像我想得那样非黑即白。

支持常见精神强迫症的暴露（第 262 页）

1. 很难想象我要让这些可怕的想法继续留在我的脑海中，且我永远不知道它们意味着什么，或者我是否会这样做。我似乎真的无法忍受这样的想法，但我已经被它们折磨这么久了，看看我因此都失去了什么（此处插入成本效益分析表里的内容）。

2. 只要这个问题困扰我一天，我就无法享受任何乐趣。治疗师说完成这些暴露我也只能获得40%的乐趣。但这已经比我现在得到的要多了，尤其是当我避免诸如……的事情时（此处插入成本效益分析表中的内容或更多事实）。

3. 最糟糕的是，治疗原理是正确的——我根本不知道如何获取确定感。所有的确定性都是幻觉，这个说法是有一定道理的。虽然我讨厌这个说法，但现实并不在乎我讨厌什么。每个人都讨厌不确定性。对于生活的其他方面，我都接受了这一事实。我接受 ××（此处插入你所接受的不确定性）发生的可能性，这就是我需要对强迫思维所做的事情，我必须尝试接纳这些想法的存在。

4. 治疗听起来很可怕，但我现在的生活又何尝不是如此呢？看看我现在的样子，情况已经不能更糟了，我真的很想活在当下。

针对恐惧后果的想象暴露脚本

带有支持性陈述的暴露脚本：污染强迫症（第 181 页）

1. 我需要污染整个房子，即使我的家人因此感染了肝炎，就算每个人都责问我怎么能听从这本蠢书的建议，我也必须这么做。我不希望发生这种情况，因为如果真的发生了，我可以预想到自己站在家人的棺材前，看着我的丈夫／妻子，知道他／她的死都是因为我；看着我无辜的孩子，知道是我夺走了他们的生命；我知道教堂里的每个人都会盯着我，指责我。然而我仍然需要这么做，因为即使上述所有情况都有可能发生，但如果不坚持暴露训练，我就无法拥有正常的家庭生活。

2. 随着孩子逐渐长大，我会失去他们的尊重，他们还可能会告诉朋友们他们的母亲 / 父亲是个疯子。这还是在假设我的丈夫 / 妻子对我不离不弃的前提下，如果他 / 她也离开了怎么办？更糟糕的是，按照他们的生活方式，就算离开了我，他们仍然有可能会感染肝炎，而我所有的仪式行为只会带来一个结果，那就是失去他们的尊重与陪伴。

针对肇事逃逸的暴露脚本（第 203 页）

1. 当我在路上行驶时，我知道我有可能撞到了人。我总是试图说服自己，如果撞了人我肯定会知道的，但我也知道驾驶时我的注意力并非完全专一。

2. 即使我不喜欢这样，我也无法完全确定自己是否会在不知不觉中撞到某人。为了对抗强迫症，我将不得不冒险将其留在马路上慢慢地死去，而不是掉头回去，即使这意味着我必须接受肇事逃逸的审判。

3. 让每个人都知道我把人撞倒了且不负责任地离开了，这是多么可怕的一件事，尤其是我还有机会救对方的时候。

4. 只有我 100% 确定自己撞到了人，我才能下车检查。但凡我有丝毫的怀疑，我都必须放弃检查，继续驾驶，并且祈祷万一真的撞到了，自己不会被抓住，以此来完成暴露。即使这样，我也必须接受现实，即不知道自己到底撞了多少个人，以及逃脱了多少次。

干扰大脑复盘的暴露脚本：其恐惧后果为担心被误解及侮辱他人（第 217 页）

1. 回顾今天与 ×× 的谈话对我有害无利。我需要学会接受一个现实，即我不知道自己是否伤害了他 / 她。我总不能打电话跟他 / 她道歉或者再次说明到底发生了什么吧，那只会让我看起来很奇怪，这也是我要克服强迫症的原因之一。

2. 如果我伤害了××的感情，那么他／她有责任主动告诉我。当时我们所谈论的所有事情，以及他／她的所有行为都无法准确地表明发生了什么。

3. 我不想伤害××，但我必须记住，我也讨厌强迫症以及它对我所做的一切。要知道，别人可能早就注意到我这些奇怪的行为了——可能比我意识到的还要多。多少次有人告诉我，我总是在说"对不起"？也许这并不只是他们的善意，他们可能认为我这样做是有问题的。这也是我现在自言自语的原因之一，我要努力把这种复盘弱化为背景音，就像噪声一样。

干扰大脑复盘的暴露脚本：其恐惧后果为担心误解他人（第 218 页）

1. 尽管我很想回顾今天与××谈话的细节，但我必须通过收听我现在所说的话来抵制住这种诱惑，这非常重要。我知道我有强迫症，无论我与他／她的对话有多么重要，我都不得不接受一种风险，即有可能因为我没有正确理解他／她所说的话而发生了灾难。

2. 我必须努力接受任何灾难发生的可能性，这样才能永远摆脱强迫症的痛苦。现在的我必须清楚，我所有的复盘很有可能只会带来更多的焦虑和问题。毕竟，我都不知道自己是否准确地记住了所有的对话，更不用说是否完全理解了。

干扰计数及希望问题消失的暴露脚本（第 240 页）

1. 这段录音是为了在"高风险"的情况下提醒我不要忘记自己的任务。我是在故意数数吗？如果是，我应该更加关注这个脚本。如果在私人场所，我甚至可以默念这个脚本，最终我会烂熟于心的。

2. 我可以厌恶计数，但当它只是背景音时，我就不必受它的控制。也许它会干扰我当下的注意力或心情，但我要学会对它说："那又怎样？"毕竟，干扰因素又不止这一个。我有可能会头疼；有可能我身边坐着一个讨厌鬼，正在大声播放着我无法忍受的音乐。

3. 生活中充斥着无数不完美的时刻，这只是其中之一。不数数我的生活是否会变得更好并不重要，因为现在这就是我的生活。我要做的就是尽我所能享受此刻的一切——不管面包屑有多小。慢慢地我肯定会学会如何让数数成为背景音，而不受其困扰，但应该不是今天。

移动仪式行为的低级暴露脚本（第 247 页）

1. 我要确保自己总是先迈左脚，包括进出门、上下台阶和楼梯。我要寻找地面上的裂缝，然后用左脚踩上去。经过电线杆或路牌时，我要向右看，然后从左侧经过。任何事情都有可能发生，但我需要克服这个问题。

2. 我是否希望一切平安并不重要——这就是我现在需要做的。

3. 路过时，我要确保右手不会触碰它们两次。我要唱歌，一边收听这个脚本一边唱歌。我不应该用任何言语上的仪式行为来消除恐惧，我需要学会接受风险。在公园里，首先我要用我的左手触摸所有的秋千，每次荡起时都要抬起双脚，然后先用左脚点地离开秋千。永远先从左边开始，无论发生什么。

移动仪式行为的高级暴露脚本（第 248 页）

1. 离开家时，我必须确保先迈出左脚，虽然妈妈有可能因此而死去，但我必须一直这样做，无论是进出门还是上下台阶——用我的左脚威胁妈妈的生命。我必须让她中风，这样我才能过上自己的生活。这个问题已经折磨我太久了。

2. 就算这样做很糟糕，我也不得不让自己变得糟糕。

3. 路过路牌和电线杆时，我必须向右看，即使这会导致爸爸出车祸；然后我要从左侧通过，即使这可能会留下血迹斑斑的现场。我还要唱歌，做这些事情的时候，我应该唱些轻柔的歌曲，祭奠爸妈的死去，这样就不会让那些言语上的仪式行为乘虚而入了。

4. 爸妈可能会因我而死，那就是我的错，但我必须这样做才能克服我的强迫症。

暴力强迫症的低级暴露脚本（第 263 页）

1. 我无法确保自己不会伤害任何我所爱的人，伤害随时有可能发生，我能想到的最好的办法就是祈祷它不会发生，尽管我很清楚祈祷并没有任何实质性作用。

2. 这就是为什么我现在正在听这个脚本并且服从所有的暴露训练。我要让这些想法无处可逃，即使这将把我推到崩溃的边缘，我也必须这么做，毕竟我现在的生活已经接近崩溃了。

3. 如果我做了任何我所担心的事情，那我就必须应对相应的后果。我讨厌这些想法，但我必须学会接纳它们的存在。

4. 我必须牢记自己为什么要这样做，我希望能够享受生活，享受和家人在一起的时光。我现在的生活除了痛苦一无所有。

5. 如果我因为有这些可怕的想法而变成了一个可怕的人，那么我也别无选择，只能成为一个可怕的人。虽然我不知道最后会怎么样，但我必须试着做一个快乐的、可怕的人，祈祷自己不会将想法付诸行动。

6. 如果我拒绝接受治疗，那么我就是在破坏自己与孩子和配偶的关系，面对这种明确的伤害，我只能冒这个险了（他们可能因我所做的事情而受到伤害）。

暴力强迫症的高级暴露脚本（第 264 页）

1. 我没有办法保证自己不会伤害妻子和儿子，我只能接受这种可能性，就像其他人一样。我今晚就有可能失去控制并杀死他们两个。如果我真的失控了，我可能会拿起刀，直接刺向还在睡梦中的小儿子，然后去找我的妻子并直接刺伤她，不给她任何反击的机会。

2. 之后我独自一个人的生活会变得很艰难——我不知道该如何承受这些。接受了审判，我知道自己做了我能想到的最可怕的事情，然后被关进监狱，终日郁郁寡欢，内心受尽折磨。但要想康复，这就是我必须接受的可能性，就算我失控刺死了他们，我也必须面对。

3. 尽管我采取了所有的仪式行为，但我从未感到 100% 的安全，因为这些仪式行为从来没有真正证明过我不会杀了自己的儿子，所以我必须继续进行暴露训练，以及继续收听这个脚本。

4. 当脚本的内容开始让我觉得无聊而非恐惧时，我会开始担心自己是否真的会做这些事情，这是一个我要抓住的治愈机会。我希望能够活在当下，享受生活，而不是总担心会发生什么。我想要享受的东西太多了，我早就烦透了这愚蠢的强迫症。

性执念的低级暴露脚本（第 273 页）

1. 看到我儿子骑着自行车，我的脑海里就会不自主地浮现这种想法。我必须接受这种想法的存在，而不是安慰自己这都是假的。如果真的发生了什么事情，我会恨自己，但这是我必须承担的风险。

2. 我不知我的身体是否产生了什么感觉，但这都不重要了。如果这些感觉意味着性唤起，那我也只能接受自己就是这样的人。

3. 我要努力适应这种感觉，这样至少不会让强迫症影响我的家庭关系。因为现在，我总是避开与儿子单独相处的时机，这已经成为我和丈夫之间的问题了。如果不克服强迫症，我将失去一切。至于如果这种感觉与强迫症无关，我可能会失去什么，那就等这种情况发生了再说吧。

性执念的高级暴露脚本（第274页）

1. 如果我正在给儿子洗澡，然后突然有了强烈的性欲怎么办？假设这发生在我正准备洗他的生殖器官的时候呢？如果发生这种情况，光是用肥皂清洗它的想法可能都会让我兴奋。

2. 我可能会想，他才三岁，他根本不会知道我在做什么。但即使这一切都有可能发生，我仍然必须直面我的强迫症，并且给他洗澡。

3. 我体内的性欲如果真的有这么强烈，那么所有一切都有可能发生，但他和我都不得不冒这个险，因为有可能我真的就是这种邪恶的人。

4. 有这种想法就已经够邪恶了，而我必须学会接纳这种想法（此处插入成本效益分析表中关于为什么你应该继续收听这个脚本的内容）。

关于"我是同性恋吗？"的低级暴露脚本（第274页）

我在星巴克看着别的男人喝咖啡，他们中有些人在我看来就是同性恋，我不知道自己为什么会有这种感觉。如果我真的是同性恋，我就必须做出决定，到底该不该继续维持婚姻，接受自己的真实取向。我真的很想离开这家星巴克，但我必须继续留在这里，接受这些感觉的存在。

关于"我是同性恋吗？"的高级暴露脚本（第275页）

1. 我要重新开始使用公共厕所，我知道如果有人在我旁边使用小便池，我会注意到他的生殖器官。

2. 我的生殖器官甚至可能会产生反应，很可能是性唤起的感觉。如果我真的是同性恋，那么旁边的男人或许能看出来。我可能会突然意识到自己是个同性恋，然后试图让他知道。如果我们都是同性恋，那么我们就可以一起走进厕所隔间。只要我再次开始使用公共厕所，所有这一切就有可能发生，但我已经厌倦了让强迫症主宰我的生活，告诉我哪里该去或哪里不该去。我已经受够了。

3. 如果因为使用公共厕所或去星巴克，我就变成了同性恋，那就这样吧，那也比身处这个人间地狱要好。万一最后真的发生了什么，那就等发生了再想办法应对吧。

对他人产生性冲动的低级暴露脚本（第 275 页）

1. 我觉得柜台后面的那个男人很有魅力，我会有这种感觉可能意味着我并不真正爱我的丈夫。我必须带着对这个男人的好感继续留在这里。有这些感觉，我就无法成为我想成为的好人，但我必须接受自己的错误。至于我的丈夫，我只知道我今天不会离开他。

2. 我还不能告诉我的丈夫，不然只会让情况变得更加糟糕。但这就是我的暴露。以我目前的强迫症症状来看，如果我再不好转，他就会离开我了。至少在现在这种情况下，选择权还在我的手里。

对他人产生性冲动的高级暴露脚本（第 275 页）

我必须重新走出家门，到公共场合去，无论我的身体会产生什么样的感觉。如果我被其他男人激起了性欲，管它意味着什么，随它去吧。如果一觉醒来，我突然意识到自己不爱丈夫，那我就得好好想想该如何面对我们的婚姻和孩子了。如果我决定离开，这是我必须考虑的问题。

2. 也许有这些想法是邪恶的，也许公共场合充满了太多的诱惑。男人这个物种似乎和任何人上床都可以，如果我发现自己对某个男人感"性趣"，并且我的性欲非常强烈的话，他应该会愿意和我上床。我们可以去某个小旅馆，这样我就能体验到一个陌生男人的手放在我胸前的感觉了（继续增加具体细节）。

3. 我不知道之后我该怎么跟丈夫说这件事情，但除非这一切真的发生，否则我根本不必为此烦恼。

4. 我只知道，我必须让生活重新回到正轨上来，而不是一味遵守强迫症的规则。这些强迫症症状自以为保护了我的安全，但实际上它们只是把我关在了监狱里罢了。

强迫性嫉妒的暴露脚本（第283页）

1. 我可以想象 Y 和他的前女友 X 躺在床上。每次一想起她，我就很没有安全感——我想知道他是否希望旧情复燃，是否幻想着和她在一起的生活。也许我只是个备胎。

2. 想到这些真的很痛苦，但我知道我不能质问他，因为无论他说什么，我都得不到我想要的确定感。我只能继续和他在一起，希望我在他心里是最重要的，即使我永远无法确定这一点。

3. 如果我继续追问下去，或是用这些规则逼他，我只会把他从我身边赶走，然后等我遇到下一个人，同样的问题还是会再次出现。如果我真的不是他最爱的人，而他也只是在骑驴找马的话，那么等某一天我回家发现他和另一个女人在床上时，我再处理这个问题吧。

4. 即使有一天我会得癌症，我也不必现在就担心。这是同样的道理。一切等发生了再说吧——我知道这对我来说可能是致命打击，但仪式行为并不能保护我。

5. 我现在拥有他，他说他爱我，我享受那些不被真正的敌人（强迫症）

所破坏的时光（此处插入成本效益分析表中的材料，以及你对这段关系的重视和享受）。

亲密关系强迫症的暴露脚本（第 290 页）

1. 尽管我很想确定自己对 Y 的感情，但我知道强迫症只会让我们俩受尽折磨。（参考暴露与反应阻止动机表，其中应该包含某一时刻亲密关系强迫症所导致的痛苦的场景，在此处插入你能回忆起的最痛苦的细节。）我很清楚自己现在还没有做好离开 Y 的准备，所以我能做的最好的事情就是好好计划如何应对这些未知数。

2. 我知道这可能意味着 Y 并不是最适合我的人。我唯一能够感到安慰的是，非强迫症患者可能会认为自己的另一半就是"真命天子"，但这并不一定就是事实。我确定自己深爱着 Y，假设 Y 突然遭遇了可怕的事故或患上重病，我相信自己仍然会留在他的身边，尽可能地照顾好他，即便他不再是曾经那个 Y 了。很显然，随着年龄的增长，我们肯定不如年轻人那样面容姣好，但我们应该仍然不会分开。

3. 我的仪式行为只会给我们双方带来痛苦，我治疗的目标应该是学会去关注我们这段关系中美好的部分（此处插入你所创建的美好事物清单的具体内容）。我正在努力学习这样做，因为即使是在最美好的关系中，伴侣之间也不会一直保持着浪漫与激情，总会有对伴侣不满的时候。

4. 尽管我很想坦白自己的一切感受，但我要尽量表现得像没有强迫症的人一样——他们并不会告诉对方，他们是否想象过与另一个人一起生活会是什么样子。此外，我不知道我所坦白的到底是真相，还是我的强迫思维。我也许永远都不会知道，我现在的选择是否只是"将就"，但我可以试着去享受我现在所拥有的。

5. 如果有一天我决定离开，我相信我们俩都会很难过，所有的伴侣应该都会如此吧。我必须努力生活并享受当下，而不是将现有的生活与想象的"真爱"进行比较。现在这个时候，这样做对我来说才是最好的，希望对我的伴侣也是如此。

强迫性凝视的暴露脚本（303页）

1. 我不想被别人发现我正盯着某人的隐私部位，但我必须冒着被发现的风险偷偷看。

2. 我不知道自己为什么有这么强烈的冲动要去做这件事情——部分可能是因为我害怕被发现，以及我总是给自己施加压力，让自己不要去做这种事情。因此现在每当我遇到问题时，我就会不自觉地产生焦虑和冲动，这倒也是合情合理的。

3. 如果这些情绪和想法都能消失，那当然再好不过了，但这只是一种幻想——我只能退而求其次，偷偷看而不是企图完全不看。我仍然有可能会被发现，然后使场面陷入尴尬，但如果真的发生了这种情况，我会声称自己是无辜的，并且希望我能侥幸蒙混过关。

臆想症暴露脚本——"我的疾病可能还无法诊断"（第314页）

1. 无论我多么想知道自己到底哪里出了问题，我可能都得不到准确的答案。我必须限制自己去看医生的次数，因为这几乎浪费了我所有的时间，而且我很痛苦，我完全没有办法享受自己的生活。

2. 如果知道自己到底哪里出了问题，感觉应该会好很多，但就目前来说，这只是个幻想。至于我自己在家里做的所有检查，都是没有任何意义的，我又不是医生。

3. 而且我很清楚，上次检查过的问题仍然会继续存在，并不会因为我有或没有再次检查而消失，我真的不相信它会神奇地消失。

臆想症暴露脚本——"我所患的疾病可能会愈发严重"（第 315 页）

1. 我害怕自己患上了一种可怕的且病情还在不断发展的疾病，尽管我也不想这样，但目前的医学水平显然还无法解释我的症状。我认为这些症状肯定意味着什么，但我的感觉并不一定准确。我需要接受这种风险，即有可能会发生非常可怕的事情。

2. 一旦确诊，我觉得自己可能会自杀，因为我恐怕无法接受这种疾病所带来的结果。不过我现在尚且没有到那么严重的程度，所以即使我真的患有严重的疾病，我也仍然可以活下去。不管以后病情会发展到如何难以忍受，以后的事情以后再说吧。

臆想症暴露脚本——"我的症状可能永远无法缓解"（第 315 页）

我所遭受的不适可能无法治疗，现在我的注意力全部集中于此，因此无论现在情况如何，我都使其变得更加糟糕了。有些疼痛与我的恐惧无关，我还应付得过来。有时候我可能会短暂地忽略它们的存在，即使我仍然能感受到疼痛。既然没有其他缓解症状的方法，那么我需要学习用不同的方式来对待身体的不适。

致谢

　　我今天的成就得益于很多人的贡献和努力。按照惯例，我首先要感谢的就是我的父母，哈尔·格雷森（Hal Grayson）和海伦·格雷森（Helen Grayson），是他们给予我尝试任何事情的信心、面对失败的勇气，以及体味这一切的幽默感。其次，我要感谢我在研究生院的导师汤姆·博尔科韦茨（Tom Borkovec），他的智慧、友爱和对一切事物的好奇心引领着我，使我的思维变得更加敏锐，他极致的耐心教会了我写作，才使得这本书乃至这一切的努力成为可能。感谢艾德娜·福阿，她对强迫症的研究成果仍然是我们治疗方案的基石与核心。感谢 GOAL 的成员盖尔·弗兰克尔，以及与我共事过的每一个人，我想对你们说（篇幅所限，很抱歉无法一一列出你们的姓名）：亲眼见证你们为了自由所付出的一切，这份勇气让我对生活有了更深刻的理解，你们带给我的震撼溢于言表。感谢所有为我提供过帮助的同行伙伴们，他们分别来自我以前的研究中心——焦虑和恐惧症治疗中心，以及我现在工作的费城焦虑和强迫症治疗中心：乔安妮·多布罗夫斯基（Joanne Dobrowski）、B.J. 福斯特（B.J.Foster）、罗莉·卡思曼（Lori Kasmen）、哈罗德·柯比（Harold Kirby）、莱斯利·莱诺克斯（Leslie Lenox）、凯西·鲁珀图斯（Kathy Rupertus）、大卫·劳什（David Raush）、乔治亚·斯隆

（Georgia Sloane）、琳达·威尔士（Linda Welsh）、李·菲茨吉本斯（Lee Fitzgibbons）、凯伦·兰德斯曼（Karen Landsman）和泰哈尔·贾卡特达尔（Tejal Jakatdar）。你们就像我的家人，不断为我提供支持和鼓励，让我始终走在正轨上（好吧，偶尔的开小差就忽略不计了）。借用莱斯利说过的一句话，是你们让工作变成了一件有趣的事情。我还要感谢长期支持我的同事和朋友——查尔斯·曼苏托（Charles Mansueto）和埃勒克·波拉德，一切就恍如昨日，感谢你们在整个创作过程中给予我的灵感、启发及无尽的乐趣。

　　我还要感谢我的经纪人杰西卡·利希滕斯坦（Jessica Lichtenstein），如果没有她，也就没有今天这本书。她的乐观和活力始终支持着我，直到完成整本书的创作。另外，我几乎想不到还有什么事能比编辑作者的第一本书更痛苦的了，好在塔彻尔（Tarcher）出版社的编辑温迪·哈伯特（Wendy Hubbert）有异于常人的耐心，陪伴我度过了这场"磨难"，我对她的感激之情远远不是"感谢"二字足以表达的。

　　当然，最重要的，还要感谢我的家人。我的儿子乔希（Josh），他给我的生活带来了许多意想不到的惊喜：谢谢你愿意与我分享你的经历、困难及生活的一些小插曲，并允许我将之用作临床的案例。同样也要感谢他的妻子简（Jane）：感谢你让我儿子乃至我们的生命都更加完整圆满；我要提前感谢你，因为你们的生活故事毫无疑问未来也将成为我临床案例的一部分。最后，要感谢我的妻子、朋友和终身伴侣——凯茜（Cathy）：是你带给了我这一切，你更是我一切动力的源泉。这是一次多么漫长而又特别的旅程啊！这四十多年来，我几乎事事都与你分享，而你仍然是我梦想的源泉，是你的耐心、无私的付出、持续的支持和帮助，造就了今天这本书，助力我梦想成真。